# 鍵‧美小姐

排毒六法門
飲食七宗「最」
減肥八箴言

女生關於美麗的長期抗戰！

編著 —— 宸羽，若蘭

妳為生活這麼拚命，
不料「亞健康」卻悄悄降臨？

# 目 錄

## 第一章　要找活力青春美女，請到健身房

常去健身的女人最美麗 ……………………………… 16

怎樣選擇適合妳的健身房 …………………………… 17

健身房入會辦卡有訣竅 ……………………………… 19

妳選擇的健身房安全嗎 ……………………………… 20

有氧運動益處多 ……………………………………… 22

要運動不要盲動 ……………………………………… 24

女性健身：講究方法才更美麗 ……………………… 25

練瑜伽時該注意的幾個細節 ………………………… 25

游泳是女性最佳健美方式 …………………………… 27

健身前後最好吃哪些食物 …………………………… 28

補水要講時機、講究方法 …………………………… 29

20、30 歲女性的健身重點 ………………………… 30

女性健身中的三個不良習慣 ………………………… 31

女性健身最容易陷入的迷思 ………………………… 32

健身減肥可以隨時隨地 ……………………………… 34

## 第二章　努力工作的同時，別忘了愛惜自己的身體

辦公桌上的細菌比洗手間還要多 …………………… 38

空氣乾燥是女性健康的「慢性殺手」 ……………… 39

打電話時別用脖子夾話筒 …………………………… 40

# 目錄

手機輻射可能危害健康 …………………………… 41

保護好「剝了殼的雞蛋」 ………………………… 43

辦公室健身祕訣 …………………………………… 46

伏案久坐女性健身法 ……………………………… 49

久站工作的女性健身法 …………………………… 49

根除辦公室內的不良習慣 ………………………… 50

工作再忙也要吃午餐 ……………………………… 51

E 時代健康食譜 …………………………………… 52

速食還是少吃比較好 ……………………………… 53

泡麵招病很「方便」 ……………………………… 54

吃自助餐別貪心 …………………………………… 55

趴在桌子上午休不可取 …………………………… 56

「16 點零食」可以吃嗎 …………………………… 57

## 第三章　排毒養顏，疏通阻塞健康河道裡的淤泥

什麼是「毒」 ……………………………………… 60

百病由毒生 ………………………………………… 61

毒從何處來 ………………………………………… 63

什麼叫「排毒」 …………………………………… 66

三位排毒功臣 ……………………………………… 66

食物排毒法 ………………………………………… 70

流汗排毒法 ………………………………………… 72

通便排毒法 ………………………………………… 74

清肺排毒法 ………………………………………… 76

清腎排毒法 ················································· 77

清膽排毒法 ················································· 79

謹防吃進毒素 ············································· 81

## 第四章　亞健康，一個在都市中遊蕩的幽靈

為什麼會出現亞健康 ································· 84

都是過度疲勞惹的禍 ································· 85

亞健康自測 16 題 ······································· 88

主動抵制亞健康 ········································· 89

七招擺脫亞健康 ········································· 91

## 第五章　在真正屬於自己的時間裡，讓身心自由安詳

別把工作帶回家 ········································· 94

飯後散步有講究 ········································· 96

跳繩尤其適合女性 ····································· 97

電視不是情人 ············································· 98

不要把逛街當愛好 ····································· 99

到髮廊洗頭的健康隱患 ···························· 101

跳舞有益女性的身心健康 ······················· 102

卡拉不會永遠 OK ···································· 103

「打麻將」不要太勤勉 ···························· 105

網路成癮害處大 ········································ 108

長期熬夜不可取 ········································ 109

# 目錄

## 第六章　在鱗次櫛比的高樓之間，讓心情盛開如花

心理健康的標準 …………………………………… 114

精神免疫勝良藥 …………………………………… 114

打卡生活巧調整 …………………………………… 115

讓心情輕輕鬆鬆 …………………………………… 117

女人心累人更累 …………………………………… 118

給家庭主婦的小提示 ……………………………… 119

常做心靈大掃除 …………………………………… 120

如何消除職場焦慮 ………………………………… 121

「移情別戀」的妙處 ……………………………… 122

做自己喜歡做的工作 ……………………………… 124

學會優雅地獨處 …………………………………… 125

食物是緩解情緒的良藥 …………………………… 126

氣味也可以改變心情 ……………………………… 129

壞情緒易招來癌症 ………………………………… 130

不容忽視的憂鬱症 ………………………………… 132

努力克服嫉妒心理 ………………………………… 134

多愁善感是一種心理疾病 ………………………… 135

讓空虛的內心充實起來 …………………………… 136

## 第七章　窈窕淑女，離不開 S 型魔鬼身材

肥胖是愛美之心的一道疤 ………………………… 140

讓人觸目驚心的數據 ……………………………… 142

誰需要減肥 ………………………………………… 143

哪些女性易發胖 ················································· 145

不良飲食習慣惹的禍 ········································· 146

零食不斷 ···························································· 147

飲食減肥的四大原則 ········································· 149

減肥的三個「最佳」 ········································· 151

胖女孩減肥 18 公斤的八條箴言 ······················ 154

宋慧喬極速瘦身祕密武器 ································· 156

八個實用高招讓胸部曲線誘人 ·························· 157

堅決和「救生圈」劃清界限 ····························· 159

關於減肥藥的是是非非 ····································· 160

如何選擇減肥保健品 ········································· 162

## 第八章　早餐不是吃不吃的問題，而是怎麼吃的問題

女性早餐設計的三原則 ····································· 164

教妳快速做營養早餐 ········································· 166

健康早餐最好加點蜜 ········································· 167

經典早餐營養分析 ············································· 168

早餐喝冷飲有損健康 ········································· 171

不同情況下的早餐設計 ····································· 172

穀類早餐讓女性更苗條 ····································· 174

早餐太「酸」有害健康 ····································· 175

提倡吃少鹽早餐 ················································ 177

燕麥片是夏季早餐的首選 ································· 177

立秋後早上喝碗粥 ············································· 178

# 目錄

和牛奶不和的「冤家」……………………………………… 179

我就喜歡酸酸甜甜 ………………………………………… 180

白色瓊汁—豆漿 …………………………………………… 182

飲用果汁有學問 …………………………………………… 183

自己動手榨果汁 …………………………………………… 185

蔬菜汁健美又健康 ………………………………………… 189

熬粥祕訣六招 ……………………………………………… 191

## 第九章　檢查一下，晚餐是否吃得過於豐盛

饕餮晚餐需要支付的成本 ………………………………… 194

健康晚餐的三個原則 ……………………………………… 195

完全吃素不利健康 ………………………………………… 197

手提籃子，心想身子 ……………………………………… 198

偏食不利於健康 …………………………………………… 200

生理期間的晚餐設計 ……………………………………… 200

吃粗糧有益健康 …………………………………………… 201

腦力工作者的補腦餐 ……………………………………… 202

透過食物巧補鐵 …………………………………………… 204

防止體內維他命缺乏 ……………………………………… 205

補鈣不容忽視 ……………………………………………… 206

捕捉營養不良的訊號 ……………………………………… 207

葡萄酒與女人 ……………………………………………… 209

養成飯前喝湯的好習慣 …………………………………… 210

多吃菜少吃飯對身體有害 ………………………………… 213

## 第十章　在甜美的夢鄉，枕住健康的臂膀

睡多長時間最適當 …………………………………… 217

積極改善臥室環境 …………………………………… 218

戀上一張床，愛上一個家 …………………………… 219

選個好枕頭伴妳入眠 ………………………………… 220

睡覺採取哪種姿勢 …………………………………… 222

裸睡有益健康 ………………………………………… 223

被子應該這樣蓋 ……………………………………… 223

睡覺磨牙怎麼辦 ……………………………………… 224

打鼾不可輕視 ………………………………………… 225

呼呼大睡也能減肥 …………………………………… 225

和諧的性生活為健康加分 …………………………… 226

睡前放鬆好處多 ……………………………………… 228

睡前保健八法 ………………………………………… 229

睡前的六個好習慣 …………………………………… 230

不良睡覺習慣十例 …………………………………… 232

有關睡眠的幾個迷思 ………………………………… 235

什麼叫失眠症 ………………………………………… 237

失眠症產生的原因 …………………………………… 238

失眠症的綜合治療 …………………………………… 239

## 第十一章　做漂亮媽媽，與健康攜手同行

年輕孕婦健康飲食八要點 …………………………… 244

盤點孕期食物七宗「最」 …………………………… 245

# 目錄

準媽媽懷孕早期的「挑剔飲食」 ……………………… 245

孕期可以進行夫妻性生活嗎 ……………………… 246

容易導致嬰兒畸形的食物 ……………………… 248

孕婦如何選擇衣著 ……………………… 250

孕婦穿防輻射服利弊談 ……………………… 251

民間坐月子的規矩並不合理 ……………………… 252

如何擺脫產後肥胖的夢魘 ……………………… 253

孕婦產婦如何去除妊娠紋 ……………………… 255

產婦如何在家中恢復身材 ……………………… 256

新手媽媽適合戴隱形眼鏡嗎 ……………………… 257

有此一說：懷孕能治病 ……………………… 258

危險殺手：產後憂鬱症 ……………………… 259

十個方法幫妳產後細腰 ……………………… 261

## 第十二章　室內汙染，最容易被忽視的隱形殺手

上班第一件事做什麼 ……………………… 266

裝潢殺手來了 ……………………… 267

家庭裝潢汙染自測 ……………………… 270

室內生物性汙染與人體健康 ……………………… 270

做好臥室的衛生保健 ……………………… 272

漂浮在廚房裡的殺手 ……………………… 274

讓洗手間真正地衛生起來 ……………………… 276

室內噪音也是汙染 ……………………… 277

遠離冷氣病 ……………………… 279

加溼器使用有竅門 ⋯⋯⋯⋯⋯⋯⋯⋯⋯⋯⋯⋯⋯⋯⋯⋯⋯⋯ 281

現代照明下的幽靈 ⋯⋯⋯⋯⋯⋯⋯⋯⋯⋯⋯⋯⋯⋯⋯⋯⋯⋯ 282

漂亮的陶瓷餐具盡量少用 ⋯⋯⋯⋯⋯⋯⋯⋯⋯⋯⋯⋯⋯⋯ 283

別讓地面成為汙染源 ⋯⋯⋯⋯⋯⋯⋯⋯⋯⋯⋯⋯⋯⋯⋯⋯ 284

驅蚊時別趕走了健康 ⋯⋯⋯⋯⋯⋯⋯⋯⋯⋯⋯⋯⋯⋯⋯⋯ 285

飼養寵物不當也是汙染 ⋯⋯⋯⋯⋯⋯⋯⋯⋯⋯⋯⋯⋯⋯⋯ 286

為健康打造一片室內綠洲 ⋯⋯⋯⋯⋯⋯⋯⋯⋯⋯⋯⋯⋯⋯ 289

## 第十三章　合理用藥，築起保衛健康的最後一道防線

家庭小藥箱妳有嗎 ⋯⋯⋯⋯⋯⋯⋯⋯⋯⋯⋯⋯⋯⋯⋯⋯⋯ 294

避孕藥使用小知識 ⋯⋯⋯⋯⋯⋯⋯⋯⋯⋯⋯⋯⋯⋯⋯⋯⋯ 296

陰道清洗液要在醫生指導下使用 ⋯⋯⋯⋯⋯⋯⋯⋯⋯⋯ 299

妳應該知道的「毀容」藥物 ⋯⋯⋯⋯⋯⋯⋯⋯⋯⋯⋯⋯ 300

合理地補充維他命 ⋯⋯⋯⋯⋯⋯⋯⋯⋯⋯⋯⋯⋯⋯⋯⋯⋯ 301

婦科良藥益母草 ⋯⋯⋯⋯⋯⋯⋯⋯⋯⋯⋯⋯⋯⋯⋯⋯⋯⋯ 302

服藥的姿勢與飲水量 ⋯⋯⋯⋯⋯⋯⋯⋯⋯⋯⋯⋯⋯⋯⋯⋯ 302

慎用牛黃解毒片 ⋯⋯⋯⋯⋯⋯⋯⋯⋯⋯⋯⋯⋯⋯⋯⋯⋯⋯ 303

滋補品不宜盲目吃 ⋯⋯⋯⋯⋯⋯⋯⋯⋯⋯⋯⋯⋯⋯⋯⋯⋯ 304

生活中常見的「無效」用藥 ⋯⋯⋯⋯⋯⋯⋯⋯⋯⋯⋯⋯ 306

吃藥觀念的種種錯誤認知 ⋯⋯⋯⋯⋯⋯⋯⋯⋯⋯⋯⋯⋯ 307

## 第十四章　出去旅遊，給身心一個自由呼吸的空間

旅遊中的健康療法 ⋯⋯⋯⋯⋯⋯⋯⋯⋯⋯⋯⋯⋯⋯⋯⋯⋯ 310

出遊前做好「腳保養」 ⋯⋯⋯⋯⋯⋯⋯⋯⋯⋯⋯⋯⋯⋯ 313

# 目錄

旅遊常見問題的處理 ……………………………………… 314

假日出遊怎麼吃才安全 …………………………………… 316

疲勞時吃點什麼 …………………………………………… 317

旅途疲勞巧解除 …………………………………………… 317

登山運動需注意 …………………………………………… 318

日光浴後如何護膚 ………………………………………… 319

春季旅遊注意事項 ………………………………………… 320

夏季旅遊注意事項 ………………………………………… 321

秋季旅遊注意事項 ………………………………………… 323

冬季旅遊注意事項 ………………………………………… 324

長假過後小心「節後症候群」…………………………… 325

# 前言

　　針對都市年輕女性的健康問題，有關專家提出了一個新概念：「紅蘋果現象」。什麼叫「紅蘋果現象」呢？

　　也許答案會讓這些年輕女性們有點難以接受：像一個放置久了的紅蘋果，外表光鮮靚麗、紅潤誘人，但裡面卻正在悄悄地變黑腐爛。生活在都市裡的年輕女性，在快節奏的生活壓力之下身體不斷地透支。男人要面對的問題（如努力工作），她們幾乎都要面對；而男人不需要面對的問題，她們由於不同的生理結構或社會習俗（如孕產、家務），也需要她們用瘦弱的雙肩來承擔。有人說做男人很累，其實做女人何曾更輕鬆！

　　體力與心力的超支，正威脅著都會女性的健康。調查顯示，73.2%的被調查者健康狀況糟糕或值得憂慮，而其中女性健康狀況不佳的比例比男性高出了10%。這樣的情況與女性自身體質較弱且大部分女性經常除了工作還要操持家務有關。調查資料還顯示，亞健康呈現明顯的年輕化趨勢，年輕人的健康狀況遠遠差於中年人。這與年輕人平時沒有時間運動，沒有養成良好的生活習慣有很大的關係。這個客觀的調查結果無疑讓人看了觸目驚心，也給都市年輕女性敲響了關注健康的警鐘。

　　都說女人如花，美麗的同時透著幾分脆弱。春夏秋冬的歲月之刀，在如花的女人身上雕刻得比如樹的男人更加殷勤。這還不要緊，各種婦科病如同巨獸般張開血盆大口，肆無忌憚地吞噬著女人的健康。

　　我們在本書中，將從日常生活中的各方面告訴都市年輕女性如何關懷與呵護自己。各位讀者朋友若能將本書「學而時習之」，健康的祥雲一定會伴妳瀟灑走過一生！

編者

# 前言

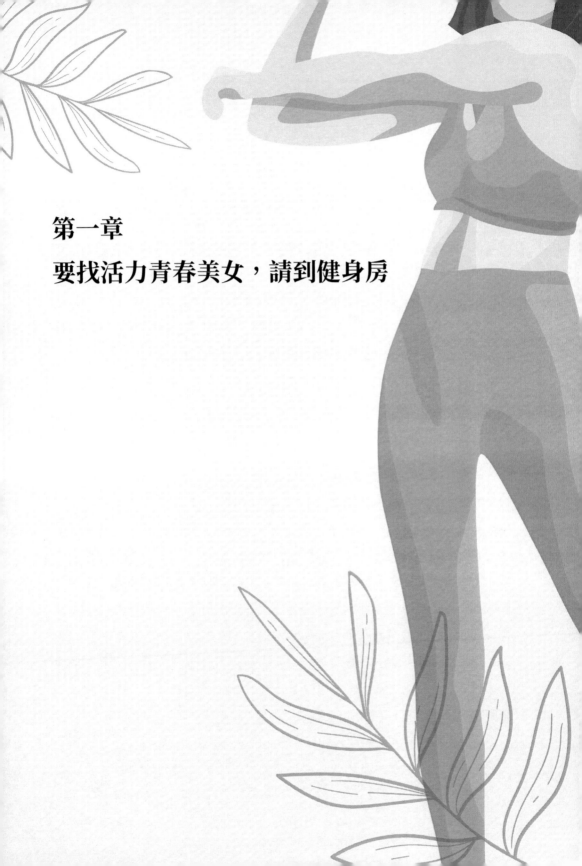

# 第一章
## 要找活力青春美女，請到健身房

## 第一章 要找活力青春美女，請到健身房

「如果我不在健身房，就是在去健身房的路上。」—— 這似乎是現代都會女性的一句時尚宣言。而去健身的目的也不再是「減肥」一個詞就能概括的。

車水馬龍的街頭、硝煙瀰漫的職場、爭奇鬥豔的交際場合，容不下半點倦怠與慵懶。我們生活在一個快節奏的時代，為了更好地融入這個時代，我們除了打起精神迎接挑戰外，別無選擇。

於是，越來越多的女人加入到運動的行列，有的去健身中心跳健美操，練瑜伽、跆拳道；有的到附近的體育場打羽毛球、網球；再偷懶一點的，乾脆在家裡跟著電視節目中的口令做有氧操。在運動中，完善自我，超越自我，讓內在和外表的體態魅力達到平衡。

## 常去健身的女人最美麗

什麼樣的女人最美？答案自然有無數個。美麗與漂亮是有區別的，一個女人是否美麗，也許不能光看臉蛋長得美與醜。真正的美麗，是一種光彩，是自然而然的流露，是一種撲面而來的感覺。

健身的女人時時散發著美的氣息。已為人妻又為人母的柳潔，看上去還是那麼青春亮麗，渾身上下洋溢著健康向上的氣息。從小就喜歡運動的她，把每週的健美操看做是生活中不可缺少的一部分。韻律服穿上身，線條還是那麼完美。踩著舒展優雅的音樂節奏，對著健身房裡的大鏡子翩翩起舞，柳潔說，她感覺就像又回到了十五歲青春的年齡。

在這個世界上，生動迷人的色彩是人們創造出來的。因此健身著的女人才時時散發出美的氣息。理由只因為 —— 我健身，我美麗。

整天包裹在生硬的職業套裝裡，把開會、加班、應酬當一日三餐，睡

眠時間少到幾乎在透支生命。飛快的生活節奏、巨大的工作壓力，以及激烈的社會競爭，都快把白領麗人們鞭撻成一顆不停旋轉的陀螺了。「都說有事業的女人真幸福，誰知忙於事業的女人多辛苦」，但忙歸忙，可不能就此虧待自己，不妨忙裡偷閒用健身寵愛一下自己。

是的，我健身，我快樂。瑪冰每日在辦公室端坐 8 小時之後，往往心煩氣躁的，臉上的小痘痘也趁機出來作亂。在一個朋友的建議下，瑪冰嘗試每天去一次健身房。沒想到順其自然地健身了兩個月，生活漸漸地朝著良性的方向發展，變得規律而有朝氣。「健身房的氣氛的確很有感染力，在所有人都練得認真的環境下，妳也會有同樣要流汗的衝動。」她說。「因為流汗的時候感覺很酣暢，好像一週的壓力和辛苦也一起從身體裡沖出來了。」再注視著身上漸漸成形的線條，這份開心，不用細說也表露無遺。

## 怎樣選擇適合妳的健身房

現在的女人，對自己的健康和體態越來越重視了，她們不僅講究飲食的搭配，而且注重健身。因此在她們眾多的會員卡裡，常常會有一張健身卡：瑜伽、游泳、羽毛球、舞蹈……五花八門。而不少健身房也正是瞄準了這一群消費族群，常打出辦卡優惠廣告，很多女人禁不住低價的誘惑，一衝動就買了一張。

但是，去鍛鍊了幾次之後，卻往往感到後悔，根本無法堅持。首先要知道，挑選健身房並不是越便宜越好，價格過低的健身房即使設施不錯，也會由於會員過多，出現洗浴排隊、存放物品不方便等情況。所以，一定要仔細考察，千萬別被騙了。具體來說，選擇健身房時要注意以下幾點。

## 第一章　要找活力青春美女，請到健身房

其一是地理位置。盡量選擇近一點的健身房。對於單身女性來說，可以選擇公司附近的健身房，而已經成家的女性則不妨選擇離家不遠的健身房。此外，如果妳是開車去健身房，別忘了留意是否有足夠的車位，停車是否方便等。

另外，注意健身器材的數量是否充裕。重訓器材：應包括臥推架、深蹲架、龍門架、重量大小不等的啞鈴和槓鈴，每個肌肉部位至少配備 2 ～ 3 種不同的訓練設備。有氧器材：有氧腳踏車、跑步機、橢圓機等是否都能正常使用。注意一下跑步機等基本設備是否需要頻繁排隊，基本上就可以得出結論。

最好要花點時間進行實地考查，親眼看看健身的各種設施和服務，確定它就是妳想要的。

實地考查的最佳時段，是晚上 6 點到 8 點。因為這個時段是一天中健身房人最多的時候，選擇這個時間去看店參觀，對健身房的人流量、通風情況、場地整潔程度、空間是否充足等細節都會有一個比較直觀的了解。

最後，有兩個選擇健身房的迷思需要提醒各位。一是不要輕易相信，選擇朋友極力向妳推薦的地方。因為每個人的喜好不同，朋友喜歡的地方不一定適合妳，自己喜歡才最重要。比如有人喜歡粗獷而富有激情的美式健身裝潢風格，但有人認為過於雜亂；有人喜歡整潔明亮的健身房，而有人卻不喜歡它的燈光太亮。所以一定要親身體驗才知道是否適合自己。二是並非價格越貴的健身房越好。「不買貴的，只買合適的」—— 這條購物法則也適用於在健身房的選擇上。妳應該根據自己鍾情的、需要的項目，來選擇最適合自己的健身場所。性價比是重中之重。健身俱樂部的形式分為三種，第一種是在飯店內的健身房，一般都設有游泳池，但面積不大，價格相對較貴，而且人氣不足，主要提供給飯店客人。另一種是針對

中上層收入族群的會員制健身房，這裡有先進的設備，周全的課程和強大的教練班底，人氣一般較旺。第三種是大眾健身俱樂部，硬體和軟體水準相對較低，但人氣非常足。看看自己想去哪種健身場所後，多跑幾家參觀，了解其收費範圍，這樣有助妳選擇價位合理，而其他條件又令妳滿意或可接受的。

## 健身房入會辦卡有訣竅

當妳看中了一所健身房後，最適合的當然是辦理一張會員卡。一位銷售主管聲稱：「我們其實是在賺會員中 70% 不常來健身的人的錢。」商家正是利用了不少人的惰性，「開完卡，只鍛鍊兩次就擱置不用了。」因此，辦卡前，應確認自己對健身的「忠誠度」到底有多高，或先從月卡、季度卡辦起，降低風險，減少不必要的浪費。體驗過後，對該健身房的服務品質、教練品質、信譽度等有了認識，再買長期卡也不遲。

「即使沒空健身，去洗澡也划算」，很多辦了健身卡的女人都會有這樣的想法。事實上，沒空健身的人，大概也沒空去健身房洗澡。

健身房會員價格僅供參考，各個健身中心在價格方面都會有一定的浮動和優惠。妳可以詢問入會顧問或銷售人員是否有優惠推廣期、是否免入會費、是否贈送時長等。如有的健身俱樂部會贈送會員 1 個月的假期，以便安排休假、出差等，即年卡為 13 個月。一般健身房的銷售人員掌握 3 個價格，討價還價得有點耐心。當價格實在降不下去時，可以要求對方給予一些額外優惠，如多送一個月或送一些原本需要收費的服務。

如果情況允許的話，可以選擇情侶卡、雙人卡或非尖峰時段卡以減少費用。一般辦雙人卡比單辦個人卡便宜 10%～20%。而非尖峰時段卡不能在週末及晚上使用，適合不用朝九晚五的家庭辦公一族。

## 第一章 要找活力青春美女，請到健身房

入會之前可以要求試練一次。目前，大多數健身場館都可以安排試練，但一般需要提前電話預約。如果不提供試練機會，建議妳購買一次卡，試練後再做決定。

有些商家會要些小手段，使會員卡看起來價格很低，但鍛鍊時，飲料、毛巾、洗浴（甚至沒有）都要另外收費，算下來一個月也不便宜。簽約時，要認真核實條款。在與健身房簽約時，不要只聽銷售人員的介紹，應該看清合約條款，是否與商家的口頭承諾一致。同時，問清楚卡的有效日期，勿輕易相信那些「有效期過了還能繼續使用」的話，以免到期商家不認帳。此外，妳可以要求在健身房給出的格式合約中添加條款，約定如果商家倒閉或遷址時，會員卡將如何處理或賠償等事宜。

另外，對那些沒有連鎖店的健身房一定要謹慎判斷，即使它的卡便宜得如同賣大白菜。

## ▎妳選擇的健身房安全嗎

長期在冷氣房工作的張小姐說，為何最近她去健身房鍛鍊幾次後，反而病了。她說：「一開始我只是覺得喉嚨不太舒服。沒想到，後來又是感冒，又是腰酸背痛。」是什麼原因呢？

### 「地下運動」不安全

時下很多健身房都設在地下，面積倒是不小，好幾百坪。光是那些器材就滿滿地排了五六排，全部啟動時，遠遠看去，一排排人頭上下晃動，跟海浪似的，鍛鍊的人還沒晃暈，看的人就開始眼花了。空氣中蒸發著身體的味道，地板上暈開著剛剛滴下的汗水，就連器材上都還保留著還未來得及散去的熱度。天花板上的風扇悄無聲息地吹著，但還是揮不去那股只

屬於健身房的味道。

　　健身本來是件要進行大量有氧活動的事，比如跑步，上氣不接下氣的時候，人總會覺得氧氣不夠。就算妳沒跑到這個程度，但是跑的人多了，平均每個人所能占有的氧氣含量就會下降。如果廢氣在有限空間裡不斷循環，這對於在健身房裡做有氧運動的鍛鍊者來說沒有好處。同時，人體體表的汗液和微生物等也相應增多，此時如果空氣流通不充分，空氣中的細菌、病毒、病原體和二氧化碳堆積，就容易誘發咽喉炎、氣管炎等呼吸道疾病。

## 冷氣直吹腰酸背痛

　　一家健身中心的健身操室裡，十幾位女性認真專注地隨著音樂的節拍，跟著教練蹦跳。奇怪的是，如此大的運動強度，這些女孩子們卻沒出大汗。原因何在？原來，不出汗都是冷氣惹的禍。類似的情形在器材室裡也存在，不少女士正在手臂鍛鍊器上訓練，但旁邊的立式冷氣對著她們露出的肩膀、手臂呼呼亂吹。如此看來，張小姐本想「強身健體」反倒感冒、腰酸背痛也就不是什麼奇怪的事了。

　　由於天氣炎熱，不少室內健身中心把冷氣溫度調得很低。專家指出，這樣做並不合理。一般在運動期間，室內溫度應控制在攝氏 25 ～ 28 度左右。本來健身鍛鍊的目的就是要讓身體出汗，但過低的室內溫度反而會使運動者有汗出不了，導致毛孔堵塞，因而感冒。

## 警惕新裝潢汙染源

　　新開張的健身房，不僅看上去整潔，服務態度通常也很好。而且，為了促銷，價格也相對優惠。只是，裝潢汙染妳可曾想到？

　　專業人士表示，健身房內一些設施也可能成為空氣的汙染源，比如：化纖皮革、人造膠合板和家具沙發等。特別是新裝潢、剛開張的健身場

所，很容易埋下甲醛超標、空氣汙染等隱患。

專家建議，健身需要選擇正規、健康的健身場所。可先到實地調查，看看是否具備自然通風條件，空氣中是否瀰漫刺鼻氣味。另外，健身房新裝潢後，應留心裝潢材料、家具器材中是否可能存在汙染源的隱患。

## ▎有氧運動益處多

足球運動選拔中有一個著名的「12分鐘體能測驗」，發明人是美國的庫柏——一位苦學八年獲得醫學博士學位後專精於心臟內科的醫生。高中與大學時代的庫柏廣泛涉獵體育活動，籃球、中長跑、水上運動等無所不好。但攻讀博士學位的前四年中，運動中止，飲食過量，體重從77公斤增長到92公斤，繁忙的學習常使他感到精疲力竭。有一次，他很有信心地踏上水橇，把時速加大，突然他覺得噁心、心慌、天旋地轉，似乎馬上就要昏過去了。事後，他對自己的健康狀況進行反思，做出了一個驚人的決定，重新回到母校哈佛大學讀了公共衛生學的碩士，並研究出了「12分鐘體能測驗」與「有氧運動得分制」，成為全世界推廣有氧代謝運動第一人。

有氧運動指身體長時間、低強度地運動，肌肉能量來自脂肪、肝醣的有氧代謝，以增強心肺功能和耐力。步行、慢跑、游泳、騎腳踏車、健美操、爬樓梯及登山等都是有氧運動。無氧運動指身體進行短時間、高強度的運動。肌肉能量來自肝醣的無氧酵解，產生的乳酸堆積使人覺得肌肉痠痛。為了氧化掉這些乳酸，身體在運動後還有一段時間處於較高的新陳代謝狀態。無氧運動以增強力量、爆發力和速度為主，可以提高人體應付突發事件的能力。快速短跑、舉重、跳躍、投擲、拳擊、引體向上、仰臥起

坐、啞鈴、拉力器等均為無氧運動。混合型運動則介於兩者之間,如球類,既有快跑也有緩和的動作。

都會女性健美應首選有氧運動。有氧運動能促進脂肪代謝,提高身體耐力,增強體質。而且,有氧運動強度低、幅度小,不易造成運動損傷。有氧代謝運動的益處如下。

- **增加氧氣量**:氧氣在體內是隨著血液供應到各組織去的,血氧量提高也就相應增加了氧氣的輸送能力。
- **改善肺功能**:有氧代謝運動使鍛鍊者的呼吸加快加深,從而提高肺活量,提高吸入氧氣的能力。
- **改善心臟功能,防止心臟病發生**:氧氣吸入肺後,要靠心臟擠壓才能由血液輸送至全身。有氧代謝運動使心肌強壯,每次排出更多的血液,並提高血液中預防冠心病的「好膽固醇」,即高密度脂蛋白的比例。
- **增加骨骼密度,防止骨質疏鬆**:隨著年齡增長,人體骨骼中的鈣漸漸減少,有氧代謝運動可有效防止鈣的損失。
- **減少體內脂肪,預防與肥胖有關的疾病**:有氧代謝運動加上適當的飲食控制,可有效去除體內多餘的脂肪,減輕體重。這對於正在減肥的愛美女性來說特別重要。
- **改善心理狀態,增加應付生活中各種壓力的能力**:一個人在缺少運動時,常會感到疲勞、情緒憂鬱、記憶力減退,甚至喪失工作興趣。有氧運動可奇蹟般地扭轉這種狀態,使人情緒飽滿,精神放鬆。

# ▎要運動不要盲動

生命在於運動，但運動不是盲動。女性在運動過程中及運動之後，如果出現以下徵兆，就應警惕。

- **噁心嘔吐**：噁心嘔吐是運動過度的先兆，應停止運動。引起嘔吐的原因很多，但大多是因為內臟受到激烈震動，神經中樞系統出現紊亂的情況。此時，千萬不可強撐，否則易出現生命危險。

- **神疲無力**：神疲無力時要考慮肝臟受損，中醫認為，肝為「罷極之本」。有肝病的人應適當減少運動量，哪怕是脂肪肝這樣本該依靠鍛鍊減輕病症的情況。

- **胸部大汗**：汗為心之液，運動過度，前胸大汗，並伴有心慌、氣短，那就有可能是運動過度、心臟已經受到影響的訊號，應立即停止劇烈運動。

- **過度喘息**：過度喘息是肺受損的訊號，因為肺主氣、司呼吸，肺氣受損則氣粗，肺氣虛則喘息無制，應適當減少運動量。

- **頭暈心慌，眼前發黑**：頭暈心慌，眼前發黑是心、腦供血不良的訊號，應立即停止運動，坐下休息，降低頭部位置，以保證腦部供血。

- **四肢無力**：四肢無力是脾受損的訊號，因為脾主四肢肌肉，如伴有胃脹無食慾就更應減少運動量。

- **失眠夢多**：失眠夢多是心陰受損的訊號，應該減少劇烈運動量。

- **神情憂鬱**：神情憂鬱是肝膽受損的訊號，肝膽素虛的人、運動後情緒低落的人等應減少運動量。

- **腰酸尿多**：腰為腎之府，尿增多，尤其夜尿多，是腎虛的表現，應減少運動量。

# 女性健身：講究方法才更美麗

走進體育館或健身房，已成為越來越多的女性節假日或下班後的必修課。專家提醒說，如今的女性在健身活動中存在許多錯誤認知，而盲目的健身會導致許多的「後患」。比如，許多人都認為練得大汗淋漓、肌肉酸麻等才證明健身有效果，但女性如果健身得過度，不但不能如期達到目的，反而會帶來一些病變。

例如，高強度的健美操加上大音量的音樂，可能損害內耳功能，引起眩暈、耳鳴及對因高頻率聲音導致聽力喪失等惡果。而過度地力量性練習，會導致雌性荷爾蒙大量喪失，可使女性變得男性化。有的女性常做負重訓練，對骨盆產生了巨大壓力，可造成會陰部肌肉鬆弛和脆弱，嚴重者引起子宮下垂和脫出、大小便失禁等後遺症。

健美專家建議女性健身者：多做平衡操，面牆站立，雙腳併攏，挺腰直背，兩眼平視前方，雙手前伸，手掌緊貼牆壁，彎曲兩肘，全身做一前一後的動作，每天做 10 次。女性健身重點應放在鍛鍊體型上，所以平衡操、仰臥起坐等當為首選。還可選擇游泳、跳水、跳繩等。健身者應該掌握好運動強度和時間，要根據自身體質和特點鍛鍊，不要盲目效法別人。

# 練瑜伽時該注意的幾個細節

在舒緩柔和的音樂下，在眾人目光的關注下，她們專注地做著自編的瑜伽動作，手揚起時猶如在空中劃過一道弧線，動作的優美而充滿了韻律感……是的，她們在練瑜伽。

瑜伽（梵文 YOGA 音譯）原本是古印度僧人的一種修行方法，如今風靡全球。近幾年瑜伽迅速成為都會女性推崇的一種時尚運動方式。練習

# 第一章　要找活力青春美女，請到健身房

瑜伽，不僅能增加身體的柔韌性，還可以放鬆自我的精神和身體。

放鬆、舒緩、平衡。瑜伽帶來了一種內外兼修的生活方式。但如果在運動中不講究方法，反而會損傷肌膚，影響健身美體的效果。

呼吸貫穿了整個瑜伽的動作。在練習瑜伽時，不要刻意呼吸。當一瓶香水放在面前，妳會正常地吸氣、呼氣，但當妳被提醒去聞香水時，妳的呼吸就會下意識地加重。練習瑜伽時也會遇到同樣的問題，往往一說到呼吸，人的大腦就會潛意識地緊張起來，很難做到呼吸自如。調整辦法：多練習。呼吸是可以練出來的，慢慢控制思想，別暗示自己刻意呼吸。慢慢將潛意識裡的呼吸還原到自由、自然的狀態，讓呼吸和身體的很多動作協調起來，並帶動動作去遊走每一個形態。

瑜伽的很多動作需要長時間才能做標準。比如兩手在背部相拉這樣一個常見的小動作，很多人右臂膀可以正常完成，但左臂膀做起來就相當困難。如果一時急躁，強迫自己生硬地去完成這個動作。結果是兩手雖然拉在一起了，但不是手臂扭傷就是運動後臂膀疼痛。調整辦法：保持運動節奏，多想想輔助方法。練習這個動作一定要心態平和，可以借助一條毛巾來輔助完成。兩手握住毛巾，試著一點一點靠近。多練習幾次，一段時間後，妳會發現左手臂也能輕而易舉地達到妳想要的效果。

練習瑜伽的過程應該是一個讓自己很輕鬆、舒服的過程。但在練習時妳卻常會發現自己很難受，要不是脖子繃得很緊，不然就是胸口很悶……調整辦法：自我尊重。做瑜伽很重要的一點就是要學會自我尊重。當感覺不舒服的時候，最好馬上停下來調整。妳應該多動動腦筋，想想自己為什麼會難受。脖子緊張有可能是雙手沒放平，胸口悶有可能是呼吸沒有和運動協調等等。總之，要尊重自己的感受，儘管動作不是很標準，但一定要讓自己感覺到舒服。

因為做瑜伽可以讓體態和舉止變得優美，所以每一個動作妳都得認真模仿，希望能做得和教練一樣好。但是一堂課下來，妳會發現自己已被美麗折騰得筋疲力盡了，毫無快樂可言。調整辦法：認知到瑜伽不是「競技」運動，「享受快樂，並盡力而為」是最好的狀態。刻意追求完美很難真正體驗到精神上的快樂。瑜伽的美感是透過長時間的修煉慢慢達到的，是一種由內到外的美麗，只要妳在身體協調、舒服的狀態下完成了基本的動作，和標準動作差不多就已達到了效果。

妳以為疼痛是運動的必然反應，生怕動作不確實降低了運動效果。所以在身體條件沒準備好的情況，強迫自己做目前達不到的動作。結果弄得自己腰酸背痛，還不幸摔傷扭傷。調整辦法：改變自己的錯誤觀念。疼痛並不是練習瑜伽的必然反應。很多動作，只要是在身體協調、放鬆的狀態下完成，不管標不標準，一樣可以達到運動的效果。根據自己的身體條件適當運動很重要，這樣不但不會輕易受傷，還能更深地感受到身心舒展的樂趣。

## 游泳是女性最佳健美方式

在所有運動員中，女性游泳運動員可以說是最有「魔鬼身材」的一種運動員。游泳是鍛鍊身體、塑造體態、最適合女性的一項體育健美活動。

人在游泳時，兩臂划水同時兩腳打水或蹬水，全身肌肉群都參與了活動。同時，游泳是一種週期性運動，划水和打水是緊張和放鬆交替的，長時間的鍛鍊會使肌肉變得柔軟而富有彈性。正因為如此，女游泳運動員往往擁有豐滿而結實的胸部，富有彈性的肌肉，全身勻稱又富有曲線美。

## 第一章　要找活力青春美女，請到健身房

由於水的密度和傳熱性比空氣大，試驗表明，在 12℃的水中停留 4 分鐘所散發的熱量，相當於同溫度在陸地上停留 1 小時所散發的熱量。經常游泳，可以逐漸去掉體內過多的脂肪，因此，游泳也是減輕體重的有效方法。

日光與空氣也是在游泳時使人健康美的主要因素。適當的陽光，可以活動皮膚中的某種膽固醇，變成維他命 D，充分的維他命 D 可促進骨骼的正常生長發育，防止軟骨病。日光還可增加人對疾病的抵抗力，使血液殺菌力強，增加新陳代謝，促進睡眠。新鮮的空氣會使人的精神振奮，體力充沛。

即使是不會游泳的人，在水裡打打水仗，對健美也有很好的作用。

值得強調的是，女性游泳必須注意幾點：

- **安全第一**：水火無情，下水時必須注意安全，防止發生意外事故。
- **忌飯前飯後游泳**：空腹游泳影響食慾和消化功能，也可能會在游泳中發生頭昏乏力等意外；飽腹游泳亦會影響消化功能，還會產生胃痙攣，甚至嘔吐、腹痛現象。
- **忌劇烈運動後游泳**：劇烈運動後馬上游泳，會使心臟負擔加重；體溫的急遽下降，會導致抵抗力減弱，引起感冒、咽喉炎等。
- **忌月經期期游泳**：月經期間女性生殖系統抵抗力弱，游泳易使病菌進入子宮、輸卵管等處，引起感染。

## ▌健身前後最好吃哪些食物

妳在運動前後都吃什麼東西？喝果汁還是運動飲料？妳在吃飯多久後才運動？妳知道怎麼吃才不會變胖呢？

許多人常常受此困擾，因為怕運動過後亂吃東西會變胖。那麼，運動前後該如何吃才最恰當？

妳最好在運動前1到2小時之間吃些高纖餅乾，或是優酪乳、葡萄乾，或是新鮮的水果。這樣會讓妳運動時更有力氣。

運動過後大約一小時後再吃東西，因為運動後比較容易吸收各式飲料或是流質的食物，而且同時可以補充水分。若在運動後兩小時還沒有吃正餐的話，可以再吃固體狀的食物補充醣類和蛋白質。例如三個水果，蘋果、橘子等；兩個水果加一杯牛奶；500毫升純果汁；兩個水果加一杯優酪乳；兩片麵包加少許果醬和一杯牛奶等等。

友情提醒：

- 運動後避免飲用含有咖啡因的飲料，例如咖啡、茶。因為咖啡因也有利尿的作用，會令妳體內水分的補充不足。

- 雖然運動飲料可以補充流失的電解質，但平常的飲食也能補充電解質，所以水比運動飲料更好。

## ▍補水要講時機、講究方法

在運動和健身過程中，有人會因口渴而不斷地喝水，結果引起腹脹、胃痛等不適，肌肉力量下降；有人雖然口渴難忍，卻不敢喝水，非等到訓練結束後30分鐘才喝水，導致身體脫水，危害健康。那麼，在健美訓練中應如何補水呢？

有人認為，運動中飲水會增加心臟負擔，影響胃排空，會出現胃牽拉性疼痛等症狀，故不敢喝水。這種看法和做法是不對的。研究表明，長時間運動會使身體大量排汗，血漿量可能下降16％，及時補水能增加血漿量，減少血流阻力，提高心臟的工作效率和運動持續時間。再者，訓練中適量飲水非但不會使胃排空能力下降，反而會增強。因此，訓練中身體失

去的水分應及時補充。當然，在訓練前 30 分鐘左右補足水分更好。若訓練中口渴難忍，則可在中間休息時少量補水。進行超大強度訓練時，除了在訓練前補足水外，最好在訓練後也補水。

運動中一次補水量不可過多，否則既不利於吸收，又會使胃部膨脹，妨礙橫膈肌活動，影響消化功能。正確的補水方法是少量多次，可在每次休息時喝一小口水，即 25 毫升左右。也可每 5 分鐘左右補一次水，每次飲水量不超過 100 毫升。水最好是溫開水，即使在夏季，水溫也應在 5 至 10 度之間，不可飲用冰水。

水的選擇，應該盡量是運動飲料。考慮到女性對熱量都很敏感，加上女性的生理特殊性，所以推薦有在運動的女性選擇專業的女性健身飲料，它能夠滿足女性健身的諸多需求，包括補充水分、電解質和維他命，降低熱量並增加膳食纖維攝入，是女性運動健身的上選飲品。

## 20、30 歲女性的健身重點

20 歲身體健康、青春無敵，30 歲身材走樣、脂肪增多。資深教練說，想要身材苗條、留住青春，運動是最好的選擇，而且不同年齡層的鍛鍊重點不一樣。

20 歲是激情四射的年齡，身體功能也處於鼎盛時期，心律、肺活量、骨骼的靈敏度、穩定性及彈力等各方面均達到最佳點。因此，要趁年輕把身材塑造得更完美。

年輕女孩對身材雖然非常重視，但卻很少有規律的鍛鍊，時間一長身體就變得肌肉少脂肪多。時尚多樣的健身方式，可以為年輕人帶來激情和刺激，讓「喜新厭舊」的年輕人樂此不疲，對健身產生濃厚的興趣，樹立堅持運動的習慣。

這個年齡的女性可以每週鍛鍊 4～6 次，每次最好堅持一個小時以上。鍛鍊重點主要是胸部、腰背部、大腿和臀部，以塑造身體的線條。而鍛鍊的方法則可以根據自己的愛好選擇，如跳健身操、練跆拳道、學習拉丁等時尚動感的舞蹈。

30 歲的女人不想要脂肪要肌肉。其典型想法是：生完孩子身材就出現了危機，腰、腹的贅肉增多，年輕時的裙子再也穿不上了；忙完工作忙家務，雖然想鍛鍊但卻沒有時間。

30 歲的女性雖然身體大都還能保持良好，但是體型卻有所改變，皮下脂肪堆積過多。這個階段的女性不應該強求身材還能像年輕時一樣苗條，而是要在保持健康的基礎上，鍛鍊身體的肌肉和柔韌性。

這是因為隨著年齡的增長，女性會流失一部分肌肉，卻得到相同重量甚至更多的脂肪，但肌肉可以比脂肪燃燒更多的熱量。所以，30 多歲的女性要透過運動鞏固肌肉，加速新陳代謝，防止脂肪的增長和堆積。

沒有時間去健身房鍛鍊的女性，可以在下班後或晚飯後和家人一起進行一些低強度的有氧運動，如游泳、快走、爬樓梯等，每次維持 30～40 分鐘，養成健身的習慣。如果時間允許的話最好每週三次到健身房做一些器材訓練，如舉啞鈴等，以提高新陳代謝率、燃燒多餘的熱量、增加肌肉力量。而瑜伽、皮拉提斯等柔韌性和靈活性的鍛鍊也是不錯的選擇。

## ▋女性健身中的三個不良習慣

日常生活中的不良習慣會給女性健康帶來很多負面影響。健身專家提醒，為了保證健身成功，必須糾正不良習慣。有損女性健身的不良習慣主要有下面三個。

- **飯後不運動**：許多女性飯後喜歡直接固定在某一處，或聊天或看電視，長時間這樣就會造成身體虛胖。專家建議女性，飯後要多做一些家務工作，例如刷刷碗、掃掃地，或者出去散散步。總之，要強迫自己飯後運動 15 分鐘，但不要太劇烈。
- **為減肥而節食**：人體每天必須攝入一定的營養和熱量，才能維持身體的正常運轉，過度節食不可為。飲食專家為健身女性搭配了一個飲食建議：早餐應吃以蛋白質為主的食物和水果；午餐少量攝入碳水化合物如米飯、饅頭，盡量吃玉米粥等粗糧；晚餐要清淡，吃新鮮蔬菜和水果，搭配稀飯。
- **惰性十足**：如果上班途中不願多走路，能坐的車絕不錯過。在家老是深陷在沙發中，保持一個姿勢長時間看電視。這些顯而易見的惰性危害最大，也最容易被女性忽視。專家建議，能出去活動就不要在家待著，能走路就不要騎腳踏車，能騎腳踏車就不要坐車。總之，能運動就要多運動。

## ▌女性健身最容易陷入的迷思

　　越來越多女性加入健身行列，可是一到健身房，就跟著教練蹦蹦跳跳，累得滿頭大汗、渾身溼透，回到家就癱在沙發上一動不想動，覺得特別辛苦。這樣的健身明顯對於緩解疲勞、鍛鍊身體沒有什麼作用，反而更讓人覺得疲勞。

　　不少女性都熱衷於健身，但對應該選擇怎麼樣的健身卻一頭霧水，反正就是跟著教練或是跟朋友練習，完全沒有按照自身的實際需要來「量身訂做」。今天學健身操，明天學舞蹈，後天又練瑜伽，最後痛苦地發現什

麼都練不成，只好放棄。由於目的不明確，有沒有療效也就無所謂了，覺得只要身體出出汗就行了。

健身運動難就難在堅持，跟著老師學舞蹈，一旦缺課後就很難再跟上，也就無法堅持下去。要上班族每天上健身房運動，確實有些強人所難。其實，沒有必要每天專門抽出時間去健身房運動，但是要養成健身的習慣，每天抽出半個小時運動，讓運動成為習慣。

每天都在固定時間內健身，使生理時鐘調整到固定時間興奮，有些人每到這個時間就會不由自主地想活動，否則人就會覺得很難受，這就是養成了習慣。就像運動使人上癮一樣，將健身運動在每天的生活中完成，最後使得運動就像生活當中一件必不可少的物品，它就能伴隨妳幾十年，在不知不覺中既鍛鍊了身體又不覺得辛苦。

有些女性不知道該如何正確地健身，不知怎麼做動作才到位，以致於運動了卻沒有效果，甚至起了反作用。其實，健身運動的難度不要太大，花樣也不在於複雜。動作也不在於多，只要這個動作做確實就有效果，否則反而會練出不美觀的體態。

還有些女性對減肥有一種病態的偏執，把「瘦」當成美的唯一標準，總愛拿「肥胖」這個難聽的字眼來折磨自己，不惜一切代價用各種方法不停地在自己身上做試驗，誰知又屢試屢敗。她們為了快速達到減肥的效果，同時使用多種方法，在訓練的同時節食、吃減肥藥和束腰。有些人甚至想透過少睡覺來減肥，這就大錯特錯了，睡眠不足反而容易導致肥胖，這是因為胰島素分泌異常，是造成肥胖的一個重要因素。即便是「緊衣縮食」的瘦了，可是由於攝食不足，體內能量不夠，新陳代謝緩慢，不光是面無血色，皮膚黯淡無光，哪裡還有精力去健身呢？

## 第一章　要找活力青春美女，請到健身房

# ▍健身減肥可以隨時隨地

有機構就職場女性的日常運動習慣進行了網路調查，發現經常鍛鍊的人只有 16.2％，偶爾鍛鍊的人占 53.7％，很少或基本不鍛鍊的人有 30.1％！不常鍛鍊的理由五花八門，其中以「沒時間，很忙」最多，占 83.7％。

我們應該承認的是：「很忙」和「沒時間」，是都市生活中的一個常態。上班要全力工作，下班要擠捷運回家、要買菜做飯、要做家事，運動的時間的確難以保證。於是，沒時間去健身房，成了一些女性疏於健身的理由。不少女性在為自己身體狀況擔憂的同時，又抱怨自己平時太忙，沒時間健身減肥。健身減肥專家建議，如果女性沒空到健身房健身減肥，日常生活中也有一些隨時隨地可以健身減肥的簡易方法。

逛街，這個最受女性歡迎的休閒方式，就是一種很好的有氧運動。女性逛街少則一、兩個小時，多則三、四個小時，這樣不停地走動可以增加腿部力量，消耗體內大部分熱量，達到健身減肥效果。比起在健身房裡對著枯燥器材訓練，逛街讓女性在不知不覺中鍛鍊了身體，還愉悅了心情，是兩全其美的健身減肥方法。

跳繩，可能會勾起多數成年女性兒時的回憶，她們也許不會想到，這種最熟悉的童年娛樂方式，恰恰是女性最有效的健身減肥方式之一。雙腿併攏，輕輕起跳，手腕旋轉……別看只是簡單的一根跳繩，舞動開來卻是一種全身運動。跳繩所需要的空間不大，技術也無需太高超，是女性活動身體的方便之選。

長時間坐辦公室不運動的女性最擔心體力下降，爬樓梯是又一簡單可行的方法。健身減肥專家研究發現，對於久坐的女性來說，一天多次、每

次花幾分鐘時間做爬樓梯運動，可增加靜止時脈搏跳動次數，增強心血管功能。這一方法貴在堅持，每天都要爬樓梯才會有好的效果。

「辦公室健身減肥操」，顧名思義就是在辦公室做的體操，簡便實用。一般健身俱樂部裡都有為了健身減肥而制定的健身課程，妳不妨去諮詢與學習。

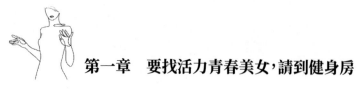

# 第一章　要找活力青春美女，請到健身房

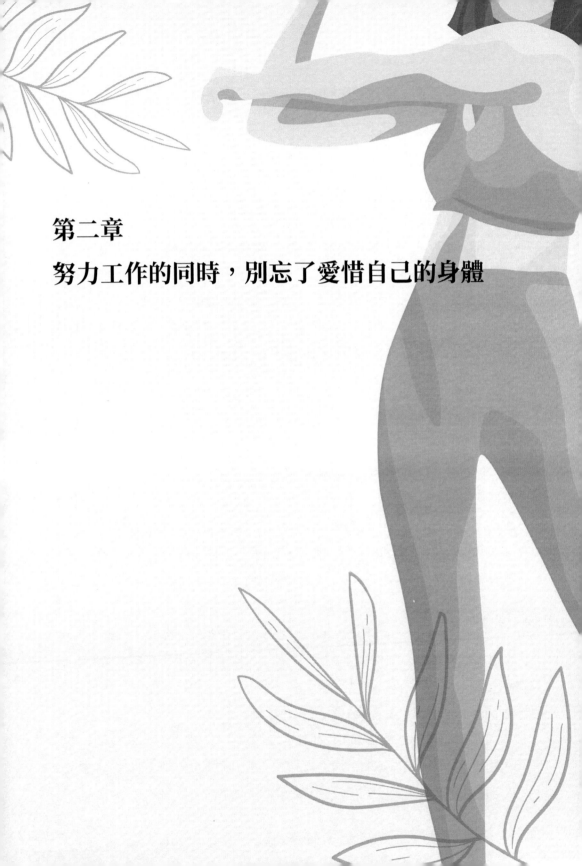

# 第二章
## 努力工作的同時，別忘了愛惜自己的身體

## 第二章　努力工作的同時，別忘了愛惜自己的身體

有一句頗令如今的上班族委屈而又無奈的口號：「今天不努力工作，明天努力找工作！」在這種形勢下，不管妳是為了實現自我價值而工作還是為了飯碗而工作，妳都得努力工作。

作為新時代的女性，我們在努力工作的同時，也是為了獲得財務上的寬鬆、生活上的自由。可以這樣說，新時代的女性為職場添加了一道亮麗的顏色，而職場也為我們提供了一個秀出自我風采的舞台。

只是，努力工作的妳，千萬別忘了愛惜自己的身體，畢竟，身體是革命的本錢。這一章，我們將談一談工作中可能出現的一些損害身體的不良習慣和辦公室裡的健身方法。

## ▋辦公桌上的細菌比洗手間還要多

辦公桌上的細菌比洗手間還多？這話乍聽之下似乎有點駭人聽聞，但事實的確如此。美國新出了一份衛生報告，報告中說那些辦公桌尤其是資訊科技業白領的辦公桌雖然看起來並不髒，但實際上那裡卻聚集著大量的細菌。特別是在電腦鍵盤上，而滑鼠也是細菌的高密集區，電話上的細菌數最高，每平方英吋有好幾萬個。一張辦公桌上平均每平方英吋有兩萬多細菌，甚至比洗手間裡的細菌還要多得多！

參與調查的人員甚至幽默地提出：如果在這樣的辦公桌上吃飯，還不如到洗手間吃飯；因為從衛生狀況來說，一個稱職清潔工打掃過的洗手間要比辦公室乾淨得多。是什麼原因造成辦公室的衛生狀況如此糟糕？它會給工作人員帶來什麼健康隱患？又該如何改善？

首先，辦公桌當飯桌的陋習要改。辦公桌上的細菌之所以會那麼多，原因之一可能就是員工的工作過重，為了趕工作進度不得不叫外送在辦公桌上湊合著解決午餐，這就創造了細菌繁殖的條件。

其次，要養成每天打掃的習慣。現在的職員們大多沒有每天打掃和收拾東西的習慣，她（他）們只有在自己的辦公桌看起來很髒的情況下才會做一些適當的整理。在一般情況下，這些細菌還不至於給人帶來太大的麻煩。但是如果是體質稍弱，抵抗力較差的情況下，比如女性生理期、懷孕期就容易受到細菌感染，引發疾病。辦公室裡的人經常一邊操作電腦，一邊吃東西，很容易將沾染的細菌吃到肚子裡，引起腹瀉等一些消化道疾病。另外，有的人常用手揉眼睛，容易讓眼部受到感染，引起結膜炎等。還有，一旦有傳染病毒出現，它們就成了最好的傳播媒介，病毒會很容易在辦公室內相互傳開，大部分人都免不了要受到感染。

也許有些女士一聽到辦公室的細菌如此之多就坐立不安，慌慌張張地要幫辦公室消毒。其實，很多時候妳只需要做到經常清洗乾淨自己的雙手、茶杯等，保持空氣流通，不留下衛生死角就夠了，不需要用漂白水反覆消毒。病菌或傳染菌，如果要在某個地方存活下來必須要吸收營養，而它們需要的營養往往就在那些沒保持衛生的地方，一旦妳把周圍的環境收拾得非常乾淨，那麼細菌也就難以生存了。消滅細菌光靠消毒是沒多大用處的，即便有用，藥性也堅持不了多久。所以只有把自己的生活與工作領域清潔乾淨就行了。再說，大多數消毒水本身就有強烈的刺鼻氣味，人聞多了也會產生咽喉腫痛等不適。

## ▌空氣乾燥是女性健康的「慢性殺手」

冬季乾燥的寒風，似乎要擠乾空氣裡所有的水分。加上密閉辦公室的冷氣整天開著，導致長期在辦公室裡辦公的上班族，每天都要忍受「乾燥」的折磨。醫學專家指出，室內溼度過低容易造成咽乾口燥、鼻腔出血等症狀。空氣乾燥更是女性的「慢性殺手」，會使她們的皮膚變得粗

糙，並容易起皺紋。

　　有醫學數據表明：當室內溫度處於 18℃～ 25℃，溼度為 45%～ 65%時，人的身體、思考會處於最佳狀態。對照這個數據，妳不妨在辦公室內懸掛一隻溼度計，隨時關注溼度的變化，以便「補水」。北方的春、秋、冬三季，辦公室裡的溼度常常在 20% 左右徘徊，這種情況下最好在室內安放一個空氣加溼器。若是老闆小氣不準備，妳可以自己掏腰包買。一般來說，比專櫃化妝品貴不了多少。為了身體健康，這點本錢還是值得投資的。此外，還可以在辦公桌上放個「活氧綠植」，比如養幾株綠蘿或富貴竹、秋海棠等水生植物，或是在小玻璃缸裡養兩條小金魚，蒸發出的水氣可以增加局部環境的溼度。

## 打電話時別用脖子夾話筒

　　作為職場中的女性，因為要打的電話多，為了騰出手來記事或做其他工作，不少人習慣用脖子夾著話筒說話。這種做法雖然「解放」了雙手，但有可能損傷了頸椎。

　　頸椎是人體非常重要的器官，它是脊椎的一部分，是人體的平衡系統之一，頸椎如果失去平衡就會生病。如果用下巴和肩膀夾著話筒打電話，長時間或經常地保持這種讓頸椎費力的姿勢，而不注意保持各神經、肌肉、軟組織甚至骨骼之間的正常平衡，一些血管和神經就會受壓迫，出現發炎或疼痛。尤其是一個電話要打上幾分鐘甚至十幾分鐘，打完一個電話沒過多久又要繼續打電話，這樣長時間反覆歪著頭夾著電話筒，頭頸一邊肌肉拉長，另一邊肌肉收縮，很是不舒服，久之，會使肌肉造成疼痛或痙攣。

　　女性的肌肉本身就比男性弱，在辦公室工作長時間保持一種姿勢，尤其是長時間伏案工作會讓頸椎受傷。因為頸椎正常的結構是稍向後彎，而

低頭是一種讓頸椎向前曲的動作，如果保持這種姿勢很長時間，必然會產生疲勞或疼痛。脖子夾著電話筒要比伏案工作更加重這種不適。

所以，打電話時，要放下其他工作，專心致志、輕輕鬆鬆地打電話，這樣可以提高工作品質，提高工作效率，還可以防止發生頸椎病。如果實在放不下電話，就學某些電話客服接聽人員，乾脆使用耳麥會更好。

## 手機輻射可能危害健康

在手機為人們帶來方便的同時，也為人們的健康帶來煩惱。

儘管手機的輸出功率一般較小，但由於貼近人的頭部，電磁輻射有一半被使用者的頭部吸收了。手機的工作頻率屬於微波頻率，每當電話撥通，手機與基地台之間就處於雙向通話狀態，不論持機者是聽還是講，都處於發射狀態。在手機的天線附近，存在著較強的電磁輻射，使用手機時，射頻電磁波「包圍」著人體的頭部，超量的電磁輻射會造成人體神經衰弱、食慾下降、心悸、胸悶、頭暈目眩，嚴重的甚至會誘發腦部腫瘤。

醫學專家認為，手機所產生的電磁輻射，特別是對神經系統還未發育完善的青少年的影響較嚴重。在一些率先使用手機的北美、西歐等地區，已報導有手機常年用戶患腦部惡性腫瘤的病例。義大利有位企業家使用手機三年之後，她的腦部發現惡性腫瘤，經過電腦斷層掃描確認後，腫瘤的病變部位正巧發生於手機接聽時習慣放置位置的附近。一位美國商人在使用手機 4 年後，同樣也發現腦部腫瘤。英國廣播公司最近在一次科學知識的電視節目中報導說，手機還會使人罹患阿茲海默症（一種過早性老年痴呆症）和加速腦癌的擴散。瑞典科學家認為，手機可能會造成腦組織灼傷及引起頭痛。墨爾本勞工醫院院長發現了 40 起可能與手機有關的可疑病人，該學院的教授在研究後認為，有的癌症在手機使用者身上擴散的速

度是常人的 20 倍。美國華盛頓大學兩名教授表示，他們在老鼠身上做的實驗結果表明，手機發出的電磁波有損害腦組織的作用。日本工作部產業醫學綜合研究所實驗證明，手機使用者末梢血管淋巴內抗癌的腫瘤壞死因子 -α 減少 75%。

　　在臺灣，因使用手機而影響健康的事件也有發生。多個手機使用者反映有電磁過敏症狀，如頭痛、頭昏、失眠、多夢、全身乏力、記憶力減退等症狀。還有一則死於腦癌的記載。據了解，這個人在使用手機 2～3 年後即出現神經衰弱症狀，剛開始以為是工作勞累，直至頭痛十分嚴重時才去醫院檢查，確診為腦部惡性腫瘤。腫瘤發生的部位正好是與手機相對應的位置。此外，手機的電磁波還會嚴重破壞心肌動作電位平衡，誘發心臟疾病的發作。另外，也有資料表明，手機的電磁波容易造成女性月經紊亂、孕婦的胎兒畸形以及影響哺乳母親的乳汁分泌。

　　為了預防手機對人體健康的潛在危害，世界醫學協會向手機用戶提出了八項簡便有效的忠告。

1. 盡量使用好品牌的手機，「山寨」版手機一旦使用劣質配件，輻射就會特別強，遠大於一般手機。如果妳使用手機特別頻繁，那還是用個可靠的手機吧！
2. 使用手機時，盡可能不要將手機貼近耳朵、頭部，要充分利用手機上的耳機，讓手機遠離自己頭部和胸部（靠近心臟的部位）。
3. 身邊有其他電話時，盡量不用手機。
4. 使用手機時，盡可能縮短每次的通話時間，如果確實需要較長時間通話，那麼可以把一次通話分 2～3 次完成，以利人體「自我調節」，減少損害。

5. 萬一沒有耳機，那就用左右耳朵輪流聽電話。如果常聽的一側耳朵發熱、發燙時，應立即停止通話，然後再好好用熱水擦洗耳朵，並用手掌來回按摩耳朵局部，以增加局部血流量和血液流速，使受損組織迅速癒合。

6. 當頻煩使用手機後，忽然感到沒有原因可以解釋的心悸、頭暈、失眠、健忘時，應減少或停止使用手機1～2星期。

7. 女性在生理期，每天使用手機的時間不要超過 1.5 小時，否則可能因中樞神經的不適引起月經紊亂。孕婦每天使用手機時間應控制在 1 小時以內，否則對胎兒發育不利。

8. 飲食方面，多吃富含維他命 B 的食物，如粗糧、豆類、蛋類、奶類和新鮮綠葉蔬菜等含維他命 B 豐富的食物，有利於調節人體因電磁場造成的紊亂狀態。

9. 最後，還需補充的一點是：接通手機後等 1～2 秒再將手機靠近耳朵，因為手機在接通時的那一瞬間，電磁輻射極強，是平時的幾十倍，慢一點接聽可以避免手機剛接通時超強的電磁波輻射頭部。

## ▎保護好「剝了殼的雞蛋」

人們常常評論某些女性的皮膚嬌嫩得像煮熟後「剝了殼的雞蛋」，又白又嫩又光滑。問題是，現在有些女性的皮膚可不像「剝了殼的雞蛋」，倒像荔枝皮，長滿了痘痘暗瘡，對於很多想「只要青春不要痘」的年輕女性來說，這無疑是痛苦的。

專家們歸納了愛長痘痘的條件大致有以下幾種，如果有兩至三項條件都具備的話，那就難免長痘了。

## 第二章 努力工作的同時，別忘了愛惜自己的身體

- 正值青春期發育的人。
- 油性皮膚嚴重的人。
- 長得黝黑且男性化的人。
- 喜歡吃甜食的人。
- 經常熬夜的人。
- 工作中經常接觸不良環境的人。

關鍵在最後一項，電腦螢幕是很多人不得不接觸的。如果僅有這一項還無所謂，若是其他幾項條件也具備，那妳就可要當心了。

「電腦皮膚」是一個新名詞。「電腦皮膚」除了在臉上表現為痘痘，表現在手部主要為紅色脫皮、會癢的斑塊，有些人甚至會產生水泡性皮膚炎；有些人則因為長期手部施壓而容易血管擴張充血，甚至某些部位會有出血現象；有些人的臉部還會表現出紅腫刺痛，局部出現比痘痘還大的丘疹，嚴重時還會產生膿疱。

防病勝於治病，醫生針對「電腦皮膚」，開了藥方後還告訴了她七招預防方法。

- **第一招 —— 保證螢幕清潔**：每天打開電腦之前，要用乾淨的溼抹布把螢幕擦一遍，以減少螢幕上的灰塵。因為靜電作用會使電腦螢幕表面吸附許多空氣中的粉塵和汙物，我們與電腦近在咫尺，大量的帶靜電灰塵也會吸附在皮膚上，讓皮膚變髒，毛孔堵塞、逐漸變粗，痘痘滋生；同時也吸附了肌膚表層的水分，使表皮脫水。久而久之，就會出現乾性膚質越來越乾，油性膚質越來越油的惡性循環。
- **第二招 —— 惹不起就躲**：惹不起就躲？當然，我們所謂的「躲」並不是要妳不使用電腦，而是要妳學會使用隔離霜。薄薄的一層隔離

霜，就能夠有效地將肌膚與灰塵隔離。比如使用美白保溼隔離霜、防護乳。另外，用點具有透氣功能的粉底，也能在肌膚與外界灰塵間築起一道屏障，但不要用油性粉底。一般來說，大多數女性化妝品都有一定的隔離作用。

- 第三招 —— **經常清潔皮膚**：這招想必是個愛漂亮的女性就會知道如何清潔臉部皮膚。不用我們教，看看身邊，誰的臉上乾淨，就去向她請教。

- 第四招 —— **經常補水**：電腦輻射會導致皮膚發乾，妳應該多喝水以補充流失的水分。此外，身邊放一瓶補水噴霧，經常給臉補補水。在自己的護膚用品中添加一些保溼性能較高的護膚霜和抗皺霜。

- 第五招 —— **每星期至少做一次深層清潔面膜和保溼面膜**：對皮膚進行深層清潔和保溼。這有助於收縮變得越來越粗大的毛孔。最好按膚質使用個人專用護膚品，同時注意搭配正常的作息、飲食。不過，想要收縮變得粗大的毛孔，改善膚質，絕非一朝一夕的事情，任何方法都必須長期持續使用才會顯出效果，三天打漁兩天曬網是沒有用的。

- 第六招 —— **經常喝綠茶**：在古典醫籍《神農本草》中，把茶列入了藥物之中，認為茶「飲之使人益思，少臥，輕身明目。」現代醫學表明，綠茶中含有的維他命具有滋養眼睛、緩解眼睛疲勞的作用。綠茶中的茶多酚具有很強的抗氧化作用，可以清除人體內的自由基，從而達成抗輻射、增強身體免疫力的作用。

- 第七招 —— **經常喝新鮮果汁和生菜汁**：鮮果汁和生菜汁不僅能為人體帶來營養，而且還是勤勞的垃圾清道夫，能幫助人體排出體內堆積的毒素和廢物。體內的垃圾少了，皮膚自然也會光潔許多。

第二章 努力工作的同時，別忘了愛惜自己的身體

# ┃ 辦公室健身祕訣

在辦公室裡健身，老闆會生氣嗎？不，不會的。只要妳不是把辦公室當成健身房，在不影響別人的前提下適當地健身，老闆不但不會反對，而且還應該支持的。想一想，老闆是需要一個精力充沛的下屬，還是一個病懨懨的員工？

### 臉部運動

在工作間隙，先使勁睜眼、抬眉毛，然後再將嘴巴最大限度地一張一合，帶動臉上全部肌肉乃至頭皮，進行有節奏的運動。每次張合約 1 分鐘左右，持續 50 次。臉部運動不僅可以加速血液循環，延緩局部各種組織器官的「老化」，使頭腦清醒，而且能保持臉部肌肉不鬆弛。

誰都知道，臉部肌肉不鬆弛，對於我們女性有多重要。所以，建議妳還是多做這項運動。不過做這項運動時，最好用報紙遮住醜表情。

### 練眼

在做視力集中的工作時，每隔半小時最好遠望窗外 1 分鐘，再以緊眨雙眼數次的方式休息片刻，也可讓眼珠上下左右運動。這樣做有利於放鬆眼部肌肉，促進眼部血液循環。

眼睛可是心靈的窗戶，要想讓眼睛有神，別讓眼睛疲勞才是大事。否則，眼大無神，光有一雙類似金魚的大眼，卻無神無光。

### 扯耳朵

先左手繞過頭頂，以手指捏住右耳尖，向上提拉 14 下；然後以右手繞過頭頂，以手指捏住左耳尖，向上提拉 14 下。這種簡單的鍛鍊可達到

清火益智、心舒氣暢、睡眠香甜的效果。

古人們其實早就知道這種連開會時都能做的小鍛鍊。別看這個運動的動作並不大，但小小的耳朵可是有 49 個穴位，連著十二經脈三百六十五經絡呢！只要對它進行扯、拉、按、摩、搓、揉、點、捏等，它對人健康的回報可大呢！

## 梳頭

用手指代替梳子，手掌向著頭，從前額的髮際處向後梳到枕部，然後沿著頭形梳到耳上及耳後。時不時這樣梳頭 10 ～ 20 次，可改善大腦血液供應，健腦爽神，並可降低血壓。

## 彈腦袋

端坐在椅子上，用兩手掌心分別按住兩隻耳朵，再用食指、中指、無名指輕輕彈擊頭上至後部，自己可聽到咚咚聲響。工作之餘彈 10 ～ 20 次，有解除疲勞、防止頭昏、增強聽力、治耳鳴的作用。

如果連這種方法都嫌麻煩，那就用更簡單一點的：把十個指頭當成十把小錘，當工作中感到精力不集中，有些大腦供血不足時，直接敲頭，改善效果十分顯著。不信妳試試。

## 轉頸

先抬頭盡量後仰，再把下顎俯至胸前，使頸背肌肉拉緊和放鬆；然後將下巴向左右兩側使勁伸 10 ～ 15 次，緩緩地用下巴在空中寫幾個「米」字；再把腰背貼靠在椅背上，兩手交叉頸後抱攏片刻，這樣很快能收到提神的效果。

不過，坐在辦公椅上可別動作太大，小心跌翻了可就眾所矚目了。

## 第二章　努力工作的同時，別忘了愛惜自己的身體

### 揉腹

用雙手按順時針方向繞臍揉腹 36 圈，對防止便祕、消化不良等有較好效果。

這可不是在辦公室做的鍛鍊，而是吃完飯或方便後，或是沒人注意妳時才能做的運動。這動作是不太雅觀，但為了防止發胖，妳不得不做。

### 伸懶腰

伸懶腰可加速血液循環，舒展全身肌肉，消除腰肌過度緊張，糾正脊椎過度向前彎曲，保持健美體型。

伸懶腰的作用就不用多說了。只不過提醒姐妹們一句，別當著別人面前做，不能為貪圖這點舒服而丟人現眼。

### 提臀運動

提臀運動，就像忍大便一樣，將括約肌收緊，然後放鬆，接著再重複，一緊一鬆，反覆進行。站、坐、行均可進行，每次做提臀運動 50 次左右，持續 5 ～ 10 分鐘即可。提臀運動可以促進局部血液循環，還能健美臀部。

有個挺有名的女主持人，一穿旗袍體型就「分外妖嬈」。據說，她為了讓臀部保持健美，在家裡用臀部夾著一根鉛筆來回走，還不能掉……妳想想，為了自己不要坐成扁平的臀部，這方法有多重要。

### 軀幹運動

左右側身彎腰，扭動肩背部，並用拳輕捶後腰各 20 次左右，可緩解腰背痠痛、腰肌勞損等病症。

想要身體保持健美，最好做做工作間隙操；如果無法做操，這種類型的活動身體還是要多做一些。要想讓「徐娘」變成少女，多運動才是真訣竅。

## 伏案久坐女性健身法

長時間伏案久坐的人，易引發頭昏、乏力、失眠、記憶力衰退、動脈粥樣硬化、高血壓、便祕等一系列疾病，因此在工作時加強健身很有必要。

1. 坐時背靠著椅子，兩手合抱高舉，盡量伸展胸部；然後彎曲上身使手接近腳尖。挺身時吸氣，彎曲時呼氣。
2. 兩上臂側平舉，肘關節彎曲呈水平狀；以肩關節為軸心，上下運動兩臂，或換做擴胸運動及上肢前後迴旋運動。
3. 肘關節彎屈，手臂呈水平狀，手指互握，手臂一起向左右搖擺，同時帶動上身做轉體運動。
4. 兩手手指互握後，手掌外翻，使兩手掌用力伸。
5. 手指互握後，兩手手指相互做一鬆一緊握的動作。

## 久站工作的女性健身法

老話說「久立傷骨」，此言並非嚇唬人。據醫學統計，長期從事站立工作的電梯小姐、售貨員、理髮師等，最容易發生含胸駝背、腰肌勞損、下肢靜脈曲張等職業疾病。為了預防上述疾病，此類久立工作的女性應注意工作中的自我保健。

首先，調節工作時間，或與其他體位的工作穿插進行，比如站立 2 小時，換做其他體位工作 2 小時，也可以工作 1 ～ 2 小時後休息幾分鐘。實在不能離開站立工作職位時，可用左右兩隻腳輪換承受身體重心的辦法，

進行休息，或者每隔半小時至 1 小時，活動一下頸、背、腰等部位，至少也要讓這些部位的肌肉做繃緊 —— 放鬆 —— 繃緊的動作，每次幾分鐘。

其次，長期站立工作應穿有優秀支撐性的鞋，以便使全腳掌平均受力，減輕疲勞。穿坡跟鞋腳掌用不上勁，穿高跟鞋腿部用力過大，都會很快引起疲勞不適。

第三，長期站立工作時應做工作間隙操，方法如下：原地踏步 3 分鐘，踮起雙足跟，放下，再踮起，或是左右足跟輪流踮起放下，每次 3 分鐘。提起腳尖，讓腳跟著地，雙腳輪流進行，每次 3 分鐘。輪流屈伸膝關節，也可同時屈膝下蹲，雙上臂向前舉平，然後復原，每次 3 分鐘左右。

## 根除辦公室內的不良習慣

終日埋頭於辦公室的妳，是否留意過威脅妳健康的種種不良習慣呢？

### 蹺「二郎腿」

蹺「二郎腿」的姿勢不僅不雅，還會使腿部血流不暢。如果一旦患有靜脈瘤、關節炎、神經痛、靜脈血栓等病，那麼這個姿勢勢必將使病情更加嚴重。尤其提醒那些腰瘦腿長者和孕婦，靜脈血栓也許會就此纏身。

關鍵還有一點，蹺「二郎腿」時如果正好穿裙子，那就很容易「走光」。為了健康，為了文雅，這腿還是不蹺比較好。

### 強忍小便與頻繁如廁

面對工作壓力，有人習慣將上廁所的時間「節省」出來工作。美國的一份研究報告指出，有憋尿習慣的人患膀胱癌的可能性比一般人高 5 倍。

　　與此情況相反的是頻繁上廁所。有些人一旦工作緊張，就習慣往廁所跑。這樣不僅解決不了緊張的問題，反而會使人真的患上尿頻症。不僅影響了工作效率，也帶來了更多生活上的煩惱。

## 空腹吃糖

　　有些人特別是女士們，習慣在辦公桌上放上一些糖果，不時地往嘴巴裡放。這些人認為，在享受美好滋味的同時，還能緩解飢餓感，達到減肥的目的。

　　越來越多的證據表明，空腹吃糖的嗜好時間越長，對各種蛋白質吸收的損傷程度越重。由於蛋白質是生命活動的基礎，然而長期的空腹吃糖，則會影響人體的各種正常機能。

## 維他命當飯吃

　　比之於吃糖，也許吃維他命補充錠更被愛美的辦公室女士們青睞。其實，一個人需要的維他命量是能夠透過正常的一日三餐得到補充的。一個健康的、不偏食的人沒有必要長年服用多種維他命，別被廣告釣魚了。盲目地吃維他命不僅無益，反而有害。

# ▎工作再忙也要吃午餐

　　諺語有云：午餐吃得像王子。意思是要吃得保證品質。營養學家認為，午餐所攝入的能量需占全天所需的總熱量的 40%。人經過一上午的緊張工作，能量消耗巨大，加上午後還要繼續工作，承上啟下的午餐「加油」豈可忽視？

　　要留出午餐時間。不可以邊工作邊吃飯，即使在辦公室用餐，也要留

出時間。吃午餐前要放下工作，稍微休息一下，喝杯水，約休息 20 分鐘後，放下工作的壓力，專心用餐，這有利於食慾和消化。有的人到辦公室外的小公園去吃午餐，這可以走出工作環境，到空氣新鮮的地方去細嚼慢嚥，既可清閒用餐，又可呼吸新鮮空氣，有利於消化吸收。

在餐廳用餐要認真選擇主食和副食，多選含有優質蛋白和維他命的食物，以平衡營養。蔬菜、肉蛋、水果要全面，有利於攝取多種營養素。不可有「午餐應付一下，晚餐再大吃」的想法。

整天在辦公室裡的白領女性容易缺乏維他命 D。雖然食用香菇等菌類食品後再曬太陽，體內會產生維他命 D，但是日曬機會少的白領女性，就需要多吃含維他命 D 的食物，如海魚類、雞肝等。

經常在外用餐的人，平時應多攝取蔬菜、水果、乳製品、豆腐、海帶、紫菜類的食物，從而避免餐廳食物中脂肪及糖含量攝取過高的危險。如：在咖啡廳吃早餐時，應加一杯番茄汁，餐後再喝一杯牛奶；喝酒時，應多吃些豆類食品或魚類等蛋白質高的食物，並養成吃完飯後再吃水果的習慣。

## ▍E 時代健康食譜

電腦在為我們的工作帶來極大幫助的同時，也帶來了一些傷害。為了防止電腦的危害，下面提供一份 E 時代食譜。

- **多吃含維他命 A 的食物**：多吃含維他命 A 的食物，如肝類、奶類、蛋黃等，還有用油炒過的胡蘿蔔、番茄。維他命 A 能夠維持眼角膜的正常功能，防止角膜乾燥和退化，改善水晶體對環境的適應性，增強眼睛視物的能力，對於成天坐在電腦前工作的都會女性來說，這一點實在太重要了。

- **多吃含胡蘿蔔素多的食物**：含胡蘿蔔素多的食物會有益於維他命 A 的補充。哪些食物含胡蘿蔔素較豐富呢？胡蘿蔔、番茄、黃色玉米、南瓜等。由於植物性的胡蘿蔔素要在脂肪的幫助下才能被人體吸收，所以，在選用這些食物時，一般要加少量的油烹熟以後才能取得更好的效果。胡蘿蔔素是維他命 A 的前身，在人體內能轉化成維他命 A。

- **多吃含核黃素多的食物**：多吃含核黃素多的食物，如牛奶、瘦肉、乳酪、雞蛋等。核黃素能保證眼睛視網膜和角膜的正常代謝，增強眼睛的活力。

- **多吃含維他命 $B_1$（硫胺）和菸鹼酸多的食物**：多吃含維他命 $B_1$（硫胺）和菸鹼酸多的食物，如粗雜糧、小麥、魚、肉等。維他命 $B_1$ 和菸鹼酸攝入不足的話，會導致眼肌麻痺、視覺遲鈍，甚至還會引起眼部病變。

因此，均衡合理地攝入上述物質，調配好一日三餐，對於 E 時代的白領來說是十分必要的。

## 速食還是少吃比較好

麥當勞、肯德基等速食在各地如雨後春筍般建立，受到了廣大白領人士及少年兒童的青睞。

速食大部分屬於高熱量、高鹽、高膽固醇食品，這種食品經常食用易造成營養過剩，不利於身體健康。

速食的整體原料組成為高熱量，如麵包原料為高精度白麵粉。人類營養史表明，長期過於精緻飲食者，易產生冠心病、糖尿病、動脈硬化和心肌梗塞等。速食中的油炸，使大量脂肪浸潤到食物中，特別是有些肉中的

動物脂肪，主要為飽和脂肪酸，含有較多膽固醇。如一隻重 154 克的速食雞腿，竟含有多達 103 毫克的膽固醇。

　　一般來說，從食物吃進的膽固醇對身體並沒有多大影響，因為人體會自身調節，使內源性膽固醇少合成一點。但如果經常吃「速食」，體內膽固醇含量會顯著提高。血液的膽固醇濃度如果過高，就會沉積在血管壁上，使血管變狹窄，形成動脈粥樣硬化，導致血壓增高和血管閉塞。

　　速食中的維他命、食物纖維含量很低，這些成分具有調節生理功能的作用。長期食用低纖維、低維他命食品，不僅易患維他命缺乏病，而且會造成抵抗力低下，使血液疾病、夜盲症、骨折等疾病乘虛而入。日常飲食如果缺少蔬菜、水果、海產和各種粗雜糧，會使體內的各種消化酶分泌減少，甚至停止分泌，影響對各種食物的消化吸收，特別是造成胃腸道菌膜屏障發育不全，會使常吃速食的人出現消化不良、胃腸功能紊亂、食慾不振等不良後果。

## ▋泡麵招病很「方便」

　　泡麵由於它具有方便、省時、經濟的特點，已成為忙碌的上班族青睞的理想速食食品。

　　然而，泡麵雖然方便，但它也給人體健康帶來問題。

- **營養不全面**：泡麵的主要成分是碳水化合物以及少量的味精、食鹽和其他調味品，並不完全具備蛋白質、脂肪、碳水化合物、礦物質、維他命、水和纖維素等人體所必需的七種營養物質。即使是牛肉汁、雞汁和海鮮泡麵，其中所含的牛肉、雞肉和蝦肉的含量也很少。如果長期食用泡麵，就會導致營養比例失調，造成營養素缺乏，影響身體健

康。據營養學家調查證實，在長期食用泡麵的人當中，有 60% 的人營養不良，54% 的人患有缺鐵性貧血，23% 的人患核黃素（維他命 $B_2$）缺乏症，16% 的人缺鋅，2% 的人因缺乏維他命 A 而患有各種眼病。

- **易發霉變質**：泡麵雖然密封包裝，但仍不能完全與空氣隔絕，塑料薄膜上的微孔仍有一定的透氣性，空氣和病原微生物仍可由微孔進入袋中，從而使泡麵發霉變質。如果在運輸儲存過程中塑料薄膜受到破損，更容易造成霉變蟲蛀和病原微生物的汙染，食用後引發疾病。

- **脂質過氧化有害健康**：泡麵中有油脂，因此一般都加入了抗氧化劑，但它只能減慢氧化速度，延遲腐敗時間，並不能完全有效地防止腐敗。含油脂的食品腐敗後會破壞其營養成分，產生脂質過氧化。長期有過量的過氧化脂質進入人體，對身體的重要酶系統有一定的破壞作用，還會促使人早衰。

因此，泡麵只適宜少數用餐不及時的時候臨時食用，而不宜作為主餐長期食用。同時，泡麵從出廠日期起，保存期限不宜超過 3 個月，購買時應仔細辨別，盡量選購出廠日期短的產品。

如果平時喜歡吃泡麵或已養成習慣者，吃時應增食一些肉、蛋和蔬菜類食物，以補充營養物質。

## 吃自助餐別貪心

近幾年，自助餐十分流行，各種西式自助餐、披薩、海鮮、火鍋、飲茶、烤肉、下午茶等，吹起一陣自助風，讓許多民眾趨之若鶩。雖然這類餐飲菜式豐富，應有盡有，愛吃多少就吃多少，十分自由，但是卻容易在要吃夠本的意識下暴飲暴食，引起腸胃消化不良等疾病，或是破壞了正在

進行中的減肥計劃。所以，吃自助餐時，應該適可而止，如果抱著「什麼都想嚐一嚐」的心態大吃大喝，受害的仍是自己。

所以在吃自助餐的時候，一定要根據自己的需要，適量而食，不要抱著「不吃白不吃」的心態吃得太飽，也不要過多吃含糖量太高的東西，這樣吃自助餐才有利於保護自己的健康。

## ▍趴在桌子上午休不可取

中午休息時，不少辦公室女性喜歡趴在辦公桌上小睡一會兒，這種午睡方法不利於健康。

趴在桌子上睡覺，醒來時會發現枕著的手臂被壓得又紅又麻，雖然幾分鐘後不適就可以消失，但必然帶來了傷害，主要是橈神經可能已經被壓受傷，如果長此下去，就會演變成神經麻痺。不少在辦公室裡工作的女性有肩痛、手臂痠痛等問題，這可能與用手臂當枕頭睡覺和久坐有關。

眼科醫生指出，在辦公桌上趴著睡覺對眼球有壓迫，眼睛容易充血，會造成眼壓升高，尤其是高度近視的人更應注意。

在辦公桌上趴著睡覺還會影響消化。一般上班族午餐後就趴在桌上睡覺，可是午餐吃進胃內的食物需要 3 個小時左右才能消化，因此胃的消化功能很容易受到影響，會造成胃部脹氣、打嗝，如果飯後活動一下再睡覺就好很多。尤其是人在入睡後心律逐漸減慢，流經各組織的血液速度也相對減慢，流入大腦的血液會比平時減少。午餐後由於較多的血液要進入胃腸道，幫助消化，趴在桌子上睡覺會加重腦部缺血，最終導致頭暈、耳鳴、腿軟、腳麻等症狀出現。

趴在桌子上睡覺還會影響呼吸。趴在桌子上身體彎曲度增加，導致呼

吸不通暢，胸廓受壓也令人不舒服，體內氧氣供應自然不足。女性趴在桌子上睡覺還會使乳房受壓，導致乳房疾病。

上班族如果在辦公室午間休息，應注意做到：

- 盡量躺在椅子上或沙發上，而不宜趴在桌子上，以免頭壓手睡覺不舒服或導致以上疾病。
- 每次睡覺時間以 20 分鐘左右為宜。
- 佩戴隱形眼鏡的要摘下鏡片睡，可使眼睛短暫休息，以免眼睛酸澀。
- 睡完午覺要馬上到洗手間洗臉，再喝一杯熱茶。

## 「16 點零食」 可以吃嗎

剛到外國企業工作不久的夏小姐，最近被一個問題所困擾。她從大學時期開始，就特別注意控制飲食，堅決抵制甜食。只是，工作後，在公司一到下午 4 點，就特別想吃甜食。平時看都不看的糖、點心，一到這個時間有多少都能吃得下去。夏小姐一方面為自己的「惡習」擔心不已，一方面又禁不住零食的誘惑。夏小姐說，外國企業的午餐很豐盛，大家在中午都吃得很飽，但辦公室的很多同事，特別是像她一樣平時十分重視保持身材、不吃甜食的年輕白領，到了下午 3、4 點鐘都是到處找吃的。糖、巧克力、珍奶，越是平時看都不看的發胖食物，就越想吃。大家已經養成習慣，誰家有沒人吃的零食就拿到辦公室來，很快就會被大家消滅掉。夏小姐每次和同事大嚼「發胖食品」時都會有一種罪惡感，認為自己良好的飲食習慣全被下午「4 點鐘」毀了。雖然屢次發誓明天不再吃了，但第二天到了下午 4 點鐘，又想起了糖和餅乾，不吃點什麼好像都不能安心工作了。

針對這個問題，夏小姐諮詢了營養專家，專家告訴夏小姐，這種想

## 第二章　努力工作的同時，別忘了愛惜自己的身體

在下午 4 點吃零食的情況在許多上班族身上都有，有人稱之為「16 點零食」，原因是每天下午 4 點前後一般是上班族一天中精神最緊張、心理壓力最大的時候，而甜食可以緩解緊張的情緒，讓心情穩定下來。專家告訴夏小姐，如果擔心吃甜食會發胖，她可以選擇多吃一些諸如香蕉類的水果。

專家認為，夏小姐之所以在下午 4 點鐘愛吃甜食，主要是因為情緒出現波動引起的。甜食對於緊張、憂鬱，可以造成很好的緩解作用。當人緊張時就會引起血糖的波動，從而引發食慾。而人的緊張情緒在下午 3、4 點鐘時達到一天的最高峰，這時人對外界一切不好的刺激都會非常敏感，會感到特別疲憊，容易急躁、心情焦慮，克服困難的能力在最低谷，到了下午 5 點會開始好轉。而甜食本身就有穩定情緒的作用，這時適當吃一些，可以穩定情緒。

年輕女孩大多愛吃甜食，不過日常生活中她們努力地與自己的愛好抗爭這種天人交戰的味道當然不太好受，但為了美麗的目的，她們在所不惜。其實，適當地吃點甜食也是沒有什麼壞處的，吃得過多才會引發肥胖，並對血管、血糖都有影響。像夏小姐這樣對身材比較重視的白領族，可以在情緒緊張時喝點咖啡、紅茶，也可吃些水果。

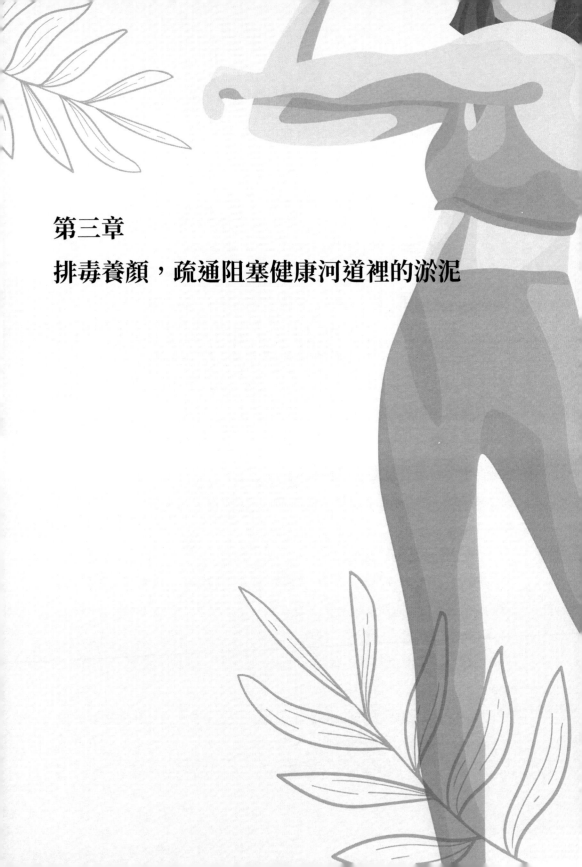

第三章
排毒養顏，疏通阻塞健康河道裡的淤泥

## 第三章　排毒養顏，疏通阻塞健康河道裡的淤泥

別以為，只有吃了毒藥才會中毒，吃了毒品才算吸毒，就如同蛇毒一樣，妳不被蛇咬，就不會中毒。大錯特錯！實際上，妳接觸都市環境，妳就必然接觸「有毒之物」；而且，妳自己的身體也在產生帶「毒」的廢棄物……於是，妳不得不進行排毒。

隨著近年來人們健康意識的強化，各種健康手段也應運而生。其中，「排毒」成了喧囂人們耳中的一個高頻率詞彙。各種打著「排毒」旗號的產品也粉墨登場，時不時地在廣告裡提醒著妳：今天妳排毒了沒有？

究竟什麼是「毒」？「毒」會造成什麼後果？我們應該如何排毒？排毒能給我們帶來什麼好處……一系列的問題，妳應該對此有所了解。

## 什麼是「毒」

什麼叫「毒」，翻翻《現代漢語詞典》，對於「毒」的解釋似乎十分抽象——是進入有機體後能跟有機體起化學變化，破壞體內組織和生理機能的物質。一句話聽得人雲裡霧裡。

「毒」究竟指的是什麼呢？

用一句話說，那就是：凡是對人體健康有害的物質，皆稱之為「毒」。「毒」包括外來的毒和內生的毒。

外來的毒來源於自然界，像被汙染的空氣、水、食品，以及工業廢物就像三聚氰胺、汽車廢氣、農藥化肥、化工製品、藥物、細菌、病毒等，透過人們的呼吸、飲食等多種途徑侵入人體，直接對人體器官和免疫系統產生損害。有時候，簡直防不勝防，比如瓜果蔬菜上的殘存農藥進入體內，會對人體造成傷害，危害肝、腎、心臟等器官；環境汙染可使我們體內的重金屬超標，同樣會影響人體臟器的健康，甚至危害神經。

內生的毒則是因人體正常的新陳代謝過程中產生的代謝廢物，不能被及時排出體外，久而久之產生出毒素，影響人體健康；當人體代謝紊亂時，產生的有毒物質會更多。

## 百病由毒生

醫學研究證明，人體內的毒素若是不能被排出體外，在體內產生堆積，輕一點可導致便祕、痤瘡、色斑、肥胖症、高脂血症、高血壓等多種病症，嚴重一點便是癌症、心臟病等要命的各類病。總之，毒素侵害人體臟腑、經絡和組織器官，引發各系統多種疾病，影響生活，危害健康，加速衰老。

人體內的毒主要有以下幾種。

### 自由基

自由基是對人體造成最大危害的內生毒素。這種物質是人體內氧化反應的產物，它們源源不斷地產生，又不停地參與到人體的各種生理和病理過程中去。在人體的衰老過程和許多酶反應以及藥理和毒理作用中，它們都起著重要的作用，而且還會損害人體，並導致許多細胞的癌變或者死亡。

### 宿便

人體的腸道是吸收營養的重要器官，綿長且多褶皺，而且，在消化吸收的過程中，腸道要將帶有人體分泌液（如胰汁、膽汁、胃液等）的食物，在腸內寄生菌的幫助下分解、吸收，最後透過排泄。若是許多殘餘的廢物滯留在腸道褶皺內，沒有被排出體外，就形成了宿便。所謂宿便，就是長時間住宿在腸中的糞便。中醫認為宿便中所含的毒素是萬病之源，而

## 第三章　排毒養顏，疏通阻塞健康河道裡的淤泥

西醫則認為，人體新陳代謝產生的廢物和腸道內食物殘渣腐敗後的產物，是體內毒素的主要來源。所以，宿便留在體內危害巨大。如果糞便形成後，不能在一定的時間裡離開人體，就會在腸道內進一步腐爛變質，成為細菌的滋生蓄積地。因為腸壁上的「褶皺」是負責吸收的，對於經過的食物它從中吸收營養，當這些食物被分解後，若是不被輸送出去，繼續「住宿」在那裡，它就已從食物變性為糞便，糞便產生的毒素，小腸照樣會不加分辨地全面吸收。所以，宿便在人體內停留的時間一長，其中的毒素就有可能重新被腸道吸收，再次危害人體。所以，宿便在體內停留的時間越長，對人體的危害也就越大。

### 膽固醇

別以為某些食物廣告標明「本產品不含膽固醇」，膽固醇就成了一種毒素。實際上，在人的膽汁、神經組織、血液中都含有膽固醇，它是人體新陳代謝的一種重要原料。只是因為膽固醇代謝失調時，才會引起動脈硬化和膽石症。

人體內的膽固醇絕大部分由肝臟製造，其餘部分則從食物中攝取。膽固醇是人體正常代謝過程中不可缺少的物質，所以並不能說對人體完全有害，只有當某些人生病，或內臟老化，代謝放慢，體內的膽固醇含量過高時，才會對人體造成危害。這些過多的膽固醇沉積在血管壁上，會使血管逐漸變窄，從而導致高血壓和心臟血管堵塞，造成冠狀動脈粥樣硬化等症。

### 尿酸

尿酸是代謝後的最終產物，主要透過腎臟排出。如果腎臟出現問題，尿酸就會產生過多，或者排出不暢，就會沉積在人體的軟組織或者關節中，容易引起關節炎、痛風、關節變形等。

## 乳酸

人體在長時間運動或者奔波中容易產生乳酸，它和焦化葡萄糖酸在體內不斷積累，會導致血液呈酸性。乳酸累積後，人體會處於一種疲勞狀態，腰酸背疼，渾身乏力，動作遲鈍笨拙。

## 水毒和淤血

水毒是人體體液分布不均勻時發生的狀態，也就是體內發生水代謝異常的狀態。淤血是人體內的老、舊、殘、汙血液，是氣、血、水不流暢的病態和末梢循環不利的產物。水毒會引起病理的滲出液及異常分泌等，也會出現發汗排尿的異常和水腫。淤血會造成對細胞、肌肉的養分氧氣供應不足，引發腰酸背痛，同時身體表面溫度降低，有寒冷感。

## 各種重金屬顆粒

重金屬顆粒透過食物的形式進入人體，但要排出則相對緩慢。日積月累，最終導致許多疾病。

總之，任何人，如果不嚴格遵循合理的飲食準則，在吃喝上放縱自己；如果不能保持積極健康的生活方式，並且不能做到經常地、定期地清理自己的身體，那麼，在身體內部就一定存在大量毒素。

# ▍毒從何處來

我們的生存空間瀰漫著諸如一氧化碳、二氧化碳、二氧化硫、鉛等各種汙染物；我們飲用的水，會有各種無機有毒物質、有機有毒物質、病原微生物等汙染物質；我們食用的蔬菜、瓜果，會有農藥殘留、重金屬汙染、黴菌侵襲。可以這樣說，對我們身體有害的「毒」無處不在。

## 第三章　排毒養顏，疏通阻塞健康河道裡的淤泥

### 從空氣中來

空氣中汙染物的主要物質是一氧化碳、碳氫化合物、二氧化硫、鉛、臭氧、各種可吸收顆粒物等。一氧化碳就是一種無色無味和有毒致命的氣體，它既可隨汽車排出的廢氣一起排出，也可能由燃燒不完全的瓦斯爐產生，甚至在人們抽菸時，也能產出一定的數量。在交通密集場所、十字路口以及諸如車庫和隧道等封閉地區，一氧化碳的含量特別高。一氧化碳的主要危害是降低紅血球的輸氧能力。一次吸入大劑量一氧化碳會造成血液中缺氧，造成呼吸受阻、大腦和心臟喪失功能，很快就會導致死亡。最常見，也最多見的一氧化碳中毒就是冬季常見的「煤氣中毒」。

### 從水源中來

生活汙水、工業廢水時刻威脅著人類飲用水的安全。儘管人人普遍飲用的是經過處理後的自來水，但水的來源是水庫、江河或溪水，隨著工業的發展，水源難以保持清淨，雖然經過處理，但仍會有相當多的有毒或有害物質不能被處理掉，殘留於水中，在儲備、輸送過程中，還會產生新的汙染。各種無機有毒物質、有機有毒物質、耗氧汙染物質、植物營養素、放射性物質以及病源微生物等，都會隨著飲用水的汙染傷害我們的身體。

### 從家居中來

據一項權威調查顯示，在空氣中可檢查出 500 多種揮發性物質，室內空氣中有害物質有時比室外要高出幾十倍，而人的一生絕大部分時間又是在室內度過的，家居環境品質的優劣與人體健康與否乃至癌症發生，都有著密切的關係。家居通風不良、裝潢汙染，電磁波汙染以及空氣汙染等，都是「毒性」物質侵入體內的載體和條件。

## 從藥物中來

長期服用某些藥物及用藥不當也會導致中毒，能造成身體不適，直至殘疾或死亡，醫學上稱為藥物毒副作用。因為藥物可影響人體對某些營養成分的吸收、合成、代謝和排泄等過程。特別是近年來，這種藥物不良反應的發生率正在逐年增加。比如說，現在藥物說明書大都標有「不良反應」和「禁忌」一欄，這就是說「是藥三分毒」。只要是藥物，就不可能百分之百的對人體有好處。實際上，別說藥物做不到，就是我們平常吃的各種食物也做不到。

## 從食物中來

隨著生活水準的提高，人們每餐中的食品種類也大大地增多，食品是否安全、無汙染，也成了人們尤為關注的話題。人和食物都是生物鏈上的生物，食物吸收了毒素，當人們吃食物時，這些毒素就會被人全部接受，從而對人體的健康構成危害。

當然，人們也不可能生活在一個真空的世界之中，所以無法避免許多物質對食品造成的汙染，但是有沒有辦法可以避免或盡量減少這些汙染，給自己一個健康的身體呢？一般來說，購買「有機食品」、「綠色食品」是相對安全的，它們是品質優良的食品。遺憾的是，目前這類食品的生產還不能完全滿足廣大消費者的需求，因為產量低、價格高而未能將這類食品的生產全面普及與推廣。

## 從身體中來

人本身的新陳代謝就會產生一些毒素，如各種排泄物等。實際上還不止這些，比如當人極為悲觀、憂傷等時候，體內產生的毒素就特別多。有專家實驗過：把極度憂愁人的眼淚注射給小白鼠，竟然將小白鼠毒死了。

第三章　排毒養顏，疏通阻塞健康河道裡的淤泥

# 什麼叫「排毒」

「排毒」其實沒有商家們鼓吹的那麼神祕，無非就是打通人體的各種排泄管道，排出毒素。所謂的排毒，就是將人體內新陳代謝的廢物排出體外，不要讓它長時間留存在體內，對人產生不良影響。人體內絕大部分的毒素來自於體內自身的新陳代謝，產生出各式各樣人體所不需要的廢物，比如含有大量廢棄物和內臟分泌的汁液與糞便、含有由腎臟濾出的代謝產物的尿液等等。消化器官不僅是人體的主要吸收營養、排泄廢物的管道，同時它也是人體最主要的排毒管道之一。人體透過糞便、尿液、汗液等途徑及時地把這些東西清除出身體。此外，人體還可以透過嘔吐、咳嗽、腹瀉等非正常「排毒」方式，把體內毒素排出體外。

人體在漫長的進化歷程中，本身就具備了強大的「排毒」能力，排便、排尿和出汗就是「排毒」。絕大多數情況下，只要人體自身機能運轉正常，完全可以依賴自身「排毒」機能，大部分毒素也基本能夠排出體外，無需用外力加以「排毒」。現在社會上有些人將「排毒」理解為必須服用「排毒」藥物才能排毒，這是片面和不正確的。而且長期依賴藥物「排毒」也不一定有好的效果。如果確實需要透過外力「排毒」，一定要找出「毒」在何處，然後根據自身具體狀況，在醫生指導下有針對性地進行「排毒」，且要量力而行。

# 三位排毒功臣

我們體內有三種很好的食物元素，它們既是身體所必需的，又能幫助我們排出體內的廢物、毒素，是我們健康養生的「功臣」。

## 水

水既是營養進入細胞的載體，又是體內廢物和毒素排出細胞和人體的運送者。正是水的溶解特性，使它成為地球生命極為獨特和重要的生存元素之一，同時也是人體健康之必需。充分攝取高品質的水，是實現健康活力的一個簡單而又極為重要的因素。

一天之內喝足 8 ～ 10 大杯水，是專家建議的飲水量。或許乍看起來，這個數目簡直是個不可能完成的任務，但妳絕對想不到，每天從我們體內所排泄出去的水分，甚至超過這個數字。

正常情況下，每天從我們的呼吸中約排出 2 ～ 4 杯水；由皮膚的呼吸約排出 0.5 ～ 1 杯水；而排出的尿液也高達 6 杯之多的量。整體算起來，一般人每天由體內排泄出去的水分多達 12 杯之多。

不過，喝水是有學問的，我們的身體無法在同一時間吸收超過 4 大杯水的份量，根據專家研究，每隔 15 ～ 20 分鐘補充一次水分，身體的吸收程度最好。

也許，剛開始每天喝大量的水會讓妳常常去洗手間報到，但是經過幾個星期後，身體就會自己調整適應。有人說為了保持充足的水分，最好把喝水想像成呼吸，因為當體內缺水時，妳不會馬上感到口渴，身體會先向外圍器官「借水」，最主要的就是皮膚。當皮膚中無水可借時，妳才會感到口渴。所以，當妳感到口渴時，身體狀況早已經成「大旱」狀態了。

## 維他命

維他命主要來自於各種食物，它對身體的新陳代謝、生長、發育和健康，起著極其重要的作用，是人類健康的使者，美麗的泉源。其中優秀的抗氧化劑維他命 C 和維他命 E，能夠保護身體，阻止自由基在身體內發生

化學反應，減少毒素的產生，促進毒素排出，延緩身體衰老。維他命種類很多，它和很多無機鹽也就是礦物質一樣，雖然每天攝入量不需要太多，但卻不能缺少。否則，人體的新陳代謝就會受影響，也就不可能排毒了。

## 膳食纖維

　　如今隨著生活水準的提高，人們的食物越來越精細，營養也越來越豐富。然而，許多人在享受美味佳餚的同時，一種看起來粗糙但對人體健康又至關重要的營養成分的攝入，卻正在減少。許多年輕媽媽一看到芹菜上的「筋」，韭菜裡的「渣」，蒜苗中的「絲」，都要仔細地去掉，生怕孩子吃了噎到，或怕吃進肚裡不好消化。其實，這些媽媽是把食物中的膳食纖維誤認為「渣滓」、「廢物」了，要知道，膳食纖維是人體第七營養素，對健康的幫助非常之大。

　　膳食纖維是最近十幾年被重新認識的營養素，被稱為繼蛋白質、脂肪、糖、水、礦物質、維他命之後的第七大營養素。膳食纖維是人體不能消化的一些碳水化合物。膳食纖維可以分為兩大類，一類不溶於水，如纖維素、半纖維素、木質素，它們被稱為非水溶性纖維；另一類可溶於水，如果膠、木膠以及部分半纖維素，它們被稱為水溶性纖維。膳食纖維主要存在於水果和蔬菜裡面，其他植物性食物如穀類、豆類中也有，但果蔬類含的膳食纖維種類最齊全、最豐富。膳食纖維的主要功用：

- **防治便祕**：膳食纖維體積大，可促進腸蠕動、減少食物在腸道中停留時間，其中的水分不容易被吸收。另一方面，膳食纖維在大腸內經過細菌發酵，直接吸收纖維中的水分，使大便變軟，產生通便作用。
- **利於減肥**：一般肥胖人大都與食物中熱量攝入增加或體力活動減少有關。而提高膳食中膳食纖維含量，可使攝入的熱量減少，在腸道內營

養的消化吸收也下降，最終使得體內脂肪消耗而起減肥作用。

- **預防結腸和直腸癌**：這兩種癌的發生主要和致癌物質在腸道內停留時間長，和腸壁長期接觸有關。增加膳食中纖維含量，使致癌物質濃度相對降低，加上膳食纖維有刺激腸蠕動的作用，致癌物質與腸壁接觸的時間大大縮短。學者一致認為，膳食纖維能夠促進雙歧桿菌等有益菌群在人體腸道內的繁殖，抑制有害菌的繁殖；清潔腸道，加快體內毒素的排泄，降低體內膽固醇的吸收，消除便祕，預防直腸癌。長期以高動物蛋白為主的飲食，再加上攝入纖維素不足往往是導致這兩種癌症的重要原因。

- **防治痔瘡**：痔瘡的發生是因為大便祕結而使血液長期阻滯與淤積所引起的。由於膳食纖維的通便作用，可降低肛門周圍的壓力，使血流通暢，從而達成防治痔瘡的作用。

- **降低血脂，預防冠心病**：由於膳食纖維中有些成分如果膠可結合膽固醇，木質素可結合膽汁酸，使其直接從糞便中排出，從而消耗體內的膽固醇來補充膽汁中被消耗的膽固醇，由此降低了膽固醇，從而有預防冠心病的作用。

- **改善糖尿病症狀**：膳食纖維中的果膠可延長食物在腸道內的停留時間、降低葡萄糖的吸收速度，使進食後的血糖不會急遽上升，有利於糖尿病病情的改善。近年來，經學者研究表明，食物纖維具有降低血糖的功效，經實驗證明，每日在膳食中加入 26 克食用玉米麩（含纖維 91.2%）或大豆殼（含纖維 86.7%）。結果在 28 ～ 30 天後，糖耐受性有明顯改善。因此，糖尿病膳食中長期增加食物纖維，可降低胰島素需要量，控制進食後的代謝，要作為糖尿病治療的一種輔助措施。

- 改善口腔及牙齒功能：現代人由於食物越來越精緻越柔軟，使用口腔肌肉牙齒的機會越來越少，因此，牙齒脫落，齲齒出現的情況越來越多。而增加膳食中的纖維素，自然增加了使用口腔肌肉與牙齒咀嚼的機會，長期下去，可以保健口腔，使口腔功能得以改善。

- 防治膽結石：膽結石的形成與膽汁中膽固醇含量過高有關，由於膳食纖維可結合膽固醇，促進膽汁的分泌、循環。因而可預防膽結石的形成。有人每天給病人增加 20 ～ 30 克的穀皮纖維，一月後即可發現膽結石縮小，這與膽汁流動通暢有關。

- 預防婦女乳腺癌：流行病學發現，乳腺癌的發生與膳食中高脂肪、高糖、高肉類及低膳食纖維攝入有關。因為體內過多的脂肪促進某些激素的合成，形成激素之間的不平衡，使乳房內激素濃度上升所造成。

## 食物排毒法

我們經常吃的一些食物，具有幫我們加快排除體內毒素的功效。放眼望去，當今是一個充斥著「榜」的社會，財富排行榜、最佳流行歌曲榜、最具人氣主持人榜……順應這一社會潮流，我們也為這些排毒食物排一個「榜」。榜上有名的食物有以下一些。

- 排毒食物第一名 —— 動物血：動物血有雞、鴨、鵝、豬血等，以豬血為佳。傳統醫學認為，豬血有利腸通便、清除腸垢之功效。現代醫學證實，豬血中的血漿蛋白經過人體胃酸和消化液中的酶分解後，能產生一種解毒和潤腸的物質，可與入侵腸道的粉塵、有害金屬發生化學反應，使其成為不易被人體吸收的廢物而排泄掉，所以有除塵、清腸、通便的作用，這些血做成湯喝，便能清除體內汙染。

- **排毒食物第二名 —— 鮮果汁和鮮蔬汁**：鮮果汁和不經煮炒的鮮蔬汁是天然的「人體清潔劑」，能有效清除體內積存的毒素和廢物。當一定量的鮮果汁或鮮蔬汁進入人體消化系統後，便會使血液呈弱鹼性，將積聚在細胞中的毒素溶解，再經過排泄系統排出體外。

- **排毒食物第三名 —— 綠豆湯**：綠豆性寒涼，可清熱解毒祛火，是夏天的飲用佳品，常飲用則能幫助排泄體內的毒素，促進身體正常代謝。綠豆在中醫學中是常常用來解多種食物或藥物中毒的一味中藥，在日常飲食中應多吃些綠豆湯、綠豆粥、綠豆芽。不過，請注意一點，綠豆解毒功能太強，若是為治病正在服藥期間，最好少吃綠豆，否則藥效大減。

- **排毒食物第四名 —— 菌類食物**：菌類食物特別是木耳，有清潔血液和解毒的功能。過去很多有毒工種都發木耳給工人當勞保，就是防止外毒長期駐留體內。蘑菇也能幫助排泄體內毒素，促進身體的正常代謝。

- **排毒食物第五名 —— 海藻類食物**：海藻類食物有海帶、紫菜等，由於其成分中的膳食纖維能促使體內放射物質隨同大便排出體外，故可減少放射性疾病的發生。

- **排毒食物第六名 —— 茶葉**：茶葉的解毒作用，早在《神農本草經》中就有記載。現代醫學認為，茶葉具有加快體內有毒物質排泄的作用，這與其所含茶多酚、多糖和維他命 C 的綜合作用是分不開的。

- **排毒食物第七名 —— 無花果**：無花果為水果中之佳品，富含有機酸和多種酶，具有開胃養津、健脾止瀉、潤腸助胃、消化滋養、消腫止痛，除腸蟲等功效，可用來醫治消化不良、便祕、咽喉腫痛、乾咳無痰及慢性痢疾、痔瘡等病。近年來世界各國醫學研究發現，它至少對胃癌、肝癌、腸癌、食道癌、膀胱癌等 13 種癌病有明顯的輔助療

效，消除或縮小率達 55%，在日本用它治療冠心病也獲得顯著效果。特別是它所含的超氧化物歧化酶可以防止人體衰老，讓人延年益壽。食用鮮果能使腸道各種有害物質被吸附，然後排出，淨化腸道，促進有益菌類的增殖，造成抑制血糖上升、維持正常膽固醇含量、迅速排出有毒物質等作用。

- **排毒食物第八名──蘿蔔**：蘿蔔也是有效的解毒食物。它不僅含有豐富的營養，食用後能增加人體抵抗力，而且含有大量的果膠，這種物質與體內重金屬結合，能有效地降低血液中重金屬的濃度，加速體內毒素的排除。民間常說「冬吃蘿蔔夏吃薑，不勞醫生開藥方」，以及「蘿蔔就茶，氣得大夫滿街爬」等俗話，都說明了蘿蔔的排毒功效。

## ▌流汗排毒法

流汗是一種人們不太重視的排除身體毒素的方法，許多自我們身體內所產生的毒素只能透過汗液排出。當人體的腎臟功能低下或衰竭時，除了進行人工透析之外，體內毒素的排出就主要靠流汗來完成。由於流汗排出了身體毒素及廢物，便可防止身體產生酸中毒。

中醫學認為，透過流汗，可以去除身體的某些病症，例如消除惡寒、發熱、頭痛等不適，原因是流汗能消耗人體的熱量，從而降低了體溫，使病人感到舒服。

流汗排毒法正是基於醫學理論而建立的一種方法。它透過流汗來通經活絡，活躍人體血液循環，進而達到增強全身各器官功能等目的。同時，透過流汗排毒法，提高了神經系統的活動能力，有利於維護五臟六腑的生理功能，亦能預防疾病的發生。因此，讓身體適當排汗，可加速身體代謝，達到防病益壽的目的。

流汗排毒法的具體方法如下。

## 飲食流汗排毒法

在室溫較高的環境中，連續喝入 1 ～ 2 碗熱粥，很快就會引出一身汗。這種「喝粥」流汗法，適用於風寒感冒、胃寒腹痛的人，此法還具有排毒、開胃、養脾的功效。這種流汗排毒法很安全，可以避免因出汗過多而發生虛脫等不良現象。

## 溫水浴流汗排毒法

在溫泉、浴室或家中用溫熱水洗澡，由於水溫較高，人體容易流汗，適用於感冒、腰酸背痛、風溼性關節炎等病症。這種流汗排毒法也很安全，對清潔皮膚或抵抗病菌從皮膚侵入有很好的效果。

## 衣被流汗排毒法

多穿些衣服，多蓋些被子，在溫度較高的環境中，很快就會出一身大汗，如果再喝上一杯熱開水則效果更佳，這就是人們常說的「捂出一身大汗」。一般適用於風寒感冒、全身痠痛等症。此法簡單方便又有效。

## 運動流汗排毒法

在進行跑步、跳繩、拳擊、爬山等運動時，稍微多穿一些衣服，加上肌肉伸縮得頻繁，運動量大，便會產生較大的熱量，人體為了維持溫度的恆定，就會加快熱量的散發，很快就會出一身大汗。一般適用於高血壓、高血脂等病症，但病情較重者則不宜採用此法，以防發生意外。運動前最好喝 1 ～ 2 杯溫開水，以防虛脫。

第三章　排毒養顏，疏通阻塞健康河道裡的淤泥

# ▎通便排毒法

　　在正常情況下，人體每天吃進去的食物經過消化吸收之後，食物的殘渣變成大便排出體外，維持人體正常的新陳代謝。如果大便在腸內停留時間過長，祕結不下或解而不暢，並停留 2 天以上，則被認為是便祕。便祕就會產生「留毒」，以致胃腸不清，氣血逆亂，功能失調，導致早衰，輕則致病，重則喪生。據研究有關人體衰老的學者認為，衰老是由於人體在自身代謝過程中，不斷產生有害於人體的毒素，這些毒素逐漸使人體發生慢性中毒而導致衰老。食物殘渣久滯腸道，並在腸道發酵腐敗，產生毒素，這些毒素被腸壁吸收，進入血液，可造成人體自身中毒，從而引起臟腑衰老。所以，採用通便排毒法能及時地把糞便排出體外，能夠縮短有害毒素在腸內的停留時間，也就大大減少了腸道對毒素的吸收。故通便排毒對延緩人體衰老有很好的功用。

　　食物在腸道內滯留的時間過長，會使腸道內厭氧細菌增多，且飲食中的高脂肪成分在腸道內還可能被分解轉化為致癌物，這些致癌物質易使結腸道發生結腸潰瘍、結腸憩室症及結腸腫瘤等。如果常食用能加強腸部蠕動的天然蔬果等，就能促使糞便及時排出體外，從而減少糞便中致癌物質與腸黏膜接觸的時間，預防腸道癌症的發生。

　　通便排毒法是採用按摩、或食用天然蔬果等方式，加快腸部蠕動，減少腸內食物滯留時間，促使糞便正常通暢地排出體外，消除糞便毒素，達到抗衰老、防腸癌、防心血管疾病、健身益壽等目的的一種排毒養生法。

### 飲食調節

　　飲食與大便通暢與否有密切關係。隨著生活水準的提高，各種精製食品越來越多，這些食品不利於腸道的蠕動，易造成便祕。因此在日常生活

中，應該讓飲食多樣化，以五穀雜糧為主食，蔬菜、水果為副食，肉蛋類為補充食品，做到飲食平衡。多吃蔬菜、水果有利於通便排毒，尤其是要多吃海帶、香蕉、芹菜、竹筍、蘋果、梨等蔬果。平時還要多喝開水，因為大便的質地與次數和飲水有密切關係。當腸內的水分充足，大便就稀軟便溏；如水分過少，大便則乾燥硬結。為了使腸腔內保持足夠的水分軟化大便，就應當養成每天經常喝開水的習慣。

## 按摩調節

按摩通便排毒療法，是借助簡單的按摩手法，以疏暢氣血，增強消化排泄功能，加強大小腸的蠕動，促進新陳代謝，通暢大便，對防治便祕有良好的效果。一般按摩多在晚上臨睡前與早上起床前各做一次，具體做法如下。

先將兩手掌相互摩擦至發熱，再把左手掌放在右手背上，右手掌放在上腹部心窩處，先由左向右旋轉按摩 15 次；然後在下腹部依上法，左右各旋轉按摩 15 次。做完上、下腹部的按摩之後，再從心窩處向下推，直至恥骨聯合處，旋轉按摩 20 次左右。

按摩手法要輕，不可過分用力，做按摩時需先排空小便，且過飢或過飽時不宜做，全身肌肉要放鬆，一定要把思想集中到排便意念上。按摩時如腹中腸鳴、打嗝，腹中有熱感，則是按摩的效應。在按摩過程中，若產生便意，即去排便。排便時可雙手指併攏，合力從左下腹向左上腹來回做直線按摩。一般初試者，不一定在最初幾次就有效果，需要耐心地在每天同一時間多次重複進行，只要一次成功，就有希望建立大腸蠕動的習慣，每天定時大便，排除體內廢物與毒素。

第三章　排毒養顏，疏通阻塞健康河道裡的淤泥

### 養成定時大便的習慣

生活起居有規律，定時作息，定時進食，按時排便，就能養成定時大便的好習慣。不要強忍著不大便，這樣易損傷人體正氣，引起痔瘡等病。在大便時不宜太用力，如大便時太用力，則易擾亂大腸的功能。尤其是高血壓、腦動脈硬化等病人，太用力會使腹壓、血壓升高，易誘發中風，此外，因痔靜脈充血，易形成痔瘡等疾病。

### 便祕患者不能濫用大黃等瀉藥

因為有些瀉藥對腸功能影響很大，會使腸黏膜能力減弱，從而更易促使便祕的發生。尤其是痔瘡、便祕患者更不能用一般瀉藥，以免使痔瘡及便血加重。對於便祕或痔瘡患者來說，採取通便排毒法是安全的。

### 採用通便排毒法要注意飲食

在採用通便排毒法時，還要多運動，少吃辛辣、油膩的食物，便祕患者忌食易加重便祕的牛奶、奶製品、豆乾等精細食物，也要少喝咖啡、濃茶、白酒等；虛寒性便祕者，還應忌食生冷瓜果及冷飲。

## ▎清肺排毒法

生命在於呼吸之間，而肺是人最主要的呼吸器官。一個成年人的肺，每天進出的空氣高達 10000 升。都市裡的空氣品質再怎麼好也好不到哪裡去：汽車廢氣、粉塵、金屬微粒、煙霧、病菌、微生物、汗臭……含有這些「毒」的大量空氣長年累月地在肺裡進進出出，會積聚在肺組織上，既損害了肺臟，又會透過血液影響到體內其他臟器的健康。

肺對於人的重要，相信不必作者多言。讓肺保持清潔是身體保健的重

要任務，要想讓它時刻保持清潔，日常生活中有個最簡單易行的辦法：就是在空氣清新的環境中，進行深呼吸和主動咳嗽，二者相加，能達到清肺的效果。每天 2 ～ 3 次，能排出呼吸道分泌物、增強免疫力。

怎樣進行深呼吸呢？就是用胸腹式呼吸進行深呼吸，可以排出肺內殘氣及其他代謝產物，吸入更多的新鮮空氣，以供給各臟器所需的氧分，提高或改善臟器功能。具體方法是：選擇空氣新鮮的地方，每日進行 2 ～ 3 次。胸腹式深呼吸類似於瑜伽運動中的呼吸操，深吸氣時，先讓腹部膨脹，然後再讓胸部膨脹，達到極限後，閉氣幾秒鐘，再逐漸呼出氣體。呼氣時，先收縮胸部，再收縮腹部，盡量排出肺內氣體。反覆進行吸氣、呼氣，每次 3 ～ 5 分鐘。

除了經常深呼吸，沒病的時候也可以主動咳嗽幾下，這是一種積極的保健動作，可清潔肺部、增強免疫力、保護呼吸道不受損傷。咳嗽是一種保護性反射動作，能清除呼吸道內異物或分泌物，而這些物質是引起肺部疾病的原因之一。具體方法是：每天起床後、午休或臨睡前，在空氣清新處做深呼吸運動，深吸氣時緩慢抬起雙臂，然後主動咳嗽，使氣流從口、鼻中噴出，再雙臂下垂。如此反覆 8 ～ 10 遍，盡量將呼吸道內的分泌物排出。

## 清腎排毒法

腎臟的主要作用，是從身體中清除亞硝酸鹽類產物，排泄淋巴、血液和組織之間液體的毒素及有害的無機鹽類，保持人體酸鹼平衡，維持人體內部環境的穩定。

一天 24 小時之間，腎要過濾大約 150 升血液。如果大腸靜脈血中攜帶的垃圾和毒素，隨血液循環進入肝臟後不能被肝臟完全化解和清除，那麼，腎臟就成為大腸的第三「受害者」和肝臟的第一「受害者」。「髒

## 第三章　排毒養顏，疏通阻塞健康河道裡的淤泥

血」長期大量流過，腎的濾血功能就會不堪重負，由此導致腎功能退化，整個身體也會沉積亞硝酸類物質和其他不能被人體吸收的無機鹽類，細胞外的水分得不到正常的調節，入會出現水腫，酸鹼平衡也受到破壞。

### 飲水清除腎臟垃圾法

累積的垃圾可能黏在一起形成腎結石，大部分腎結石由黏附在重要器官上的廢物構成。若希望分解並清除這些毒素，飲水是一種很有效果的排毒方法。飲用的水成為人體血液的一部分，它能清除廢物，清洗腎臟，為腎管排毒。水能夠稀釋那些黏在一起、可能導致腎結石的凝塊。每天飲用新鮮的水能夠調節體溫，潤滑關節和肌肉，促進消化，使廢物從腎臟和整個身體內排除出去。

### 食用排毒液體保健法

新鮮水果和蔬菜汁是排毒很好的液體來源。而且，植物類食物含有大量的天然水分和健康的營養物，藥草茶和無鹽湯都能透過豐富的液體從腎臟系統排毒。奇異果果汁是維他命 C 的極好來源，並且含有一種據說能溶解腎臟中的結石並將其清除到體外的天然果酸。每天飲用 2～3 杯奇異果汁即能溶解結石。如果果汁太酸，可加一點蜂蜜。維他命 C 和果酸鹽分解了草酸鹽結晶，還能加快它們通過廢物管道的速度，這也是一種使人身體年輕、養生保健的方法。

### 蔬果排除腎臟垃圾法

腎臟是人體排毒的重要器官，它過濾血液中的毒素和蛋白質分解後產生的廢料，透過尿液排出體外。黃瓜、櫻桃等蔬果有助於腎臟排毒。黃瓜的利尿作用能清潔尿道，有助於腎臟排出泌尿系統的毒素。黃瓜含有的葫

蘆素、黃瓜酸等還能幫助肺、胃、肝排毒。櫻桃是很有價值的天然藥食，有助於腎臟排毒，同時，它還有溫和通便的作用。

### 少吃蛋白質利於排毒

過多的蛋白質會增加尿的酸性，也增加了尿中的嘌呤係數，可能導致結石在泌尿系統中的形成。蛋白質是人體組織的主要成分，人體蛋白質含量約占人體總固體含量的 45%，人體的一切組織都由蛋白質組成，有許多具有重要生理作用的物質如果沒有蛋白質的參與就不能起作用。蛋白質還可使身體對外界某些有害因素保持高度抵抗力，一些抗體的形成都與蛋白質有關。因此，蛋白質是生命存在的形式，也是生命的物質基礎。但有些人在飲食習慣上有一些偏差，經常食用含蛋白質很高的肉類，不吃或少吃主食。也就是說，蛋白質的攝入量過高，但由於缺少主食而造成熱量不足，這時身體將用蛋白質去產生熱，這不但是一種浪費，而且增加了腎臟的負擔，使血液中肌酐、尿酸增加。因此，千萬不要認為高蛋白就是有營養，千萬不能認為每天大量吃肉身體就會結實。

## ▎清膽排毒法

膽囊是一個小的、梨形的器官，藏在肝臟下，並透過膽管與肝臟和腸相連。膽汁是消化食物所必需的液體，它由肝臟產生並被排入膽囊。膽囊是用來集中和儲存膽汁的容器。當吃進食物時，膽管打開，讓膽汁流入腸中幫助消化脂肪類食物。如果膽囊不能正常工作，沒有被消化的食物殘留會導致廢物累積。

- **血液中廢物形成膽石**：如果膽汁被堆積物阻塞得太嚴重的話，體內膽固醇沉澱成水晶體就會形成大小各異的「石頭」，也就是「膽結

石」。有時，這些石頭黏在從膽囊通向十二指腸的膽管上，膽囊和膽管就要透過肌肉收縮盡力將石頭推出去，這可能導致令人苦惱的腹痛。因石頭引起的阻塞也阻止膽汁流入腸道，造成膽汁退回到血液流動中，導致黃疸病。這就是體內毒素在膽囊中超載的一個危害。

- **基本的體內排毒計劃**：在各種膽囊病症中，大多是因過多地食用高脂肪的食物所引起。所以，高脂肪類的食物應該少吃才是最基本的保護膽囊的措施。

- **清除膽囊垃圾的食物**：大豆或瓜子中的卵磷脂能促進膽囊的清洗功能，可以幫助清除形成結石的有毒廢物。卵磷脂是一種像肥皂似的食物，是在膽汁中發現的能清除廢物的天然物質，它能乳化脂肪並能同時溶解水溶性物質。每天食用 2～3 湯匙卵磷脂，將它們加入早餐穀物湯、煮的食物、砂鍋菜和烤的食物中，食用後將會有顯著的作用。還可以在蔬菜汁中加兩湯匙卵磷脂，用力攪拌並飲用。

- **飲水清除膽囊結水晶體**：每天喝 8 杯水或其他天然的果菜汁，將會幫助妳的膽囊液化結石，並排出體外。若是都喝這種體內排毒的天然液體，身體會像水一樣清潔和新鮮。

- **要保持膽囊沒有毒素**：遵循體內排毒指導方針，盡可能少吃動物性脂肪，多食用新鮮水果、蔬菜、全穀類、豆莢、堅果和種子類的食物，飲用大量的水和新鮮的蔬菜水果汁，就能減少過量的體重，控制膽固醇含量。婦女體內膽固醇血液中毒現象是男性的兩倍，所以婦女更應該謹慎地進行清洗和排毒。要增加纖維素的吸收，纖維素不僅可使人體防止便祕和憩室病，還會阻止結石的形成。每天吸收大約 30 克纖維素，將能產生排毒的作用。

# 謹防吃進毒素

我們說健康如同一條河道，而淤積在河床上的「毒」是威脅健康的一個定時炸彈。因此，我們要注意經常性地清理河床上的「毒」。但掃「毒」的還需要雙管齊下，一方面讓「毒」及時排出，一方面努力阻止「毒」的侵入。這樣，身體的健康才能得到真正有效的呵護。檢查一下，看看妳是不是經常食用這些不健康食品。

- 含鉛食品：如含鉛皮蛋等食品裡的鉛會使腦內去甲基腎上腺素、多巴胺和血清素的含量明顯降低，造成神經質傳導阻滯，引起記憶力衰退、痴呆症、智力發育障礙等症。人體攝入鉛過多，還會直接破壞神經細胞內遺傳物質去氧核糖核酸的功能，不僅使人易患痴呆症，而且還會使人臉色灰暗，過早衰老。

- 醃製食品：在醃製魚、肉、菜等食物時，容易使加入的食鹽轉化成亞硝酸鹽，它在體內酶的催化作用下，易與體內的各類物質作用生成亞胺類的致癌物質，人吃多了易患癌症，並促使人體早衰。

- 霉變食物：糧食、油類、花生、豆類、肉類、魚類等發生霉變時，會產生大量的病菌和黃麴毒素。這些發霉物一旦被人食用後，輕則發生腹瀉、嘔吐、頭昏、眼花、煩躁、腸炎、聽力下降和全身無力等症狀，重則可致癌致畸型，並促使人早衰。

- 水垢：茶具或裝水用具用久以後會產生水垢，如不及時清除乾淨，經常飲用會引起消化、神經、泌尿、造血、循環等系統的病變並促使人衰老，這是由於水垢中含有較多的有害金屬元素如鎘、汞、砷、鋁等造成的。科學家曾對使用過 98 天的熱水瓶中的水垢進行過化學分

析，發現有害金屬元素較多：鎘為 0.034 毫克、汞為 0.44 毫克、砷為 0.21 毫克、鋁為 0.012 毫克。這些有害金屬元素對人體危害極大。

- **脂質過氧化**：脂質過氧化是一種不飽和脂肪酸的過氧化物。例如炸過魚、蝦、肉等的食用油，放置久後即會生成脂質過氧化；長期曬在陽光下的魚乾、醃肉等，長期存放的餅乾、糕點、油脂等，特別是容易產生刺鼻難聞的味道的油脂，油脂腐敗後會產生脂質過氧化。研究人員發現，脂質過氧化進入人體後，會對人體內的酸鹼系統以及維他命等產生極大破壞作用，並加速人的衰老。

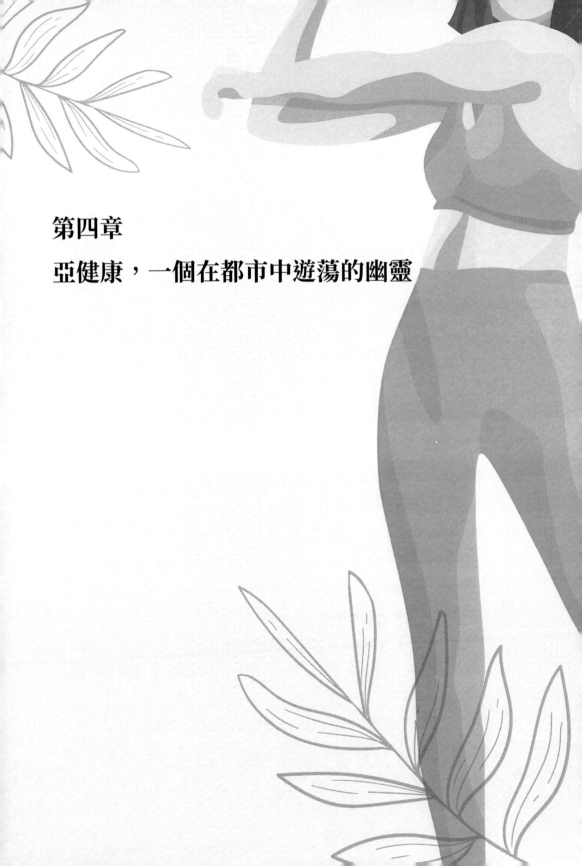

# 第四章
## 亞健康，一個在都市中遊蕩的幽靈

## 第四章　亞健康，一個在都市中遊蕩的幽靈

　　緊張忙碌的工作、紛繁複雜的人際關係、煩惱的婚姻、瑣碎的家務……讓都會女性好累！不僅心累，身體也疲勞乏力、反應遲鈍，對什麼事也提不起精神，常常莫名的煩躁、焦慮、無聊和無助。去醫院一檢查，卻什麼大病也沒有。

　　這種「無病卻不舒服」的身體狀態，在醫學上稱之為「亞健康」。「亞健康」是指人體界於健康與疾病之間的邊緣狀態，無器質性病變，但有功能性改變。據相關調查，在大中型都市中，有七成左右的上班族處於亞健康狀態。其中，女性比男性多 10%。

　　亞健康介於健康與疾病之間。若調養保健得當，不適症狀不治自癒，身體完全歸於正常；反之，若調養保健不當，功能性的改變就會發展到器質性病變，疾病就此上身。

## ▍為什麼會出現亞健康

　　造成身體出現亞健康狀態的原因是複雜多樣的，主要有以下幾個方面。

- 過度疲勞造成的精力、體力透支：由於競爭的日趨激烈，人們用心、用腦過度，身體的主要器官長期處於入不敷出的非正常負荷狀態。關於這點我們在其他章節還會談及。
- 情緒低落以及心理障礙，也會出現亞健康狀態。
- 心理失衡：一般認為，出現亞健康狀態心理因素常起主導作用，古人云：「百憂感其心，萬事勞其形。有動乎中，必搖其精。」高度激烈的競爭，錯綜複雜的各種關係，使人思慮過度，不僅會引起睡眠不良，甚至會影響人體的神經體液調節和內分泌調節，進而影響身體各系統的正常生理功能。

- 飲食不合理：當身體攝入的熱量過多或某種必需的營養貧乏時，都可導致身體失調。
- 環境惡化：①噪音。②冷氣。高樓建築林立，房間封閉，一年四季使用冷氣，長期處於這種環境當中，空氣中的負氧離子濃度較低，影響人體組織細胞正常的生理功能。③環境汙染。④長期接觸有毒物品等。⑤氣候影響。
- 其他：如不當的運動訓練、亂用藥品、外傷勞損、睡眠不足、缺少運動等，也可出現亞健康狀態。

## 都是過度疲勞惹的禍

專家認為，過度疲勞是造成「亞健康」的首要因素。自古就有「積勞成疾」的說法，現代的統計資料也表明：勞累的確會摧殘健康，使身體早衰，使生命早亡。隨著社會競爭日趨激烈，生活壓力越來越大，「累」將日益成為普遍現象。而正因為這種現象常見，不少年輕人往往會忽略其嚴重後果，直到釀成大疾患時已悔之晚矣。因此，都市年輕女性要隨時注意疲勞的表現症狀。

### 不妨先照照鏡子

女人與鏡子的緣分很深。識別疲勞的最簡單方法是，早上起來後照鏡子。照鏡子首先是觀察一下自己的面色。

人的面色與人體內臟有著極為密切的關係，面部色澤的好壞，可以反映出一個人的健康狀況優劣。有人比喻人的面色是健康的調色板，這話不是沒有道理的。所以，觀察面色對自我保健有著非常重要的意義。就一般而言，經過一個晚上休息，疲勞消除，精力充沛，面色紅潤，而且有光

澤，說明健康狀況良好。如果出現面色晦暗，或者萎黃、口唇發紫、眼圈發黑等情況時，表示疲勞並沒有消除，亞健康已經產生，甚至過勞或疾病已經來到。這時應盡快設法進行自我調節，適當減輕工作量，能緩點去辦的事盡量緩辦。特別要提醒的是不論是腦力疲勞還是體力疲勞，最好的保養還是休息。但是有不少人，平時不注意運動，疲勞時才想到「生命在於運動」，於是忙著進健身房等，其實疲勞的時候需要的不是運動，更不是加大運動量，而是休息。若經過調整仍未改善，在這種情況下還是要找醫生，千萬不要一拖再拖，貽誤病情，坐失良機。

## 再看看舌苔和頭髮

在鏡子裡觀察了面色後，再看看舌苔和舌質，觀看舌苔和舌質是否有變化。要張開嘴，然後自然地將舌頭伸出嘴外，伸舌不要過分緊張，以免引起舌頭的顏色改變，但又要充分暴露舌體。先看舌苔，依次從舌尖、舌中及舌根兩旁，再沿舌尖至舌邊觀察舌苔。一般說，正常舌苔薄而均勻地分布在舌面，中央較厚。正常舌質顏色呈淡紅色，不淺不深。如果舌質顏色發生改變，太紅或太淡時，提示疲勞沒有消除，或者有病；而舌苔變白，甚至厚白的舌苔發黃，預示著人在「上火」，不妨注意一下如何去火。若是舌苔發暗，甚至發灰、發黑，那是血液循環出問題了，應及時請醫生診治。

接著觀察一下頭髮，頭髮烏黑有光澤，說明健康狀況良好；頭髮蓬鬆、枯黃提示健康狀況欠佳，或者營養狀況特別是鈣營養欠佳，或是有疾病。

別以為最高級護髮用品就能使頭髮光亮如漆，那都是表面現象。就像皮膚一樣，年輕女孩，特別是一些身體健康來自農村的女孩，皮膚紅潤，充滿彈性，透著生命的活力；而一些中老年女性，雖然保養的挺好，但皮膚鬆弛、乾枯，若沒有化妝品遮掩，歲月的雕鑿早留下了無論如何也抹不

掉的印痕。頭髮亦如此。中醫認為：「髮為血之餘。」 氣血虧，毛髮自然
會顯露不健康。此時再不注意，一梳頭就一把一把掉頭髮，那情境可就有
點像恐怖電影了，想想都害怕。

## 自我感覺

　　最後感受一下自我感覺，如果精神倦怠、周身乏力、注意力不易集
中、工作時容易出錯、頭暈、目眩、耳鳴、牙齦浮腫、口苦無味、吃東西
不香、飯量減少等情況發生時，說明妳腦力疲勞沒有消除，腦力疲勞症候
群已經發生，甚至意味著疾病已經出現。這時千萬不能再勉強撐下去，更
不能亂服興奮劑、喝濃茶、咖啡，否則會像鞭打疲憊的馬匹一樣，雖然可
以強迫馬兒暫時快跑幾步，然而堅持不了多久，馬兒就會衰竭倒地。

　　傳統的觀點是累了再休息。近年來，生理時鐘養生法提出一個新概
念，即主動休息，就是說在還不太累的時候就要為健康充電 —— 休息。
什麼是休息，行為的變化就是休息。主動休息，充分發揮及時協調全身器
官功能，增強人體免疫功能和抗病能力，不但提高了辦事效率，而且也提
高了生活品質和健康程度。休息是使人體從疲勞中得到恢復的最有效、最
符合生理需要的一項自我保健技能。會休息的人就會工作，不會休息就不
會工作，不會休息也就等於不會維護健康，等於自己在找病。面對高速發
展的社會，如若處理不當，或者不能適應，盲目加班，不注重休息，久而
久之發展到「積勞成疾」，貽害健康，就會給社會和家庭帶來不可挽回的
損失。這類教訓實在太多、太深刻了，別讓這種詞彙出現在悼詞裡。因
此，應從中吸取教訓，學會工作，更重要的是學會休息，掌握好自己身體
的承受能力與工作力度的關係，身體力行，不要認為別人能行我也行，很
多事情是不可比的。

第四章　亞健康，一個在都市中遊蕩的幽靈

# ▌亞健康自測 16 題

　　我們在網上、在雜誌上、在書上都能看到如何識別亞健康的問題，也許妳會覺得這麼多的識別方法過於繁瑣。在這裡，我們提供一套快捷有效的亞健康自測問卷，妳不妨花兩分鐘對自己的健康狀況作一個初步的了解。

　　問卷如下。計分方式為：「是」計相應題目的得分，「否」計 0 分。

1. 早上起床時，枕頭上常見有髮絲掉落。（5 分）
2. 常感到情緒有些壓抑，心裡有一種莫名的空虛，會對著窗外發呆。（3 分）
3. 常常昨天想好的事，今天怎麼也記不起來了。（10 分）
4. 害怕走進辦公室，覺得工作令人厭倦。（5 分）
5. 不想面對同事和上司，有一種懶得理她們的感覺。（5 分）
6. 工作效率下降，上司已對妳不滿。（5 分）
7. 工作一小時後便會出現身體倦怠，胸悶氣短。（10 分）
8. 工作情緒始終無法高漲。（5 分）
9. 一日三餐的進食越來越少，平時喜歡的菜此時也味同嚼蠟。（5 分）
10. 盼望早點逃離辦公室，回家躺在床上休息片刻。（5 分）
11. 比常人更渴望清幽、寧靜的山水，特別休息身心。（5 分）
12. 不再像以前那樣熱衷於朋友的聚會。（2 分）
13. 該入睡時卻經常睡不著覺，或是半夜醒來就睡不著，並且睡眠品質差、多夢，總有一種睡不踏實醒不來的感覺。（10 分）
14. 體重明顯下降，早上起來眼眶深隱，下巴突出。（10 分）
15. 感覺自己近來很容易生病，氣候一變就容易感冒。（5 分）

16. 性能力下降，對異性常感到沒興趣，沒有慾望。（10 分）

如果妳的累積總分 > 30 分，就表明健康已敲響警鐘；如果累積總分 >50 分，就需要好好地反思妳的生活狀態，加強鍛鍊和補充營養；如果累積總分 > 80 分，趕緊去找醫生，或是申請休假，好好地休息一段時間！

# 主動抵制亞健康

其實，亞健康狀態是我們自己的身體發出的一個訊號，說明妳必須注意自己的健康了。對付亞健康狀態的策略，絕不能頭痛醫頭、腳痛醫腳，要從整體上發現癥結所在。若只從局部找原因，人就永無寧日。例如從工作壓力、從生活作息方面尋找不規律的地方，從飲食營養方面看看是否合理均衡，從是否運動方面看看是否耽於安逸，甚至工作環境有無職業病影響等等。人體是一個整體，環環相扣。因此，經常進行「保養」和「維修」，才能從根本上解決問題。

都會女性在日常中要預防、消除亞健康狀態，就需要「主動養生」。例如，在自己還未相當疲乏時，就「主動休息」，讓身體「充電」後再做事，這比連續做的效果好，也不傷身體。又比如不要等口渴了再喝水，水是生命之源，人體始終需要得到水的滋潤，才能保持旺盛的生命力。再比如，不要等各種維他命、微量元素缺乏的症狀出現時，甚至疾病發生時，才考慮補充維他命、微量元素，這樣為時已晚，損失太大。平時如果能在調整膳食結構的同時，補充維他命、微量元素，以滿足人體需要，就能保證健康。此外，前面說過，專家提醒人們不要盲目補充大量的維他命和礦物質，某些東西過量攝入並不利於健康，哪怕這些東西是人體必需的，比如水、維他命等。

## 第四章　亞健康，一個在都市中遊蕩的幽靈

亞健康狀態的形成與很多因素有關，擺脫亞健康狀態不能光靠醫生的診治，藥物的療效，而是要靠自己採取積極主動的措施，以緩解亞健康狀態。

- **克服不良生活習慣**：城市環境的汙染使我們的身體飽受摧殘，如果再加上抽菸、過度飲酒、高脂肪或過量飲食、缺少運動、睡眠不足、不吃早飯等不良生活習慣，我們健康的身體要不逐漸轉變為亞健康狀態都難，最後導致各種疾病發生嚴重影響我們的生活品質。因此，我們必須摒棄那些有損健康的不良生活習慣，在都市生活中潔身自好，並非是一件易事。

- **加強身心健康**：在都市裡工作，除去那些有權人士外，大多數人還是每天提心吊膽地過日子，連老闆們也不例外。不知道什麼時候，飯碗可能就保不住了。心理壓力過大，將導致心理失衡、神經系統功能失調、內分泌紊亂，引起各種疾病。保持健康的心理狀態，提高心理素養，是抵禦疾病，防止亞健康狀態出現的有力武器。

- **消除疲勞、提高身體素質**：經常感到疲憊不堪，不一定是體力透支，而是用心過度，造成了「心累」。不管是心裡累，還是身體累，都是典型的「亞健康狀態」。疲勞是人體的一種生理性預警反應，提醒人們應該休息。過分勞累會損害身體健康，是對健康的「透支」，長期下去，勢必引發疾病。要注意合理安排工作、生活；要勞逸結合，有計劃、有針對性地進行身體鍛鍊，這樣才會提高對疲勞的耐受性，提高身體的素質，避免走向亞健康狀態。

# 七招擺脫亞健康

1. **均衡營養**：妳一定會說，營業要均衡誰不知道啊！問題是很多時候吃什麼不是自己說了算，怎麼均衡？因此，建議妳幾點：首先是每天所吃的東西應該在 35 種以上，包括稻米、鹽等，這是保證營養全面的最基本動作。其次，不要單純拒絕吃油，脂肪類食物不可多食，亦不可不食，因為脂類營養是大腦運轉必需的，缺乏脂類將會影響思考能力，作為都市中人，不能為了減肥而使自己變得有點「腦殘」。最後，要多吃維他命，當人承受巨大的心理壓力時，所消耗的維他命 C 將顯著增加。

2. **保障睡眠**：睡眠應占人類生活的 1/3 時間，良好的睡眠能夠有效增強免疫力。有些東西好吃又不貴，還能安神，改善睡眠，諸如紅棗、酸棗等。最後，建議大家愛護自己體內的「生理時鐘」，它的規律不可輕易破壞。

3. **心胸開闊**：人在社會中生存，難免有很多煩惱，若想應付各種挑戰，透過心理調節維持心理平衡很重要。回過頭想一想，每天這麼操勞，我們容易嗎！為何還要跟自己過不去呢？真的遇到難事、愁事想不開時，找個心理醫生指導一下，別讓「氣」聚在身體裡變成腫瘤。

4. **戶外運動**：戶外運動對改善情緒很有幫助，哪怕僅是每天在上午曬太陽半小時，對精神萎靡、有憂鬱傾向的人都會很有效。在都市的鋼筋水泥森林裡待的時間長了，人的性格會變，不如走到野外曬曬太陽。

5. **生理週期**：每個人的生理週期都不一樣，找出自己的精力變化曲線，然後合理地安排每日活動。作為女性，我們還有另外一個生理週期。

在那個「週期」到來時，有很多忌諱是絕不能做的，比如喝冷飲、洗冷水澡等。

6. **勞逸結合，張弛有度**：不要讓自己一直處於高強度、快節奏的生活中。那樣非但顯不出自己有本事，還讓人覺得自己傻。大家所羨慕的能人、聰明人是能賺會花，能忙能玩的人，不是總把自己累得要死的人。

7. **靜坐放鬆**：每天抽出一段時間靜坐，就可以改善全身臟器的疲勞現象。瑜伽中常用靜坐來達到某種境界，只有靜下來，然後才能做到平常做不成的許多事。

上述七招說起來容易，做起來卻有一定難度，但是為了讓自己不進入「亞健康狀態」，就把這當作一種箴言，時時跟自己的情況對照一下。日子長了，自然會感到受益匪淺。

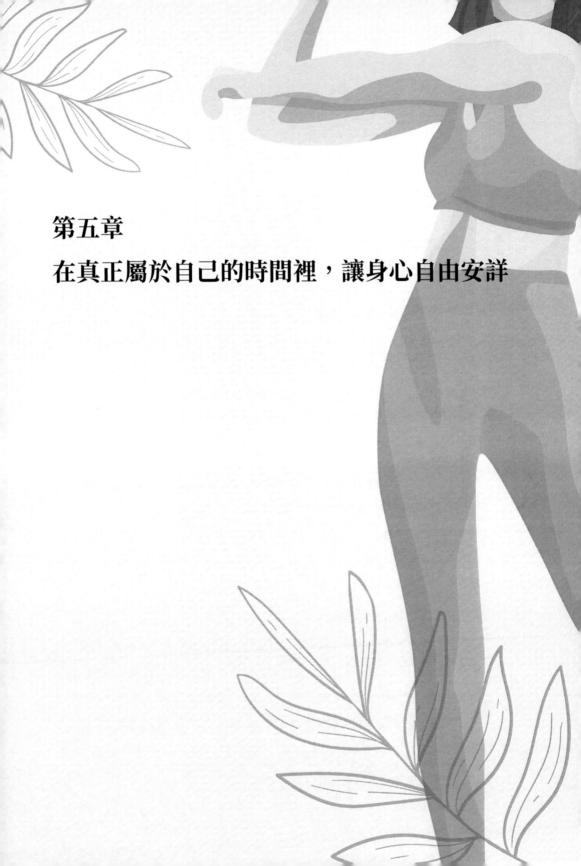

## 第五章

### 在真正屬於自己的時間裡，讓身心自由安詳

## 第五章　在真正屬於自己的時間裡，讓身心自由安詳

除了休息日，真正屬於都市上班族能自由支配的時間不多。細究起來，似乎只有晚餐後到睡覺前的區區 4 ～ 5 個小時。如何利用好這段時間為自己的身心健康加分而不是減分，這對都市上班族來說非常重要。

# ▎別把工作帶回家

早出晚歸的時間裡，我們猶如進行了一場戰鬥。工作的硝煙尚未散盡，家中鍋碗瓢盆的「交響樂」又奏起……終於，在晚餐之後，世界歸於平靜了。然而，這種平靜的外表下，還是潛伏著一股暗流：不少職場中人會將工作中的緊張情緒帶回家中，回到家中仍然無法放鬆。如果在妳身上發生這種情況，妳有必要試試以下調節方法，幫助妳從辦公狀態調整到居家狀態，讓下班後的時間真正屬於妳自己。

- **盡可能把工作留在辦公室**：把工作帶回家，老闆不會給妳加班費，當然這不是要妳把工作留在辦公室的理由。工作和生活混在一起，給人的感覺最累。下班了還在家工作，不僅占用了屬於妳的調整身心的時間，而且還會影響妳的睡眠品質。頭腦裡全是工作在轉，妳能睡得香嗎？因此，建議妳盡量不要將工作帶回家中做。如果是迫不得已，每週加班工作不能超過兩個晚上。

- **合理安排工作時間**：很多人之所以把工作帶回家中做，是因為擔心自己的工作無法按期完成，所以寧可動用自己的私人時間為老闆無償打工。這種人敬業的精神雖然可嘉，但是，敬業是不能以犧牲太多個人休閒時間為代價的。如何減少在家工作時間？在此建議妳每天工作前先用 10 分鐘為自己今天的工作列一個計劃，將工作的進度盡量細分到以小時為單位。然後，每天在下班前 2 小時左右，檢查一下今天的

工作是否完成，沒有完成的抓緊時間完成。同時，也要弄清哪些事情可以安排在明天。這樣，妳就可以做到心中有數，按部就班。讓工作盡在自己的工作時間內完成，從而減少占用工作之外的時間。如果非要加班，也應考慮在公司裡加班。

- **在家門口放置一個雜物盒**：一旦回到家中，身心就要從工作轉到生活上。如果妳覺得有點困難，不妨在家門口放一個雜物盒。走進家門後，就立即將公文包或是工具袋放到裡面，在第二天出門之前絕不去碰它。

- **靜坐或做瑜伽**：找個安靜的角落，每天給自己3～5分鐘，什麼也不想地坐著發呆。或者閉上眼睛做深呼吸。想像著將新鮮空氣吸入腹部，將廢氣徹底呼出。這樣就能夠清醒頭腦，卸下工作的壓力。或聽著音樂做一些簡單的瑜伽靜心動作，忘卻一切煩惱，讓自己全身心地放鬆。

- **創立某種「儀式」**：「儀式」一般沒有強制意義，但很多時候比強制的規章制度更有效果。為自己創立某種「儀式」，以它為界限將每天的工作和家庭生活分開。這種「儀式」可以是與在餐桌上與孩子談論學校的事情，也可以是喝上一大杯檸檬汁……儀式過後，不單是工作，連與工作有關的思考、負面情緒都要拋之腦後，不讓它們來擾亂自己的家居生活。

- **將家裡收拾整潔**：一身疲憊之下，還要面對一個雜亂無章的家，會給人一種落魄的感覺，從而放大了白天工作帶來的壓力。因此，妳應該在每天睡覺前花上5分鐘把家收拾一下，這樣第二天妳就可以回到一個整潔優雅的家了。當然，5分鐘的工作會讓妳有點累，但這不僅能讓妳更好的入睡，重要的是能給妳一份好的心情。

- **借助音樂**：開開妳的音響吧！喜歡聽什麼音樂，就讓自己沉醉其中。無論是在吃飯時還是洗衣服時，都可以放一些自己喜歡的音樂，妳會覺得生活是如此美好。只不過，妳要適度控制好音量，不要吵到左鄰右舍。

- **合理安排家務**：大多數女人仍舊沒有從家事裡解放出來，或許這意味著女權運動的「革命尚未成功」。如果想要在一夜之間把所有的家務做完，妳自然會感到緊張和焦慮。相反的，如果能夠合理安排或是將一些家務留到週末再處理，就能使做家事成為工作之餘的放鬆手段。

## ▌飯後散步有講究

俗話說：「飯後百步走，活到九十九。」意思是飯後去散步有利健康。其實這種說法有些籠統，一是飯後馬上散步並不健康；另外，也不是所有的人都適合飯後散步，要因人而異。

「飯後百步走」並不是適合所有的人的活動，它只能適合平時活動較少，尤其是長時間伏案工作的人和體態較胖或胃酸過多的人。這些人如果飯後散步 20 ～ 30 分鐘，有助於促進胃腸蠕動，利於胃腸消化液的分泌和食物的消化吸收，是有利於身體健康的。但必須注意，不應該在剛吃完飯就立即去散步或做其他運動，至少要在飯後 20 分鐘以後再開始去散步。這是因為，從人體消化的生理功能來說，飯後胃正處於充盈狀態，這時必須保證胃腸道有充足的血液供應而進行食物的初步消化。飯後馬上活動，增加了其他部位的血供應量，人體內的血液就會更多地分布於軀幹、四肢等活動部位，難免就減少了胃內血液的充足供應。消化酶的分泌也隨之減少，胃內食物就不能得到充分消化吸收。所以飯後適當休息一下，既能減

少其他部位的血液流量，又能保證胃腸道能得到更多的血液供應量，使胃內食物得以充分消化。

有些人不適合「飯後百步走」，主要是體質較差的人飯後不能走動，比如患有胃下垂的病人就不宜飯後散步走動，而應當飯後平臥 10 分鐘休息。因為飯後胃內食物充盈，此時若再進行直立性活動，就會增加胃的振動，加重胃的負擔，引起或加重胃下垂。這種病人，在飯後要不是平臥 10 分鐘，不然就靜坐，閉目養神 30 分鐘，然後再活動比較合適。患有高血壓、冠心病、動脈硬化、胃潰瘍、慢性胃炎等病的病人也不應該在飯後進行散步活動。飯後人體胃腸的血液供應增多，心腦的血液供給相對減少，此時再「百步」走，則因為下肢肌肉的供血增加而減少供給胃腸的血液。這不僅會影響胃腸消化功能，還會增加心臟供血負擔，對冠心病患者來說則會誘發心絞痛，甚至發生心肌梗塞。對高血壓、動脈硬化者，會產生頭昏、乏力、眩暈、肢麻等症狀，而且對胃腸疾病的恢復也不利。

有疾病的人不要「飯後百步走」，飯後最好坐著休息一會兒，或飯後 20 分鐘後在室內、庭院中踱踱步，這有益於胃的消化。當然除了胃下垂者，飯後立即躺下睡覺或休息也不好，這樣會使食物停滯於胃內，不利消化，久之必然影響胃腸消化吸收功能，不利於身體健康。

## ▌跳繩尤其適合女性

在各種健身運動中，國外一些健身運動專家近年來特別推崇跳繩運動，因為它具備眾多優點。美國著名健身專家里奇認為，跳繩花樣繁多，可簡可繁，隨時可做，一學就會，特別適宜在氣溫較低的季節作為健身運動，而且對女性來說尤為適合。從運動量來說，持續跳繩 10 分鐘，與慢跑

30 分鐘或跳健身操 20 分鐘相差無幾，可謂耗時少、耗能大的有氧運動。

跳繩能增強人體心血管、呼吸和神經系統的功能，還可以預防諸如糖尿病、關節炎、肥胖症、骨質疏鬆、高血壓、肌肉萎縮、高血脂、失眠症、憂鬱症等多種疾病。對哺乳期的婦女來說，跳繩還兼有放鬆情緒的積極作用，因而也有利於女性的心理健康。

跳繩對女性的減肥作用十分顯著，有助於全身肌肉結實，消除臀部和大腿的多餘脂肪，使體態更加健美，並能使動作敏捷、穩定身體的重心。

## ▌電視不是情人

晚餐過後，泡上一杯綠茶，像隻小貓一樣窩在沙發中，打開電視，跟著韓劇裡的俊男美女一起哭和笑 —— 這是許多都市女人最愜意的一段時光了。電視已成了我們生活的必需品，豐富了都市「鳥籠」中女人的業餘生活。只是人們也逐步發現看電視不當可能引發多種疾病。

- **電視眼**：長時間看電視可造成近視、夜盲症、青光眼、甚至視網膜萎縮，導致視力明顯下降。
- **電視頸**：有些人由於看電視姿勢不良，躺在床上斜著頸、或者半靠床頭、屈頸弓背、或背靠沙發伸頸仰頭等，久而久之使頸部經常維持在過伸或過屈的姿勢上，易於引起頸部軟組織勞損或頸椎病。
- **電視胃**：有人邊吃飯邊看電視，或為了看電視，吃飯時狼吞虎嚥等，這將減少胃液、膽汁或胰液的分泌，增加胃的負擔，久之則產生了消化不良或胃病。
- **電視心**：有的女性情感波動大，易隨著電視節目的情節而過於興奮、緊張或悲傷，尤其看球賽時，易情緒激動，引起心跳加快，血管收

縮，誘發心臟血管疾病。

- **電視肥胖症**：有些女性整日看電視，缺少活動，加上邊看電視邊吃糖果、點心等零食，造成熱量過剩而引起肥胖症。

- **電視沉迷症候群**：女性長期沉迷於電視機前，打亂了日常生活規律，造成自律神經功能紊亂，可引發神經衰弱症候群，表現為頭痛、頭暈、失眠、多夢、記憶力減退等症狀。

為預防電視病的產生，看電視時要注意保健，觀看時間不要太長，每隔一小時就起來活動一下以減輕疲勞。看電視的距離要適度，保持在 3 公尺左右比較合適。電視安放高度要適中，大約應與人的視線水平平行或略低一些。看電視姿勢要端正，不要躺著看電視，以免造成脊椎彎曲。看電視後愛美的女性一定要洗臉，因為電視機開啟後，螢幕附近的灰塵比周圍環境的灰塵多，灰塵中大量微生物等容易吸附於人體皮膚，可能導致皮膚病。中老年女性尤其是患有高血壓或冠心病的病人，在選擇電視節目時，少看或不看緊張刺激情緒的節目。看電視時不要影響用餐，而且要多吃一些高蛋白、高維他命的食物，如瘦肉、胡蘿蔔、豆腐、豆芽之類，還須多飲茶以抵抗電視的輻射。

## ▍不要把逛街當愛好

逛街似乎是所有女性都熱衷的一件事，她們或乘車或步行，進出商店，在都市的霓虹燈下自有一番樂趣。但如果經常逛街，也會有引發疾病的隱患。

- **公共交通症候群**：大城市人口密集，逛街要乘公車坐捷運，車上更是人員擁擠，空氣汙濁，容易發生擠撞和摩擦，擠得滿身大汗，呼吸困

難，頭暈眼花，咳嗽噴嚏不斷，回到家裡會感到筋疲力盡，體力透支，甚至出現疲勞和影響進食。此為「交通症候群」。如果必須上街，可避開乘車的高峰期，減少擁擠。無事閒來就逛街的人要減少逛街次數。

- **城市擁擠症候群**：人逛街時乘車、進商店都處在擁擠的環境中，常會感到急躁、緊張、煩惱、激怒、不安、焦慮等，使人出現高度緊迫感，會使大腦皮質功能發生障礙，影響自律神經和內分泌功能，導致一系列身體和內臟功能失調。醫學上稱「城市擁擠症候群」。

- **城市皮膚病**：城市工業發達，空氣汙染可能破壞皮膚組織中的酸鹼平衡，從而刺激皮膚，特別會使青年女性細膩光滑的皮膚變得乾燥，出現糠狀脫屑，由於死亡細胞堆積會出現毛孔阻塞，形成黑頭粉刺，甚至引起皮膚炎，稱為「城市皮膚病」。

- **城市視覺汙染症候群**：城市五顏六色的廣告海報以及雜亂的車輛，如果經常逛街，會令人產生不愉快的感覺，會使眼睛疲勞、視物不清。科學家把這種因環境汙染而導致的眼疲勞稱為「視覺汙染症候群」。

- **城市逛街傳染病**：城市裡街道中車輛穿梭如流，商店中人群熙熙攘攘，什麼東西都有，有的地方不衛生，因此，肝炎、結核等傳染病毒、細菌都可以隨著帶菌者排出到空氣中，汽機車排出的廢氣所含的多種致癌物質以及其他汙染物、微生物等都停留在空氣中。漂浮在面前空氣中肉眼看不到的小微粒，就有十億個以上細菌及病毒，人在街道上呼吸，就如同一個「吸塵器」，把很多病菌、病毒吸收，就會傳播各種流行傳染病，如麻疹、流感、百日咳、肺結核等病，造成逛街傳染病。

所以，不是十分必要，不可輕易逛街，把逛街當成休閒是一個不好的習慣，有時間多逛逛公園更有益。

# 到髮廊洗頭的健康隱患

下班之後，到髮廊洗頭在如今是一種時尚。特別是女人，她們白天繁忙，回家還要洗長長的頭髮很麻煩，是一種負擔。而晚上到髮廊洗洗頭，一是放鬆一下，二是可以休息，也是一種現代生活的享受。可是，常去髮廊洗頭的人，則會產生一種不適。

洗髮精大多含有去汙性較強的鹼性成分，與人體接觸一般不會產生什麼大的影響。但在髮廊裡洗髮就不一樣了。因為髮廊服務人員要用洗髮精長時間與皮膚接觸，做長時間皮膚按摩、抓撓等，很容易使這些鹼性成分進入人的頭髮根毛囊處，從而侵蝕了人們的頭髮並刺激了頭皮，結果就會出現頭皮發癢、頭皮屑增多的現象，情況嚴重者還會出現脫髮的症狀。這就形成了典型的頻繁洗頭症候群。

所以，喜歡到髮廊洗頭的女性，要注意自我調節，盡量避免這種症狀出現，從而實現輕鬆洗頭，達到放鬆及舒服的目的。為此可注意以下幾點：

- **要了解自己的髮質**：是油質髮質還是乾燥性的髮質，根據自己的髮質選擇優質洗髮精，最大限度地減少洗髮精對頭髮的侵蝕，盡量使用弱鹼性的洗髮精，並且沖洗乾淨，有時也可以單純用溫水沖洗頭髮，不用洗髮精，這樣也可以洗淨並感覺舒服。
- **要嚴格控制洗髮精在頭上的停留時間**：最好不要超過 5 分鐘，以減少洗髮精中鹼性成分對頭髮的侵蝕。按摩、抓撓的時間要放在使用洗髮精前或沖去洗髮精後。
- **要選擇正確的洗髮方法**：做到輕揉、輕洗，減少對頭髮和頭皮的損傷。
- **做好洗髮的一切程序後，可延長按摩的時間**：閉上眼睛，輕輕鬆鬆地休息一下，請服務人員按摩頭、肩、頸，效果會很好。

# ▍跳舞有益女性的身心健康

歷史上，曾經把舞蹈作為養生、長壽的方法之一。如華佗的「五禽戲」，其中的「戲」就有舞蹈的成分。與華佗同時代的傅毅，在他寫的《舞賦》中，就曾說舞蹈是「娛神遺老，永年之術」。在古代一些醫生的綜合療法中，也重視透過音樂、舞蹈、輔助藥物和針灸，以治療情緒憂鬱的病人，收到了一定療效。

舞蹈之所以有益健康，在於它不僅是一種娛樂活動，還是一種全身性的肢體運動，而且是在一種愉快情緒支配下的運動，因此能夠達成鍛鍊身體、增進健康的作用。有些舞蹈是從民間武術發展而來的，有一定的醫療體操性質，有些舞蹈則可直接作為治病的手段。這是因為舞蹈的節奏起著調節人體節奏的作用。人體有種種週期節奏，最常見的如心跳、呼吸、胃腸蠕動、細胞分裂、能量代謝等等。正常的生物節奏都有穩定的週期，各種生物節奏之間構成同步的或協調的關係。人體內的許多週期節律，可以說是自然界的變化在人體內的反映。人體內的各個節律之間以及大自然的節律之間必須協調和諧，這是維持人體健康的條件之一，一旦喪失或破壞這種協調關係，就會生病。人體的種種生物節律需要經常進行調節，使之互相配合，切勿使之紊亂。而音樂的旋律和舞蹈的節奏，就有著調節人體節律的作用。

需要提醒女性的是，適當跳舞可以愉悅心情，鍛鍊身體，既是娛樂，也是運動。但是，如果經常沉迷舞廳則會導致疾病。

- 噪音汙染導致聽力、神經系統、消化系統和內分泌系統受損：科學研究表明，音響超過 80 ～ 85 分貝就能對人體產生危害，一般舞廳無論是輕歌曼舞的「國標」，還是聲嘶力竭的「迪斯可」，其音響大多超

過 90 分貝，有的更高達 120 分貝。在這樣強勁的音響下跳舞，會不同程度的影響聽力，導致神經系統、消化系統和內分泌系統等方面的損害，造成頭暈、耳鳴、噁心、嘔吐、心跳過速、血壓升高等症狀。

- **燈光汙染視力，使眼睛受到傷害**：舞廳中燈光色彩雜亂，忽明忽暗，會透過眼睛的水晶體集中於視網膜上，導致眼內溫度明顯升高，傷害眼角膜、眼結膜、水晶體，使視力模糊、眼瞼痙攣、結膜充血。如果經常沉迷舞廳，有的人會出現頭痛、目眩、失眠、精神渙散、食慾不振等反應。紫外線燈是舞廳必備之物，有治療皮膚病和殺菌的作用，但若控制不當，紫外線燈也會成為汙染源之一，長時間紫外線照射，可使人體的蛋白質、酶等發生改變，從而導致某些疾病發生。

- **空氣汙染嚴重，傳播病菌**：舞廳內人群密集，高峰時舞池內平均 1.5 平方公尺距離內就有一對舞客在活動，加之舞廳的通風條件較差，空氣汙染的嚴重程度可想而知。同時人體本身也每時每刻都在不斷地散發著各種氣體，其中有害氣體占三成以上，這些有害氣體不易消除，也會汙染空氣。舞廳的溫度較高，空氣不能對流，有利於病菌的繁殖和生存，加上人體頻繁接觸，也提供了病菌傳播的條件。

## ┃卡拉不會永遠 OK

卡拉 OK 由日本傳入後，一直受到年輕人的追捧。整天處於壓力下的上班族女性，下班後去卡拉 OK 唱上幾句宣洩情緒，也不失為一種休閒減壓的方法。但是，如果唱卡拉 OK 不當，也會給人帶來疾病。很多人過度歡唱卡拉 OK，結果唱出了「卡拉 OK 病」，唱壞了嗓子難以說話，影響了身體健康。

## 第五章　在真正屬於自己的時間裡，讓身心自由安詳

　　卡拉 OK 廳一般不受場地限制，自演自唱，再配上高分貝音樂，使唱者難以自控，往往放聲高唱，手舞足蹈，而且唱起來就難以停口，連唱不止，結果就容易導致咽喉疾病。

　　在正常情況下，人的聲帶每秒鐘震顫 50 ～ 100 次，演唱時則高達80 ～ 120 次。如果持續不斷地演唱，聲帶可能會充血、水腫、發炎，以致血管破裂、出血，久而久之就會造成聲帶組織結疤性增生、肥厚。患這種病時，除了聲帶發生上述病理變化外，臨床上還出現喉嚨乾、發音嘶啞，甚至呼吸困難等症狀。

　　歌唱家的歌喉，有的音色渾厚、圓潤、明亮；有的柔和、清雅；有的高昂、豪邁、奔放，令人讚嘆和羨慕。她們優美的歌聲除了先天嗓音的生理條件外，還是長期訓練、正確的呼吸以及注意歌喉保養的結果。練嗓子和鍛鍊身體一樣，要循序漸進，不斷地訓練，且不能操之過急。體弱或初學卡拉 OK 者，每天練聲的時間宜短，次數要少；強健或有一定唱歌基礎者，練聲時間可以適當延長。練嗓子不宜超過自己聲帶的負荷能力。如果超過自己嗓音的條件，一次練聲時間過長，就會出現喉肌勞損，聲帶張力下降，聲門閉鎖不全，必然出現聲嘶、喉痛等症狀，如果再不及時休息，聲帶於內收運動中不能靠攏，相距 1 公釐以上，則可造成「失聲」，成了「啞巴」，需要很長時間的休息才能恢復。

　　一些人唱卡拉OK，不講究保護嗓子，大聲連唱幾個小時，就會由於發聲過度、持續超負荷用聲，造成喉部黏膜（特別是聲帶）進一步充血，喉黏膜上皮下水腫，就會出現聲嘶症狀，並感到發音困難，出現喉痛和嗓子如同火燒感。如果此時因喉乾再唱冰水，喉部「熱漲冷縮」，突然受冷刺激，血管遽然收縮而阻礙血流，更加重了喉黏膜水腫，會出現失聲狀態。

　　噤聲是治療喉腫、失聲的重要措施之一，患者要立即噤聲休息，要多

喝溫開水，進食流質和稀飯以及在醫生指導下服用抗生素治療，並戒酒、菸。急性喉炎大多數 5 ～ 7 天內可以恢復，若是休息、治療不當，可轉為慢性，此時治療更為困難，甚至留下後遺症。

此外，卡拉 OK 廳空氣汙濁，燈光黯淡，閃爍的螢幕以及轉動的五顏六色燈光，還會強烈地刺激視網膜，造成視覺的疲勞，產生頭昏、心悸、視力短暫衰竭等症狀。

因此，唱卡拉 OK 過度則對身心健康不利，應在控制自己情緒的前提下，在適合自己條件的狀況下適當唱歌，而且在卡拉 OK 廳內不宜過久逗留，以免造成心理不適和傷害視力。

# 「打麻將」 不要太勤勉

對於整天坐辦公室的人來說，還是盡量少玩麻將比較好。

## 腰肌勞損

本來就在辦公室坐了八個小時，回家後還要坐著玩麻將，不變的坐姿過久，會使脊椎韌帶和附近肌肉處於不平衡的緊張狀態，很容易得頸椎病、腰肌勞損、坐骨神經痛、痔瘡等疾病。由於靜坐不動，腿部壓迫微循環使循環受阻，易引起下肢麻木。久坐後，突然站起，由於血液湧向下肢動脈，還會一時造成大腦供血不足，造成頭暈眼花。

## 大腦供血不足

大腦是人體對血液和氧氣最依賴的器官，正常人腦耗氧量占全身總耗氧量的 20%，人若長時間玩麻將，經常處於精神緊張的狀態，會使血管收縮、血流阻力增加、腦血流量減少。當腦血流量明顯減少時，則會出現腦缺血症

狀。加之冬季室內空氣不通暢和抽菸汙染，會使室內空氣缺氧。以上兩種情況同時存在，就會導致腦嚴重缺氧，出現頭昏眼花、腦短暫供血不足。

## 突發心臟病

心臟是人體泵血和維持全身血液循環的重要臟器。正常人的血壓是靠心臟、血管、血液來維持，而心臟和血管都受人體的交感和副交感神經等因素調節。人在長時間過度打麻將時，特別是用帶有一定的刺激方式玩耍時，必然會導致強烈的精神緊張，使交感神經興奮，神經傳導物質釋放和活性增加，引起心臟興奮、血管收縮，出現心跳加快、血壓升高，增加了心肌耗氧量和缺血，很可能突然發生心絞痛、心肌梗塞、心律失常、高血壓、腦出血等病症。

## 玩麻將也會玩出胃病

人在玩麻將時，高度緊張的情緒常透過幾種途徑來影響胃腸。首先是導致胃酸分泌過多，如果在玩牌時為了刺激神經再飲用濃茶和咖啡或抽菸，這些刺激性物質往往還會破壞胃黏膜屏障。同時，總是玩麻將的人，到戶外運動的時間少，就更使得胃腸消化不良。以上幾種情況就會對胃腸造成很大傷害，久之，就會導致消化不良、便祕，甚至潰瘍病。當然這種對胃腸的傷害是慢慢地經過日久天長而形成的。

## 其他疾病

玩麻將是一種坐下不動的娛樂活動，而且往往有人通宵達旦，久坐不動。除以上三種情況外，還會導致人體多種疾病的發生。比如影響休息，妨礙睡眠，擾亂了飲食起居規律，造成自律神經功能紊亂，出現噁心、嘔吐，還會造成失眠、多夢、精神萎靡不振等情況，稱為「麻將症候群」。

如果用麻將賭博，則危害更大，會造成人際關係緊張，助長個人私慾。賭博時精神高度緊張，贏錢時強烈興奮，輸錢時沮喪失望，長時間會引起神經系統和心血管系統疾病等等，身心都會受到嚴重傷害。

　　麻將作為一種娛樂活動是可以玩的，不過都市上班族在娛樂時要注意以下幾點：

- 週六週日偶爾玩玩可以，週一至週五最好不要玩。

- 每次玩麻將時間宜控制在 1 ～ 2 小時左右，以免時間過長出現下肢麻木、疼痛浮腫等症狀。

- 不要情緒波動。把玩麻將當作一種娛樂遊戲就好，不可太認真，不要因為一張牌爭得面紅耳赤，也不要把勝負看得太重，勝敗乃兵家常事，玩麻將也是如此。過於認真，情緒波動，就會導致疾病。

- 不要熬夜玩麻將。有些人因白天上班，夜間玩麻將，這樣日夜勞累地連續作戰，傷害身體，失去娛樂的本意，實在不划算。

- 不可利用玩麻將進行賭博。賭博已超出娛樂範圍，賭博對人的危害極大，對人品、健康都不利。

- 玩麻將要講究衛生。比如飯後就玩麻將將不利於消化，有礙健康。玩麻將四個人是面對面圍坐的，所以必須同桌人都很健康，不可與傳染病患者同桌玩麻將。同時不應該抽菸、咳嗽，這對他人健康不利。還有麻將牌、桌都要注意衛生，屋子要開窗通風，室內溫度、溼度要適宜，以免損害玩牌人們的健康。

## 第五章 在真正屬於自己的時間裡，讓身心自由安詳

# ▌網路成癮害處大

　　上班族的晚上是怎麼度過的呢？有人在家看電視、有人出去泡酒吧，也有人一吃完飯就坐到電腦前上網。看影片、灌水、聊天、玩遊戲、談情說愛。網路世界的發展為拉近人們距離提供了方便，同時也隱藏了成癮的危險訊號。

　　上班族往往由於競爭激烈、工作壓力比較大，而且人與人之間的溝通比較欠缺，需要得到抒發和理解，而網路可以使她們放下所有的顧慮，還她一個自我。致使她們在網路的虛擬情感中埋首得很深，自我麻醉，自我安慰，就像吸毒一樣，一天不在網上尋求刺激，比死還要難受。她們剛開始可能是覺得新奇，想尋找一些安慰，來彌補心靈的空虛。但時間一長就會形成一種變態的心理，她們可以利用聊天，隱瞞真實的身分和職業，年齡和婚姻，盡情宣洩情感而不必有所忌諱的換取網友的點讚，以滿足自己的虛榮心。

　　俗話說，玩物可以喪志。好端端的上網，有些人偏會沉迷到不可收拾的地步。據報導，一名中文大學的女生，因在網上與網友發生爭吵，引發精神憂鬱而跳樓自殺。許多人可能對此不可理解，網友可能對此嗤之以鼻，她們覺得在網上聊天很開心，隨心所欲地想說什麼就說什麼，不必顧慮什麼，怎麼會去死？簡直是不可理解。殊不知上網過度也會產生心理問題。

　　網路成癮者，她（他）多是無節制地花費了大量的時間和精力在網上與「朋友」聊天、瀏覽，消耗了時間和精力，影響了生活品質，降低了工作效率；損害了身體健康。還有的在生活中出現各種行為異常、心理障礙、交際障礙，交感神經功能部分失調。其症狀表現為：情緒低落、失去興趣、缺少愉快、睡眠不佳、生理時鐘紊亂、生活無規律、食慾下降、

體重減輕、精力不足、精神運動遲緩或激動，她（他）們的社會活動減少，而迷戀於抽菸、飲酒等等。

上網成癮的人，開始在精神上的依賴、渴望上網，後來就會發展為身體上的依賴，稍有時間就上網，甚至拋開工作、家務和事業而增加上網時間，逐漸就會出現頭昏眼花、雙手顫抖、疲乏無力、食慾不振、思考遲緩，只有上網後才能恢復正常；一旦停止上網，就會出現急性戒斷症候群，甚至有可能採取自殘或自殺手段，危害個人生命和社會安全。

為了防止上網成癮症的發生，要提高網路使用者的認識。電腦是事業輔助的工具，上網是提高知識的手段。如果拋開事業而去網上閒聊，不但浪費了寶貴時間，還會因為對對方不了解而上當受騙，或走向歧途，有的甚至出現犯法行為。這對一個人的前途影響很大。上網之人要確定上網的正確的目的，比如與朋友、專家探討學術知識，或交流工作經驗，也可以查找有關資料，這樣才能把網路真正變成促進事業進步的手段。當然，適當玩一玩、聊一聊也是可以的。此外，上網要成為生活的一部分，而不是全部。可在生活中規定一些適當的上網時間，比如一個小時，一到時間立刻結束上網。這樣可以控制自己避免走向歧途。

上網是現代資訊傳播與交流的一種先進技術，正確利用網路，則可獲得知識和成功；錯誤地迷戀網上虛擬活動，則會傷害精神和身體。

## 長期熬夜不可取

習慣熬夜的人越來越多了。甚至，對於有些人來說，熬夜已經成為生活方式的一部分。但是，從健康的角度來看，熬夜還是害處多多的。熬夜會對身體造成多種損害。

## 第五章　在真正屬於自己的時間裡，讓身心自由安詳

- **經常疲勞，免疫力下降**：人體經常熬夜，所造成的後遺症，最嚴重的就是疲勞、精神不濟；人體的免疫力也會跟著下降，自然的，感冒、胃腸感染、過敏原等等的自律神經失調症狀都會找上妳。
- **頭痛**：熬夜的隔天，上班或上課時經常會頭昏腦漲、注意力無法集中，甚至會出現頭痛的現象，長期熬夜、失眠對記憶力也有無形的損傷。
- **黑眼圈、眼袋**：夜晚是人體的生理休息時間，該休息而沒有休息，就會因為過度疲勞，造成眼睛周圍的血液循環不良，而產生黑眼圈、眼袋或是眼白布滿血絲。
- **皮膚乾燥、黑斑、青春痘**：晚上 11 時到凌晨 3 時是美容時間，也就是人體的經脈運行到膽、肝的時段。這兩個器官如果沒有獲得充分的休息，就會表現在皮膚上，容易出現皮膚粗糙、臉色偏黃、黑斑、青春痘等問題。對於不習慣早睡的人來說，最遲也要在凌晨 1 時的養肝時間進入熟睡期。

而且，更糟糕的是長期熬夜會慢慢地出現失眠、健忘、易怒、焦慮不安等神經、精神症狀。在不得不熬夜時，事先、事後做好準備和保護是十分必要的，至少可以把熬夜對身體的損害降到最低。

首先是雖然晚睡但按時進食，而且要保證晚餐的營養豐富。多補充一些維他命 C 或含有膠原蛋白的食物，利於皮膚恢復彈性和光澤。魚類豆類產品有補腦健腦功能，也應納入晚餐食譜。熬夜過程中要注意補水，可以喝枸杞大棗茶或菊花茶，既滋補又有去火功效。

其次，晚睡不「晚洗」。一般兩言，皮膚的作息時間是在 22：00 ～ 23：00 之間進入晚間保養狀態。這時是皮膚吸收養分的好時機。晚睡族群在這段時間裡，最好要進行一次皮膚清潔和保養。用溫和的潔面用品清潔

之後，塗抹一些保溼營養乳液，這樣，皮膚在下一個階段雖然不能正常進入睡眠，卻也能正常得到養分與水分的補充。

熬夜之後，最好的保護措施自然是「把失去的睡眠補回來」。如果做不到，午間的 10 分鐘小睡也是十分有用的。此外，打打羽毛球，多去戶外走動，有助於妳的身體健康和精神愉快，也是擺脫熬夜後萎靡狀態的好辦法。

# 第五章 在真正屬於自己的時間裡，讓身心自由安詳

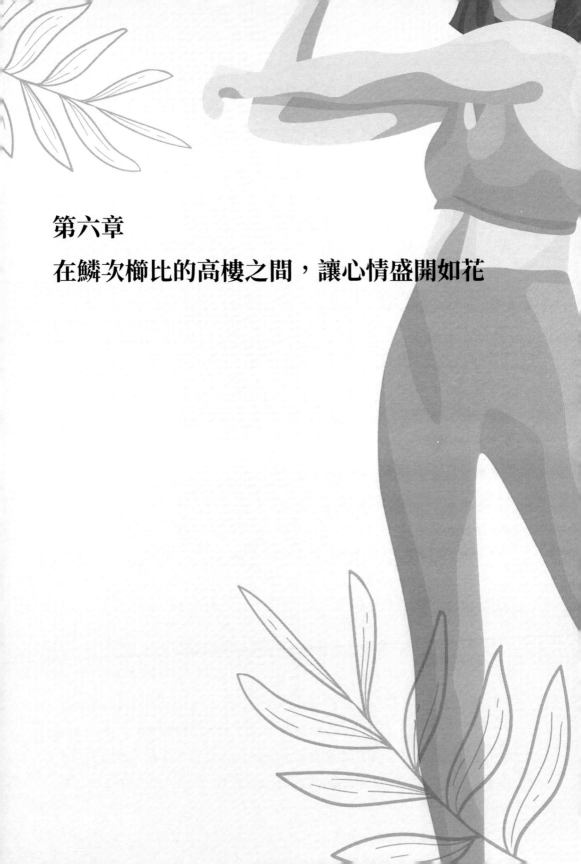

# 第六章

## 在鱗次櫛比的高樓之間，讓心情盛開如花

即使是烏雲遮蔽了太陽，妳的心中也要有一縷陽光。心中充滿了陽光與快樂的人，身體內會產生對人體有益的內分泌物質，因此可以長壽。

而一個心中常常布滿烏雲的人，除了容易產生精神上的疾病，還容易招來生理上的疾病。

## ▍心理健康的標準

人的健康不僅包括生理健康，同時更包括心理健康。國內外心理學家、醫學家對心理健康問題有不少精闢之見。心理學家說：「心理健康，是指人們對於環境以及人們相互之間具有最高效率及快樂的適應情況。不只是要有效率，也不只是要能有滿足之感，或是能愉快地接受生活的變故，而要三者都具備。心理健康的人應能保持平靜的情緒，有敏銳的智慧，適合社會環境的行為和愉快的氣質。」

身處鋼筋混凝土森林中的女性，被都市的環境所壓抑，被時代的快節奏所驅趕，要保持一種田園閒步式的舒暢心情，的確有一定難度。因此，如何調節心情，讓心情盛開如花，就成了都市人的一道難題。

## ▍精神免疫勝良藥

為了揭開精神狀態與身體健康關係之間的關係，科學家們進行了大量的研究，美國專家讓 420 名志願者每個人填寫過去一年內所經歷的引起精神緊張的主要生活事件、應付日常事務的自我感受以及消極情緒的出現率。調查表按應激反應程度由低至高分成四組，然後給 394 名受試者滴進含有小劑量感冒病毒的滴鼻劑，另外 26 人滴食鹽水滴劑。經過觀察表明，精神緊張程度高的受試者，90% 的人被感染，幾乎有一半的人得了嚴

重感冒；而緊張程度低的受試者，只有25%的人出現輕微的流鼻涕症狀，75%的人產生了抵禦病毒的抗體。由此可見，精神狀態的好壞確與人體免疫力有關。

　　科學家們在實驗中發現，人的精神活動如緊張、恐懼、悲傷、樂觀、愉悅等，可使神經系統釋放出特定的化學資訊而作用於免疫系統和內分泌系統，由此創立了一門新醫學分支 —— 精神免疫學。它告訴人們：心理療法可以除病延年，對待疾病不要害怕，要敢於抗爭。各地建立的抗癌社群使許多癌症患者戰勝了癌魔，這便是最好的證明。醫務工作者也應從生理 —— 心理 —— 社會等因素去治療病人，關心體貼病人。有時，融洽的醫患關係會產生巨大的治療力量，常可使某些疾病不用藥物而自癒。

# ▌打卡生活巧調整

　　每天打卡上班的生活，似乎有些枯燥與無奈。按部就班的日子裡，要學會給自己一天的好心情一些點子。畢竟，心情好了，工作積極性與創造力就提升了；而工作的順利，又會反過來給妳一個好心情 —— 生活在這種良性循環中的人，是心情的主人、人生的強者。

- 　**音樂喚醒**：鈴聲大作的鬧鐘會讓神經受傷。一個輕鬆的起床儀式很有必要，比如選張喜歡的 CD，用上音樂定時，美妙的音樂會在耳畔輕輕柔柔地喚醒妳，帶給妳一天的好心情。
- 　**床上伸展操**：也許妳不相信，只要幾個簡單的步驟，賴床的毛病就會一掃而空。在穿衣服之前，不妨坐在床上做簡單的伸展操，鬆鬆緊繃的肌肉和肩膀，慢慢地轉轉頭、轉轉頸，深深地吸一口氣再起身，會有一種舒暢感。

## 第六章　在鱗次櫛比的高樓之間，讓心情盛開如花

- **為自己做頓早餐**：有人寧願多睡半小時也不肯讓自己吃一頓可口的早餐。其實一天三頓飯早餐最重要，早餐是一天活力的來源，為了多睡一會兒而省掉早餐是最不划算的，一來健康大打折扣，二來失去了享受寧靜早餐的美妙感覺。下定決心明天早起半小時為自己做頓可口的早餐吧！它能帶給妳精力充沛的一天。

- **泡個舒緩浴**：淋浴或泡澡要看妳的時間充裕與否。如果泡澡，水溫不宜太高，時間也別拖得太長，選一些含有柑橘味的沐浴品，對於提升精神極有益處。如果是淋浴，告訴妳一個消除肩膀肌肉痠痛的小祕方，在肩上披上毛巾，將水溫調到可容忍的熱度，用蓮蓬頭水柱沖淋雙肩，每次 10 分鐘，每週 3 次以上，效果很好。

- **嚐嚐自己做的點心**：研究證明，吃甜食有助於改善沮喪情緒。其實，品嚐自製的小點心，不但有成功的喜悅，同時在烹調的過程中，也有意想不到的樂趣。如果妳的廚房設備很簡單，就做一道好吃的米布丁吧。在小鍋中加入適量的米和水同煮，接著加入適量牛奶繼續煮至米糕軟化，待牛奶略收乾時加入糖，再加上一個蛋黃，享用時，撒上葡萄乾就可以了。

- **整理家居**：廚房的碗筷堆得快溢出水池，窗上積了一層灰，髒衣服滿地都是。與其惹得自己心煩意亂，不如花點時間吸地板，整理一下。當妳環視四周時，心情會無比暢快。

- **遠離電視**：研究顯示，以看電視為生活重心的人，比較不快樂。是的，有時候躺在沙發上，盯著電視一整天，最後感覺好像什麼也沒看到，什麼也沒記住，然後就開始懊惱後悔，不該讓電視占了那麼多的時間。

- **出門遛遛**：陽光和煦、微風徐徐的日子，最適合出門，抖掉一身關在家中、悶在城市裡的霉味。

- **靜下心來看本書**：還記得書本散發的濃濃墨香嗎？還記得手指翻動書頁的溫柔觸感嗎？還記得上一次被書中的情節深深感動是什麼時候嗎？找個時間，沖杯咖啡，再一次回味那種感覺吧！
- **買件禮物送自己**：可能是一束花、一條披肩、一雙不昂貴卻十分舒服的鞋，或者是一顆做工考究的巧克力。偶爾寵愛自己，足以治癒高壓緊張所帶來的壞心情。

## 讓心情輕輕鬆鬆

沒見過一條繃得過緊的琴弦不易拉斷；也沒見過一個心情日夜緊張的人不易得病。所以善操琴的人永不把琴弦繃得過緊；善養生的人永不讓心情日夜緊張。

- **讓心情輕鬆的第一要點是「知止」**：「知止」於是心定，定而後能靜，靜而後能安，靜而且安，心情怎能不輕鬆的呢？
- **讓心情輕鬆的第二要點是「謀定後動」**：做任何事情，要先有個周密的安排，安排既定，然後按部就班地去做就能應付自如，不會既忙且亂了。在這瞬息萬變的社會裡，當然免不了會出現偶發事件，此時更要沉住氣，詳細地安排。
- **讓心情輕鬆的第三要點是「不做不勝任的事」**：假如妳身兼數職，顧此失彼；或用非所長、心餘力絀，心情又怎能輕鬆呢？
- **讓心情輕鬆的第四要點是「拿得起，放得下」**：對任何事都不可一天24小時地念念不忘，寢於斯，食於斯。否則，不僅於身有害，且於事無補。
- **讓心情輕鬆的第五要點是「在輕鬆的心情下工作」**：工作大可以緊

張，但心情要放 輕鬆。在妳肩負重擔的時候，千萬記住要哼幾句輕鬆的歌曲。在妳寫文章寫累了的時候，不妨高歌一曲。要知道心情越緊張，工作越做不好。一個口吃的人，在她悠閒自在地唱歌時，絕不會口吃；一個上台演講就臉紅的人，在她與戀人談心時一定會娓娓動聽。若想身體好，工作好，就一定要保持輕鬆的心情。

- **讓心情輕鬆的第六要點是「多留出一些寬餘的時間」：**好多會使我們心情緊張的事，都是因為時間短促，怕耽誤事情引起的。若每一件事都多留出些時間來，就會不慌不忙，從容不迫了。有個最簡單的辦法就是把自用手錶撥快一些時間，從而可以時時刻刻用表面上的時間警示自己，如此則既不誤事，又可輕鬆應對。

很多醫學家都告訴我們在輕鬆的心情下吃東西容易消化；在緊張的心情下吃東西容易得胃病。一個心情經常輕鬆的人碰到枕頭就睡著；一個心情經常緊張的人容易失眠。一個永遠從容不迫的人常能長壽；一個緊鎖眉頭經常緊張的人定會早亡。

## ▎女人心累人更累

就每天的壓力程度而言，女性比男性更辛苦。尤其在家庭、職業、金錢方面，女性感到的壓力遠遠超過男性。壓力大的原因，除了社會外界因素之外，女性自身的心理因素占了很大成分，女性事事追求完美的心態是造成壓力感的主要原因。為了幫助女性減壓，心理學家提出了「不完美」的觀點。

第一，不要對丈夫要求太高。丈夫能為家庭提供生存保障，作為妻子就不要太苛求丈夫的溫存體貼，而對於能給自己帶來精神撫慰的丈夫，妻子就不要強求她再做個賺錢高手。

　　第二，不要對自己要求太高。工作上給自己定一個可達到的目標就行了，不要太在意上司對自己的評價。否則，遇到挫折就可能導致身心疲憊。

　　第三，不要處處謹小慎微。還是要有點「我行我素」的氣魄。

　　第四，要有一兩個閨中密友。許多女人不喜歡交同性朋友，其實不順心的時候找個閨密傾訴一番，煩惱便減少了許多。

　　女人不是蝸牛，不需要一生都背著重負前行。累與不累，就在於能不能給心情減壓。

## 給家庭主婦的小提示

　　在家裡，不要讓丈夫做惡人。不要對孩子說「等爸爸回來打妳一頓。」或者說：「就算我答應妳，爸爸也不同意。」

　　不要向丈夫嘮叨，老是提出自己的要求。

　　假使要他做的事情很麻煩（例如擦窗戶），就弄點好菜給他吃，替他買一件新上衣穿。

　　當初妳怎麼使他愛上妳，現在不妨再迷住他。

　　他在聚會中唱歌或搞笑，不要噓他。

　　不要老是告訴他，他已經年紀大了，這件事或那件事不能再做了。

　　睡覺的時候，臉上不要塗太厚的晚安面膜。

　　假使他總是熱情洋溢，得寸進尺，不妨偶爾如法回敬他一下。

　　送給他的禮物要自己付錢──不要買一件禮物給她，又記在他的帳上。

　　不要老是問他：「你愛我嗎？」

　　他說愛妳的時候，要相信他的話。

# ▎常做心靈大掃除

許多地方都有過年前大掃除的風俗，在將平時的物品逐一清理時，我們常常驚訝自己在過去短短幾年內，竟然累積了那麼多的東西？

人心又何嘗不是如此！在人的心中，每個人都在不斷地累積東西？這些東西包括妳的名譽、地位、財富、親情、人際、健康、知識等等。另外，當然也包括了煩惱、鬱悶、挫折、沮喪、壓力等等。這些東西，有的是早該丟棄而未丟棄，有的則是早該儲存而未儲存。

不妨問自己一個問題：我是不是每天忙忙碌碌，把自己弄得疲憊不堪，以至於總是沒能好好靜下來，替自己的心靈做清掃？

對那些會拖累自己的東西，必須立刻放棄 —— 這是心靈大掃除的意義，就好像是生意人的「盤點庫存」。妳總要了解倉庫裡還有什麼，某些貨物如果不能限期銷售出去，最後很可能會因積壓過多而拖垮妳的生意。

很多人都喜歡房子清掃過後煥然一新的感覺。在擦拭掉門窗上的塵埃與地面上的汙垢，讓一切井然有序之後，整個人就好像突然得到一種釋放。這是一種「成就感」，雖然它很小，但能給人帶來愉悅。

女性在人生的諸多關口上，應該隨時隨地都得做「清掃」。唸書、出國、就業、結婚、離婚、生子、換工作……每一次的轉折，都迫使女性們不得不丟掉舊的「我」，接納新的「我」，把自己重新「打掃一遍」。

不過，有時候某些因素也會阻礙我們放手進行「掃除」。譬如，太忙、太累；或者擔心掃完之後，必須面對一個未知的開始，而又不能確定哪些是自己想要的。萬一現在丟掉的，將來需要時撿不回來又該怎麼辦？

的確，心靈清掃原本就是一種掙扎與奮鬥的過程。不過，妳可以告訴自己：每一次的清掃，並不表示這就是最後一次。而且，沒有人規定妳必

須一次全部掃乾淨。妳可以每次掃一點，但妳至少必須立刻丟棄那些會拖累妳的東西。

凡人的心靈畢竟無法做到「菩提本無樹，明鏡亦非台」的佛家最高境界，但我們可以做到「時時勤拂拭，勿使惹塵埃」！

## 如何消除職場焦慮

有一位高級女主管，因過度煩惱每天所發生的事，所以有人建議她出去走走：「出國旅遊將會減少妳的焦慮。」

因此她開始出國旅遊。

「但為什麼我的焦慮卻有增無減呢？」她不解地問。

「因為妳還是妳啊！」心理專家說，「本來事業對妳來說已是一個負擔，現在加上出國旅遊就變成了兩個負擔，妳的焦慮當然有增無減。」

「那該怎麼辦呢？」

心理專家露出一貫的笑容，親切地說：「改變環境，不如自己改變心情。」

有多少因職場廝殺而疲倦的人去度假散心，或是到遠處去尋求寧靜。但過不了多久，心裡的雜念還是會騰起，「該死，有件事需要盡快處理，支票也快到期了，家裡不知道有沒有什麼事……」她們總是計算著有多少事還沒做，同時還記掛著必須完成的下一件事。這種所謂的度假散心，真還不如沒有。

想一想，假設我們外出旅遊，飛機已飛到九霄雲外，在高空飛行，而我們，人雖離開了地面，但心卻仍惦記著原來地上的事；雖然離開了那個環境，卻沒有離開原來的那個心境。這樣的旅程不仍是很有負擔嗎？這又有何助益呢？

## 第六章　在鱗次櫛比的高樓之間，讓心情盛開如花

　　職場麗人中最常見的負面情緒是焦慮。焦慮是過分擔心而產生威脅自身安全和其他不良後果的心理狀態。焦慮能導致緊張、易怒、失眠、自律神經紊亂等一系列生理、心理反應，降低生活品質和工作效率。當女性面臨焦慮時，可以透過以下方法來自我調整：

- **默想法**：默想是一種鼓勵自己運用想像力來表達良好願望的方法。例如，妳可以閉上眼睛，把痛苦想像為一塊冰，把鬆弛想像為太陽，太陽的溫暖使冰慢慢融化，伴隨著出現的是緊張的解除。
- **色彩法**：紅色、黃色和橙色屬於暖色調，可使人興奮；藍色和綠色屬於冷色調，可以降低緊張度。除了有意創造一定的色彩環境外，還可以用默想色彩的方法來減輕焦慮。
- **音樂法**：選擇一個舒適的環境，閉上眼睛聽優美的音樂，同時排除一切雜念，全身盡量放鬆，這樣可以有效地降低焦慮。
- **傾訴法**：焦慮時找一位知己傾訴一番，這是緩解焦慮的好方法。若一時無人可傾訴，可採用唱歌、寫字、作畫等形式宣洩不良情緒。

## ▌「移情別戀」的妙處

　　會計師鄧小姐一度萌發了厭世的念頭。她的姐姐得知這一情況後，帶她去了心理診所。鄧小姐畢業於知名大學法律系，是當地一家大企業的總會計師，收入頗豐，且受人尊敬。她的悶悶不樂來自於工作上的壓力。心理專家建議鄧小姐常去捏陶土玩玩。鄧小姐對於陶藝完全不懂，也不感興趣，但是在姐姐的強烈要求下，她只好過去看看。

　　鄧小姐報名參加了陶藝訓練班，利用業餘時間進行學習陶藝。每當下班後或週末，她就投入製陶的世界中。漸漸地，她感到了自己的生活中充

滿了陽光和樂趣。

　　鄧小姐說，她從來沒有享受過這麼美妙的生活。在學習陶藝之前，她每天上班時總是要面對電腦、電話、傳真以及數不清的枯燥數字。下班後，思想仍不可遏制地在那些煩人的工作中打轉，令她心力交瘁。而現在，一有空閒她就穿上牛仔褲，到陶藝坊去「工作」。她可以什麼也不想，隨心所欲地把玩著手裡的泥巴。

　　鄧小姐情緒的變化，是拜「移情」所賜。所謂移情，是情感轉移的一種特殊形式，是把某種情感由一對象轉移到另一對象。

　　在心理學中，移情是精神分析派心理學的一個術語。然而在現實生活中，情感轉移的現象較為普遍，表現最為突出的就是人的業餘愛好。如很多人在工作之餘，熱衷於種花養草、釣魚下棋等等。但是，由於很多人受了「勤有功，戲無益」的影響，認為這些是不務正業，玩物喪志。其實不盡然。實驗證明，工作引起的疲勞，尤其是腦力工作。並不意味著身體的精疲力竭，而多半是心理上的疲勞，動機強度降低或者是興趣下降。此時，消極的休息方法，並不能使原來大腦的興奮區很快地得到抑制。倘若換個方式，去澆澆花、養養魚、下盤棋，那麼興奮中心就會較快轉移，處於高度興奮狀態的腦細胞就能因轉換了活動而得到充分休息。

　　此外，人們一旦移情於大自然或其他有益的活動，就會發現其中許多表現形式有非常微妙的相似性，從而給人的生活和工作以種種深刻的啟示。蘇東坡之所以屢處逆境而不改其樂，其心理狀態在一定程度上受到了其他事物的積極影響，如梅花傲霜鬥雪的堅強性格鼓舞了他。適當有益的業餘情趣，能使人神清氣爽、精神振奮，整個心理活動處於平衡狀態，為工作、生活和健康提供了必不可少的保證。

　　「移情」的關鍵在於應選擇有益的情趣生活，其目的是養情怡性，健

身益心，有利於工作和生活。當然，移情之法有時也需節制，否則也會適得其反。如時下盛行打麻將，很多人樂此不疲，晝夜鏖戰，對身心健康的危害極大，且因賭錢數目巨大而敗壞了社會風氣。蒙田說過這樣一句話：「生活本身既不是禍，也不是福；它是禍福的容器，就看你自己把它變成什麼」。

所以，移情之法在於健身，別戀之法在於和工作或生活中的煩心事說再見。在工作煩悶，生活無味時，不妨「移情別戀」，給自己的心情放一個假，會使自己的生活更加美好。

## 做自己喜歡做的工作

蘇格蘭歷史學家卡萊爾寫道：「有事可做的人是有福的，不要使他再求別的福分……當一個人全神貫注於工作時，他的身心就會構成一種真正的和諧，即使是最卑微的工作。」

卡內基說：「我雖不全同意卡萊爾的說法，但我不妨以我自己的體驗支持這幾句話。我認識一些人，她們在工作時，身心舒暢；而在喪失或放棄工作後，她們的心靈便萎縮。甚至，連她們的神情也變了，曾經一度興奮的眼神也變得冷淡無光起來。」

誠然，有些人正在做著不適於她們的工作。由於她們不喜歡所做的工作，所以把工作看成一種苦役。從工作中體會到的快樂，她們不曾感受到。

假如妳不幸陷入了這種苦境，妳就必須設法補救，因為，如果妳對自己工作感到枯燥無味，妳便很難享受到積極人生的樂趣。

人一定要選擇自己喜歡做的事，即使賺錢也不例外，而且要「只問耕耘，不問收穫」。每天樂此不疲，這樣就等於已經成功了一半。

即使是事業成功人士，也常常聽到她們嘆息自己成功背後的苦惱，諸如不得不應付繁忙的公務，或不得不周旋於社交場合，或為了應酬不得不放棄與家人團聚的美好時光，或礙於情面，不得不做有違心願的事。

事實上，把工作當成是最愉快的事的人並不多。不同的是，每個人對工作的好惡不同。假使能把工作趣味化、藝術化、興趣化，則可以把工作輕鬆愉快地做好。有句話說：「必須天天對工作產生新興趣。」所指的就是使工作趣味化、興趣化。人生並不長，因此要盡量選擇符合妳興趣的工作。工作合乎妳的興趣，就不會覺得辛苦。

不容忽視的一點是：女人的「喜歡」常常處於變化當中。有的人做一行恨一行，有的人做一行愛一行。但對工作的興趣，其實是可以培養的。只要不要坐著這山望著那山高就好，因為行行出狀元，路路都難走。有了這個認識後，妳的心情受工作的左右程度就會降低。

做自己喜歡做的工作，就像和所愛的人生活在一起。

## ▌學會優雅地獨處

當女性學會了優雅地獨立生活時，就會有一種甜蜜、溫柔的感受穿透全身，整個人輕鬆了起來。享受必要的獨處時光，是優雅生活的必要條件。如果長期沒有獨處並自我充實，女性就會變得很煩躁。

很多女性之所以在壓力下還能夠保持優雅的態度，都要歸功於她能夠很小心地護衛她的自由和獨處時間。請從現在起，每天早上抽出 15 分鐘時間作為獨處的開始，妳會發現，15 分鐘的效果相當驚人。我們都需要一個人的地方讓自己完全放鬆。妳可以找個讓妳覺得舒服的地方，如浴室、陽台，或是出門到附近的公園、圖書館，好好度過妳的獨自一人時間，只有妳發現了真實的自我，才能體會到自己真正活著。

## 第六章　在鱗次櫛比的高樓之間，讓心情盛開如花

　　獨處，會讓我們卸除在與人接觸時所戴的面具，讓我們的心情恢復恬靜自然的放鬆之心。在繁忙、擁擠、交際頻繁的現代社會，想偶爾擁有完全獨處的機會，如同鑽石般的難得。

　　林白夫人曾說過：「生活中重要的藝術在於學習如何獨處。」

　　獨處是與外界不重要的、膚淺的事物隔離，為的是尋覓內在的力量。這種內在的心靈力量將讓我們的精力充沛，品格提升。

　　體驗獨處比任何事都重要，妳需要堅持擁有這寧靜的時間，然後問自己有什麼感覺，再傾聽妳自己的回答。如果妳已經長時間與同事們共同做一件重要的事，也偶爾請妳主動離開她們，自己獨處一段時間進行思考。

　　每個時代的聖哲與天才，都能從孤寂中獲得極豐富的靈感，每個人也都可以從短暫的孤寂中有所收穫。記住要設法讓自己停下來，找時間走進自己心靈深處，與真實的自己共處，也許妳會有一點驚喜發現。

## ▌食物是緩解情緒的良藥

　　美國密西根大學心理學家的一項研究發現，一般人的一生當中，除掉睡覺的時間，約有十分之三的時間會處於情緒不佳的狀態，女性則尤為明顯。因此，女性常常需要與各種消極情緒做不懈的鬥爭。

　　情緒是一種本能的反應，就像天氣一樣總是在變化著，其產生和變化的原因很多。上至社會政治和經濟制度的變革、社會風氣、文化潮流、戰爭和動亂，下至人際關係、學習、工作、個人經歷、心理衝突或挫折、日常生活中的瑣事、疾病等，都會引發情緒的急遽變化。而情緒作為一種能量是有積蓄效應的，累積到一定的程度就需要發洩。情緒的好壞對身心健康有直接的影響，所以時刻覺察並控制情緒有著超乎尋常的意義。

　　大腦活動的所有能量都來自於我們所吃的食物，因此情緒波動也常常

與我們吃的東西有關。《食物與情緒》一書的作者認為,對於那些每天早上只喝一杯咖啡的人來說,心情不佳是一點也不足為奇的。

德國的科學家注意到,人的喜怒哀樂與飲食有著密切的關係。有的食物能夠使人快樂、安定,有的食物則可使人焦慮、憤怒、悲傷、不滿、恐懼、狂躁。

美國的一些醫生根據部分食物能使人快活,從而調節情緒這一觀點,治癒了一些精神方面的疑難雜症。有一位女病人終年憂鬱寡居,精神專家給她注射了一劑濃度很高的玉米液。注射後,病人反應很強烈,連眼睛都睜不開。接著又給她注射了一支中和劑,病人的反應很快消失。這證明病人症狀可能是由於吃玉米類及含碘鹽較高的食物引起的:經過兩年的「忌口」,這位婦女的精神狀態大為改變。

許多失眠者都有這樣的經驗,睡前喝一杯糖水或熱牛奶,或者吃一塊麵包、喝一碗小米粥,往往就可安然入睡,免受失眠之苦了。其原因是因為這些物質可以促使人的大腦內產生更多的血清素,而睡意的產生,並不全由於疲勞所致,還由於腦內產生了血清素。

許多實驗證明,水果、精緻的麵粉製品含有大量的維他命 B,對心情沮喪、憂鬱症的人有顯著的療效。馬鈴薯、沒有去掉表皮的粗糧麵包能夠使人心情愉快。燕麥中也含有使人快活的物質,多少年來英國人的早餐總少不了燕麥粥。有些人認為這種燕麥、水加鹽煮成的食物是英國人樂觀開朗、幽默風趣的原因之一。

- **當妳孤單憂鬱時**:想家的日子,就多吃些魚吧!特別是鮭魚、沙丁魚和鯖魚。魚肉中的脂肪酸和維他命 $B_{12}$ 會幫妳趕走消極的情緒。哈佛大學的研究報告指出,魚中的 Omega-3 脂肪酸,與常用的抗憂鬱藥有類似作用,能阻斷神經傳導路徑,增加血清素的分泌量。美國的學

## 第六章　在鱗次櫛比的高樓之間，讓心情盛開如花

者曾經對精神障礙患者進行研究，結果發現患者在服用魚油膠囊後發生憂鬱症的間隔時間比只服常規藥物的患者明顯延長。另外吃魚對婦女乳汁中的 Omega-3 脂肪酸的濃度也能產生影響，進而降低產後憂鬱症的發生率。

- **當妳悲傷與委屈時**：人生不如意之事十之八九，總是有一些令人悲傷的事情影響我們。這時，吃些香蕉吧！香蕉含有一種稱為「生物鹼」的物質，生物鹼可以振奮精神和提高信心，而且香蕉是色胺酸和維他命 $B_6$ 的一大來源，這些都可以幫助大腦製造對人體有益的血清素。如果妳正因為被上司批評而憤憤不平，或因父母的不理解而心懷委屈，吃些香蕉吧！香蕉可以讓妳在自尊心受挫、意志力消沉、憂鬱不振時，減輕不良情緒。

- **當妳茫然無緒時**：頭腦中一團亂麻，剪不斷理還亂。怎麼辦？試試葡萄柚吧！葡萄柚有強烈的香味，可以淨化繁雜的思緒，也可以提神；此外，葡萄柚裡高含量的維他命 C，不僅可以維持紅血球的濃度以增強身體的抵抗力，而且還可以抗壓。

- **當妳壓抑時**：心情很壓抑時，最好馬上吃點菠菜。營養學家說：「菠菜含有豐富的鎂，鎂是一種能使人頭腦和身體放鬆的礦物質。」菠菜和一些墨綠色、多葉的蔬菜都是鎂的主要來源，例如羽衣甘藍。菠菜還富含另一種抗壓營養物質：維他命 C。

- **當妳昏昏欲睡時**：如果妳總是昏昏欲睡，但又有堆積如山的工作和學習任務，那麼就吃上幾個雞蛋吧！雞蛋富含膽鹼，膽鹼是維他命 B 複合體的一種，有助於提高記憶力，使注意力更加集中。

- **當妳憤怒時**：因為塞車，或為了褪色的裙子，妳是否容易感情失控？吃點瓜子吧！瓜子或許會讓妳口乾舌燥，卻不會讓妳火冒三丈。因為

瓜子富含可以消除火氣的維他命 B 和鎂，還能夠令妳血糖平穩，有助於妳心情平靜。

- **當妳焦慮時**：身邊的世界變化得很快，作為現代人不可能不焦慮。妳可以在早上喝上一碗麥片粥。燕麥富含維他命 B，而維他命 B 有助於平衡中樞神經系統，使妳慢慢平靜下來。麥片粥還能緩慢釋放能量，所以妳不會出現血糖忽然升高的情況。因為血糖忽然升高有時會令妳極度亢奮。

- **當妳麻木時**：妳是否正感到麻木不堪？妳是否已經處於被動甚至得過且過的狀態中？如果妳正處於這種狀態，吃些豆腐吧！因為豆腐裡面豐富的蛋白質會增加人的警覺程度，使人處於比較主動的情緒之中。

- **月經來臨前**：紐約醫藥中心研究發現，讓有經前症候群的婦女吃了 1,000 毫克的鈣片 3 個月之後，75% 的人都減輕了原有的緊張、暴躁、焦慮等經前反應。

## 氣味也可以改變心情

除了食物可以改變人的心情外，氣味也可以改變一個人的心情。都市美女們在心情不佳時，不妨讓自己置身於香味的「迷魂陣」中。

- **蘋果氣味**：可以緩解人的狂躁心情。
- **海水氣味**：容易引起人們對童年的回憶，對焦慮情緒有緩解作用。
- **玫瑰、茉莉、辣椒氣味**：有興奮作用。
- **檸檬和尤加利樹香味**：能讓人提高警覺，使妳不會打瞌睡（如看電視時），適合用在客廳。
- **菊花香味**：能為妳解除一天的疲勞，適合用在浴室和洗手間。

- 白芷花香味：能刺激妳做家務做得更快。宜用於廚房。
- 薰衣草：最適宜放一撮在臥室床邊，它亦可用來填充枕頭，令妳睡得更安穩。
- 玫瑰香：在戀愛中選用，能增加心情的喜悅。
- 水仙與蓮花的幽香：令人產生脈脈溫情。
- 紫羅蘭和玫瑰香氣：給人爽朗、愉快的感覺。
- 橄欖花香氣：提神，讓人對生命產生熱愛。
- 天竺葵的香氣：使人鎮靜。
- 牡丹、茉莉花香：促使人們產生輕鬆美好的回憶。
- 桂花香氣：消除疲勞。
- 薄荷香：使人思考清晰，樂於活動。
- 檀香：能治療憂鬱症和形成鎮靜作用，使人心安神寧。

## 壞情緒易招來癌症

科學家已經發現，眾多的環境因素與癌症的發病有關，心理因素同樣可以成為癌症的誘因。

情緒與癌症的關係極為密切，機理何在？實驗證實：在情緒好時，大腦的情感中樞會分泌出一種有利於健康的「腦內啡」物質，這種物質既可鎮痛，又抗衰老，且能激活身體內自我免疫系統的功能，可抑制癌細胞和有害微生物的生長，還能調整內分泌功能，排除生理障礙，從而使人體細胞活性增強，抗病能力提高。相反的，在情緒不好時，會使腎上腺素皮質酮分泌增加，這種激素進入血液後，可損害人體免疫功能，引發正常細胞癌變。

1950 年代中期，美國著名心理學家勞倫斯‧雷席格曾對一些癌症患者的生活史做過調查，他發現這些患者的一個共同特點是：從童年時便留下

了不同程度的心理創傷，他們或早年喪母，或青年失戀，或中年喪偶，或老年失子。所有這些精神刺激使他們變得沉默寡言，對生活失去信心，對工作缺乏熱忱，進而憂鬱悲傷、情緒緊張、精神壓力沉重。德國科學家在研究白血病患者的心理時發現，病情比較嚴重的 10 位病人中，有 9 個與絕望、孤獨的心情有關。美國國立癌症研究所對早期施行手術治療的惡性黑色素瘤患者實行預後觀察，結果那些對治療效果表示懷疑、情緒壓抑且焦慮的患者，病情常常復發且預後不良。美國一學者曾對 8,000 名癌症病人進行調查，其大多數惡性腫瘤的臨床表現都發生在失望、孤獨和其他沉重打擊與精神壓力頻繁發生的時期。調查資料表明，許多癌症患者發病前半年有較大精神刺激，其比例超過 50% 以上。

心理因素為何能引起癌症的發生呢？根據目前的研究，原因主要是不良情緒對身體免疫功能產生抑制作用，從而影響免疫系統對癌細胞的識別和消滅功能。在健康人的體內，雖然正常細胞也存在著發生突變而成為癌細胞的可能，但人體的免疫系統能在這些細胞增殖之前，及時地將它們破壞和消滅。但是，如果人的情緒或其他心理因素長期不好，則會降低免疫功能，從而對癌細胞的肆虐束手無策。

為了避免情緒不好而造成疾病（特別是癌症），應盡量保持良好的情緒，做到心胸開闊、豁達，對突如其來和難以抗拒的不良精神刺激，如天災、人禍或親人故去等，要冷靜對待，善於解脫，節制過分思慮，學會自我安慰，盡早從不良情緒的陰影中走出來。

由此可見，一個人能夠經常保持豁達的性格和良好的情緒，培養和維護健全的人格及社會適應能力，對於預防癌症的發生是非常重要的。正如美國癌症研究專家約翰·卡茲伯格所說：「如果人們從兒童時期就學會克服緊張心理的話，癌症的發生率就會相應的降低。」

# ▍不容忽視的憂鬱症

據世界衛生組織稱：憂鬱症已經成為威脅人類的重要疾病。目前，全世界憂鬱症患者已達 2 億多人，美國現在每年有 1,100 萬人患憂鬱症，在這些人中，大約有 15%最終以自殺結束自己的人生。

憂鬱症是臨床上常見的一種心理疾病，人們在遇到與自己意願相悖的事情或挫折時，會產生困惑、不安和消極的不良心態，其特點是情緒低落、思考遲鈍、言語和活動減少。輕則沒精打采、興趣索然、厭食、失眠、胸悶、乏力等；重則思想進入抑制狀態，情感麻痺，不能思考，整天呆坐或躺臥床上，緘默、拒食，對外界任何刺激都不作反應；有的憂鬱症患者還伴有想像和幻覺，甚至恐懼，損害了正常生理功能而致病。

憂鬱症似乎特別「青睞」女人。典型的案例就是近年來婦女產後憂鬱症的急遽攀升。就是貴為王妃的黛安娜，短暫的一生中也患過 4 次憂鬱症，心理醫生曾為她治療了兩年。

這種疾病很隱蔽，很多時候連患者自己也不知曉。這就更增加了憂鬱症的惡化。憂鬱症的識別有五個特徵。

- **懶**：無原因的突然疲乏無力、自覺懶散無能，甚至連日常生活、簡單的工作或家務亦懶得應付。
- **呆**：動作減少，行動呆木、被動，思維遲鈍、構思困難、記憶力和注意力下降，理解力和腦功能明顯減退。
- **變**：性格明顯改變，前後判若兩人。
- **憂**：憂鬱悲觀、意志消沉、無信心和活力，有萬念俱灰之感。心情壓抑、苦悶，對外界一切事物缺乏興趣，並感覺有許多身體上的不適。

- **慮**：多思多慮，焦急不安，胡思亂想，坐立不寧，或是一籌莫展，常常自責，且自卑。一般而言，久治難癒，或是原因不明、長達數週甚至數月的失眠，可能是憂鬱症的重要訊號。

有的憂鬱症患者雖感覺身體不適，但生理檢查會顯示，她們在身體上是完全健康的。

各種身心疾病皆會引起憂鬱。服用降壓藥、抗腫瘤藥等，也會導致憂鬱。婦女月經期、哺乳期以及更年期相對容易出現憂鬱，就連正常人平均一年所患的 6 次感冒，如果是重感冒期間，病人也會出現憂鬱、自卑的心理反應。此外，75%的憂鬱症是由各種精神壓力造成的。

女性防治憂鬱症可以從以下 6 個方面入手。

- 學會將自己的憂傷、痛苦，以適當的方式發洩出來，以減輕心理上的壓力：要敢於把自己不愉快的心事向知心朋友、老師、家裡人訴說，或採用其他迂迴方式，從宣洩中得到解脫。
- 多與人交往：不要拘泥於個人的小天地，患得患失，應自覺地把自己置於集體中，從豐富多彩的集體活動中尋求溫暖和友誼。
- 學會自我安慰、自我調節：遇到不愉快的事，應多從好的、積極的方面著想，保持豁達的情懷。不要鑽牛角尖，不要有過高的奢望，合理調節自己的抱負與期望，有助於走出困境。
- 經常參加娛樂休閒活動，調節精神生活，消除心理緊張，陶冶情操，開闊心胸。
- 做情緒的主人：透過意志努力消除不愉快的心情，保持樂觀的情緒。學會直率、坦誠，不要過分自責、自卑、自憐。
- 向榜樣學習，閱讀一些優秀的文學作品，以開闊心胸。

# ▊努力克服嫉妒心理

有些女人，一見別人業績突出、或更加年輕貌美，或有名車豪宅，就會滋生出嫉妒。嫉妒是一種不健康的心理狀態，要克服它可從以下幾個方面著手。

- **充實自己的生活**：培根說過，嫉妒是一種四處遊蕩的情慾，能享有它的只能是閒人，「每一個埋頭沉入自己事業的人，是沒有閒時間去嫉妒別人的。」因此，埋頭學習和努力工作，積極參加有益的活動，使自己的生活豐富多彩，有助於克服嫉妒的毛病。

- **學會比較的方法**：一般來說，嫉妒心理較常產生於原來起點程度大致相同，彼此又有許多聯繫的人中間。兩個平時很要好的人，一個如果取得了進步、贏得榮譽，另一個也許就會比較：妳原來並沒有比我強，現在把我「甩遠了」。嫉妒心理就產生了。因此，要學會正確的比較方法，善於學習別人的長處，而不是以己之長比人之短。

- **多作自我反省**：在別人取得好成績、受到表揚和獎勵時，妳應自我反省、認真思考一下：我是否在嫉妒別人？如果妳能夠意識到自己在嫉妒，妳就會控制或消除這種處於萌芽狀態的情緒。

- **驅除個人主義**：嫉妒心理的實質是極端個人主義在作祟，具有這種心理的人往往以自我為中心，凡事只想到自己，不甘居他人之下。「心底無私天地寬」，驅除了個人主義就會有廣闊的胸懷，憂別人所憂，樂別人所樂，就一定能驅散嫉妒的烏雲。

# 多愁善感是一種心理疾病

　　曾經，多愁善感作為敏感、脆弱、富於幻想的人群的重要特徵，成為藝術氣質的代名詞。在歐洲的文藝復興時代，幾乎所有的文學家和藝術家都以多愁善感的敏感神經為榮，自嘲為「憂鬱的瘋子」。他們是值得同情的一群人，因為即便他們創造了無數的文明遺產，自己卻始終處在痛苦的精神折磨中。

　　社會進入物質時代，多愁善感的性格越發與社會的發展格格不入。作為從事普通職業的人，多愁善感者很難晉升到金字塔的頂部；即使作為藝術家，在日趨工業化的市場運作中，陰晴不定的情緒也成為她們的才華不為世人接納的絆腳石。

　　多愁善感作為一種心理疾病，已經日益影響了人們的感情生活和職業生涯。甚至可以說，多愁善感已經成為很多人在生存競爭中失敗的主要原因。

　　多愁善感最早作為疾病被發現，是在西元二世紀的時候，希臘醫生、解剖學家加連醫生發現一些病人常常會陷入一種極端消沉的狀態，她們感嘆生命短暫、人世無常、人生孤獨，就連窗前飄落的樹葉也會讓她們淚水汪汪。這類病人往往會比起其他病人先死去。於是加連醫生把這種現象寫進他的著作中，並把它歸類於精神疾病。

　　良好的心情對健康的積極作用是任何藥物都無法代替的；惡劣的心情對健康造成的危害則猶如致命病原體。其實，日常生活中保持良好心情的「砝碼」就在妳手中。

- **對自己的期望值不要太大**：很多人，尤其是年輕人給自己定的抱負太遠大，期望值過高，使得自己根本無法實現目標，最終認為自己無能，情緒低落；有的人做事則要求盡善盡美，往往因一些日常生活中

的小事而怨天尤人。若把目標定在自己力所能及的範圍內，不僅易於
實現，而且從心理上也容易滿足。

- **做自己的事別寄希望於別人**：很多人喜歡把自己的希望寄託在別人身
  上，其實要求別人能迎合自己，這既不現實又不合理，其結果多是自
  尋煩惱。

- **助人為樂**：多幫助別人做些事，使自己沉浸在快樂中，不僅能忘卻煩
  惱，還能在生活中找到自己存在的價值。

- **4 專心致志**：心理學家研究發現，心理疾病主要是由於患者急需處理
  的事情太多，精神壓力太大引起的；因此，要想減輕自己的精神壓
  力，可在一段時間內專心做一件事就好。

- **懂得讓步**：一個能幹出大事的人，往往只注重大方向，只要不影響大前
  提，在小事情上善於做出讓步，以減少小事給心理帶來的壓力和煩惱。

- **善於調節**：當遇到挫折而產生煩惱時，應迅速轉換環境，將精力轉移
  到自己喜歡做的事情上去。

- **找人傾吐煩惱**：把憤怒和不滿埋藏於心中，無異於飲下毒酒，如果能
  及時地把煩惱傾訴給親人或朋友，就好比服下一劑良藥。

- **不要過於敏感**：對一些事情要保持正確的認知態度，切勿大喜大悲，
  以一顆平常心從容面對一切，妳就不會過於多愁善感。

## ▎讓空虛的內心充實起來

在生活中，經常會聽到有些人長吁短嘆：工作雖然很忙碌，但依然感
到生活空虛無聊，內心十分寂寞。精神空虛是一種社會普遍存在的心理現
象，那麼，如何才能擺脫這種空虛感，讓自己的內心感到充實呢？

- **調整需求目標**：空虛心態往往是在兩種情況下出現的。一是胸無大志，沒有理想與追求，自然會覺得空虛。二是目標不切實際，使自己難以實現目標，從而失去動力。因此，必須根據自己的實際情況，及時調整目標，充實生活內容。

- **博覽群書**：讀書是填補空虛的良方。透過讀書，能使人找到解決問題的鑰匙，從寂寞與空虛中解脫出來。讀書越多，知識越豐富，生活也就越充實。

- **努力工作**：努力工作是人擺脫空虛的極好方法。當人集中精力、全身心投入工作時，就會忘卻空虛帶來的痛苦與煩惱，並從工作中看到自身的社會價值，使人生充滿希望。

- **目標轉移**：當某一種目標難以實現、受到阻礙時，不妨轉移目標，培養自己的業餘愛好（繪畫、書法、打球等），使困擾的心平靜下來。當有了新的樂趣後，就會產生新的追求，從空虛狀態中解脫出來，去迎接豐富多彩的生活。

# 第六章　在鱗次櫛比的高樓之間，讓心情盛開如花

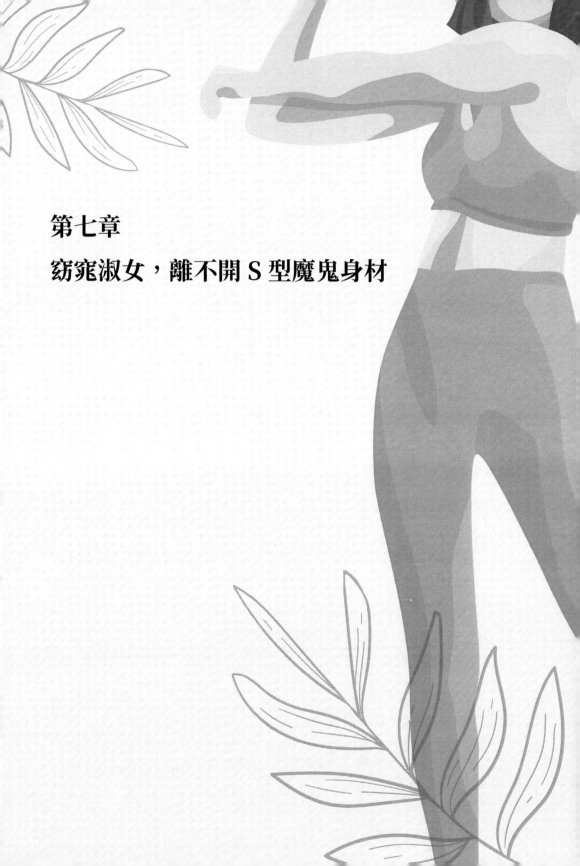

# 第七章
## 窈窕淑女，離不開 S 型魔鬼身材

## 第七章　窈窕淑女，離不開 S 型魔鬼身材

婀娜多姿的身材，無論從美麗還是從健康的角度，都是每個人 —— 特別是女人們所渴求的。

判斷一個女人是否漂亮，身材是一個指標。看那些在伸展台上無情地「謀殺」快門的模特兒們，她們的五官即使連化了妝都不怎麼耐看，但她們硬生生地用 S 型的身材征服了大眾的眼球。

還記得《詩經》中是如何形容女子的美麗嗎？—— 窈窕淑女，看來，古人與現代人對人體美的判斷是一致的 —— 從身材出發。

## ▍肥胖是愛美之心的一道疤

肥胖是女性愛美之心的一道疤，已經成為嚴重的心理問題。醫學專家指出，臺灣人的肥胖主要表現在體重增加，一般是肚子大，特別影響美觀。因肥胖而過不了正常人的生活，享受不到健康人的樂趣而舉步維艱：多種疾病紛至沓來，各式各樣的煩惱接踵而至，肥胖者每天消耗著比正常人多得多的食物和藥品，要承受的心理壓力比正常人也大得多。

肥胖族群是公認的弱勢族群，他們在就業、升學、婚姻等方面常常受到不公正的待遇，甚至連計程車司機都不願載肥胖者，嫌他們太沉重；公車上更沒人願意與他們同坐，嫌他們占位置太多；社會上一些人出語不遜，稱他們為肥婆、肥仔，讓他們受歧視，遭到白眼。久而久之，肥胖者變得自我封閉，不願意參與社會活動，心理發生變化，容易走向極端。據報導，有個胖保姆因其小主人嘲笑她太胖，稱她為肥豬，一氣之下竟失去理智掐死了小主人。一句話竟導致了一個生命終結的悲劇發生。

相對於男人來說，肥胖對於女性是一種可怕的事情。統計證明，女性肥胖者所占的比例明顯高於男性。其中主要是女性的發育階段都在身體變

化上有明顯的表現，這些生理發育階段所表現出的特徵，主要與卵巢機能有關，女性的肥胖有發育階段的特徵，且常常伴有卵巢機能障礙為首的各種內分泌異常。

女性肥胖者多於男性的原因大致有幾個方面：

· 女性脂肪細胞多於男性，相對而言，女性容納脂肪的部位也就大於男性，容易肥胖。

· 女性體內的雌激素分泌與脂肪代謝關係密切，它能促進脂肪合成，使脂肪在體內蓄積。

· 女性在家務工作中與飲食烹煮密切相關，飲食服務的行業也以女性為多，使女性更多地接受了飲食的刺激，更多地增加了進食和品嘗的機會，許多家庭主婦還有吃光剩菜飯的習慣，使女性肥胖的機會增大。

· 女性的日常活動量相較於男性少，活動量小，熱量則消耗也較小，多餘的熱量易變成脂肪儲存於體內，使肥胖者增多。

· 女性有妊娠生育的過程，依照傳統的飲食習慣，為了胎兒的健康而拚命進補與進食，造成營養過剩，孕婦又不能過多活動和參加體育鍛鍊，使熱量蓄積，轉化為脂肪，堆積在體內，所以妊娠過程也是導致女性肥胖的重要因素。

· 中老年女性肥胖者較男性為多，數目更加明顯，其原因從中醫學理論來分析：女性腎氣之衰退較男性早，壽命比男性長，腎氣不足，不能通利下焦，化氣行水之力不夠，溼濁內停，聚而為胖。

總之，女性與男性相比，容易肥胖的因素相對多一點，要保持健美，預防肥胖，需要經過不懈的努力和持之以恆。人體的健美，雖有天生體質，但若能頤養合理，就可永保青春。

## 第七章　窈窕淑女，離不開 S 型魔鬼身材

# ▍讓人觸目驚心的數據

　　現年 23 歲的曹小姐身高 160 公分，體重約 75 公斤。因為肥胖，在工作中她常常受到歧視。她說：「我本來是一個樂觀自信的人，但在工作上被拒絕的次數太多了，即使是意志最為堅強的人此時也會說：『妳知道，我只是不想再被拒絕了，在自己的小世界裡我胖一點也就算了。』」我們不妨設身處地地感受一下曹小姐的窘境，曹小姐雖然衣著光鮮，口齒伶俐，與人為善，風趣幽默，聰穎機智，但當她向上司申請某一項工作時，上司總會將她上下打量一番，眼中便充滿了不信任。這是種什麼樣的感受？

　　類似的事情在當今社會時有發生。大學畢業 3 年後多次求職未果的某小姐說：「這個主觀審美的世界在看了胖子第一眼後就對她們加以非難。」她竟然想到了死！

　　毫無疑問，肥胖不但成為社會問題，而且已經構成威脅人類生命與健康的一個醫學難題。肥胖已成為潛伏在人體裡的一枚隨時可能引發生命危險的定時炸彈。

　　權威機構的調查顯示，肥胖已與愛滋病、吸毒和酗酒並列為世界四大社會醫學問題。被醫學界稱之為人類「死亡五重奏」的高血壓、高血脂、糖尿病、冠心病、腦血管病，都與過度肥胖密切相關。

　　國際醫學界驚呼：目前全球胖死的人比餓死的人多。肥胖慢慢地、悄悄地使人體出現糖及脂肪代謝紊亂，由於糖及脂肪代謝紊亂，心血管疾病（如高血壓、冠心病）、代謝性疾病（如糖尿病、高血脂）找到了滋生的溫床，使人在不知不覺中失去了健康的體魄，乃至多種疾病纏身，直至死亡。

肥胖的疾病演變過程緩慢而溫和，甚至還使人感覺較「舒適」。其實，肥胖正是這樣一枚糖衣砲彈，它在人不知的情況下將其擊倒。要知道，溫柔的背後暗藏著「殺機」啊！肥胖隨時可能奪走妳的生命。

早在 1996 年，國際肥胖特別工作組（TOTF）就指出：「肥胖將會成為 21 世紀威脅人類健康和生活滿意度的最大敵人。」1997 年，世界衛生組織（WHO）正式宣布：「肥胖是一種疾病。」

## 誰需要減肥

每個女性都想擁有苗條的身材，特別是很多都會少女都以瘦為美，一些本來就體型適中的女孩，也盲目地進行減「肥」，非要瘦到走起路來輕飄飄，甚至能被穿堂風吹倒才是最「佳」狀態。倘若真到這種程度，皮下脂肪奇少，無法填補骨骼凹陷，兩頰突出，胸部平坦，鎖骨和肋骨突出，女性特有的曲線美消失，根本無美感可言，故過瘦不可取。而且，一旦 30 歲後，她們的容顏將會比豐腴的女性容易衰老。因為女性 30 歲以後，臉部肌肉和皮膚的彈性開始消失。消瘦的女性臉部皮膚會出現鬆弛現象，容易出現皺紋，顯得衰老。而肥胖的女性，由於臉部皮下脂肪較厚，對皮膚具有墊襯作用，可以使皮膚緊繃，因此仍然較為細膩，看起來比實際年齡年輕。

魔鬼身材是擁有適宜的體重，然後才是線條勻稱凸凹有致。不胖又不瘦，是健康的一個象徵。身體過於消瘦，往往是攝入食量不足而活動量過大，不能滿足生命和生活活動的需要，就會透過消耗自身組織來獲取能量，使體重減輕，久而久之就會消瘦。消瘦者除攝入的能量不足外，還常伴有營養缺乏，導致工作能力和抗病能力下降，易患某些疾病，對健康構成威脅。

# 第七章　窈窕淑女，離不開S型魔鬼身材

　　人有胖瘦之分，體重較輕為瘦，過重則為胖，那麼以什麼樣的標準來衡量是胖還是瘦呢？這當然要有個參照值，這個參照值，我們就把它稱之為標準體重。目前國際流行的標準體重計算方法有兩種。

**一種是：**

成年：［身高（公分）－ 100］×0.9 ＝標準體重（公斤）

**另一種是：**

男性：身高（公分）－ 105 ＝標準體重（公斤）

女性：身高（公分）－ 100 ＝標準體重（公斤）

以上兩種計算方法，可能更適用於歐美人。

亞洲人理想體重（公斤）＝［身高（公分）－ 150］×0.6 ＋ 48（公斤）

這一個計算方法，似乎比較適合臺灣人。

　　不過，由於人的體重與許多因素有關，不同人體有不同差異，一天不同的時間內也會有一定變化，加上人們所處地理位置（如地心引力的原因）、季節、氣候，自身情況的不同，對體重也有一定的影響，因而很難完全符合標準體重。也就是說，難以用一個恆定值來表示，而應當有一個數值範圍，我們把這個數值範圍稱之為正常值，這個正常值是在標準體重±10%以內的範圍。超過這一範圍，就可稱之為異常體重。

　　一般來說，超過標準體重的 10%～ 20%，稱為超重；而超過 20%，就屬於肥胖了。其中，肥胖又根據超過標準體重的程度而分為輕度肥胖（超重 20%～ 30%）、中度肥胖（超重 30%～ 50%）和重度肥胖（超過 50%～ 100%）。

　　同樣，低於標準體重 10%，稱為超瘦；而低於 20%，就屬於過瘦。考慮到當今肥胖的女士遠超過偏瘦的女士，本章將著重談論減肥問題。

## ▌哪些女性易發胖

　　擔心身體發胖或已發胖的女性都想知道發胖的原因。發胖的原因是多樣的，日本著名醫學家中村丁次研究證明，嗜睡，不按時進食，吃得過快，愛吃甜食、零食，偏食，飲酒等可導致發胖。有些藥物如皮質激素類（氫化可體松等）、抗精神病類藥、一些避孕藥等，可使部分人得肥胖病。

　　女性體內脂肪代謝容易受內分泌改變的影響，女性內分泌活動主要是由視丘下部的腦下垂體 —— 卵巢系統控制的。內分泌失調將導致肥胖。女性的妊娠期、產褥（坐月子）期、哺乳期和更年期容易發胖。

　　除了上述原因以外，下述類型的女性也很容易發胖。

- **性早熟的女性**：國外曾對 16,868 名 20 ～ 24 歲的女性進行追蹤調查，性早熟者在 11 歲以下；性中熟者在 12 ～ 13 歲之間；性晚熟者在 14 歲以上。結果表明，性早熟者比性晚熟者體重平均重 5 公斤。到 30 歲時，性早熟者發胖率大於 26%，性中熟者大於 15%，性晚熟者則低於 15%。原因是體內雌激素的含量不同。

- **2 多次人工流產和妊娠的女性**：1980 年代中期，某醫院婦產科專家做過追蹤調查，發現經過一次流產的婦女，體重平均增加 5 ～ 7 公斤；經過兩次流產者體重平均增加 8 ～ 9 公斤；三次流產者則體重平均增加 10 ～ 11 公斤。主要原因是受孕後體內性激素的功能和代謝都發生了很大的變化，導致脂肪合成加快。

- **六種易胖者**：從人們的年齡層來看，年齡越大，肥胖人口越增加，如何在年輕時就未雨綢繆，知道自己將來是否有發胖的可能 —— 從而及早採取應對的措施呢？以下有幾點可供參考：

145

- 雙親有肥胖者。
- 自己產下巨嬰或自己就是巨嬰（出生體重大於 4 公斤）者。
- 雙親社會層次偏低或不重視兒童營養知識者。
- 父母親有高血壓、高血脂、糖尿病等多種疾病者。
- 喜歡吃垃圾食物（熱量高、營養少的食物）者。
- 不喜歡運動者。

以上六點的危險性依次遞減，但一個人具有以上因素越多，則越容易發胖。

## 不良飲食習慣惹的禍

飲食中不同品種所占的比例不同可以使人肥胖。但是，從目前的研究報導來看，究竟是因為每份食物中脂肪所含熱量較碳水化合物高，還是因為食物中碳水化合物與脂肪的比例發生改變而導致身體脂肪增加，現在尚不清楚。但可以肯定的是，飲食結構的不合理，特別是脂肪的含量過多可以導致肥胖，這也是生活水準的提高、飲食的改善導致肥胖的重要原因。

儘管肥胖是多種因素造成的，但對單純性肥胖來說，飲食因素尤其是不良的飲食習慣是導致肥胖的主要原因。

### 進食速度快

肥胖者大多食慾好，進食速度快，以致於狼吞虎嚥，食物未得到充分咀嚼，不能成為食糜而敷貼於胃壁，所以常常已經吃了不少東西但仍感飢餓。這是因為咀嚼時間過短，迷走神經仍處於過度興奮之中，從而引起食慾亢進。此外，由於過快進食後血糖濃度升高，等到大腦食慾中樞輸出停食訊號時，往往已經吃了過多的食物。

# 零食不斷

有些肥胖人士，特別是兒童和年輕女性肥胖者，看起來正餐量並不多，但零食不斷，從而造成人體攝入總熱量的大大超標。

## 晚餐食量與發胖相關

人體內的胰島素分泌失調也能使脂肪大量沉積，皮下脂肪堆積如山，尤其是活動量極少的腹部，便會「大腹便便」。

若想使身體不發胖，除了從脂肪的來源上採取節制措施，如少吃含脂肪多的食物外，還要保持良好的進食習慣，錯開胰島素含量的高潮期。

醫學研究發現，人體的胰島素含量在 24 小時內有著顯著的差異：早晨含量低，到了傍晚則會達到最高峰值。

據世界衛生組織的一項調查顯示，90％的肥胖者都因晚餐吃得太多太好所致。

醫生說，由於大多數家庭只有晚上才闔家共進晚餐，往往吃得很多很好，結果卻使肥胖人群增多。在臺灣這一點也是很明顯的，因晚餐吃得過多和不當的飲食習慣而引起肥胖的人也大有人在。

很多人因時間原因和條件所限，習慣早餐、中餐吃得簡單，一到晚上，家人團聚，時間充裕，於是雞、魚、肉、蛋、菜擺滿餐桌，而這樣的安排並不健康。因為食物在體內消化後，一部分進入血液形成血脂，傍晚時血液中胰島素的含量又上升到一天中的高峰，胰島素可使血糖轉化成脂肪凝結在血管壁和腹壁上，久而久之，人便肥胖起來。

一位 30 歲的女性對醫生說，她每天早早出門，早餐往往非常簡單，就是一片麵包或饅頭。午餐受條件限制就在工作桌旁匆匆解決。而晚餐時，為了一家人的營養和健康，往往準備得很豐盛。吃完晚飯她已經很

累，就早早上床睡了。時間一長，身高只有 157 公分的她，體重卻有 70 多公斤，漸漸地她出現了血壓高，血糖高、血脂也高的毛病。

醫生說，大多數肥胖症患者都有類似的經歷，運動少，晚餐吃得多、吃得好。實驗證明，50 克油脂產生 500 卡熱能，需要不停地爬樓梯 30 分鐘才能消耗，消耗不了熱量就會轉化成脂肪堆積起來。晚餐以後就躺坐在沙發上，是產生脂肪堆積造成肥胖的重要原因。

因此，要避免肥胖，必須從改變生活方式入手，晚餐吃得少一些，餐後盡量去散步，增加些運動，才能避免肥胖的發生。

## 吃糖過多

過去人們普遍認為，食物中的脂肪是導致肥胖的主要因素。其實脂肪所提供的熱量不會很快地促進體內脂肪的合成，而脂肪要分解時產生的甘油還可抑制脂肪的儲存堆積。吃糖不但易於吸收，而且能增強促進脂肪生成所需酶的活性，並能刺激具有促進脂肪合成作用的胰島素的分泌，從而更容易使脂肪蓄積。

對於營養足夠的人群來說，糖真是一種要命的食物，它可以很輕易地毀掉妳的牙齒，更嚴重的是，會耗盡身體的一些重要資源，而且它也會損壞妳的免疫系統。

6 茶匙的糖，會減少人體內 25% 的白血球數量，白血球是消滅細菌的必備成分。吃下越多的糖，就會毀掉更多的白血球。

糖經常與其他食物混在一起，譬如糖果、巧克力、冷飲、糕點和餅乾，甚至罐頭水果、蔬菜中也加了糖。

冰淇淋含有較高的糖分和飽和脂肪，為了減少對糖分的吸收，可靈活採用各式各樣的方法。比如對於喜歡吃冰淇淋的女士們來說，用刨冰替代冰淇淋，不失為一種好的方法。刨冰不含脂肪，風味比起冰淇淋也沒差多少。

## 偏食

偏食能導致營養攝取不平衡,使一些營養素缺乏。

就目前所知,缺乏 B 群維他命便能導致肥胖。因為 B 群維他命能使脂肪變為能量,而導致 B 群維他命不足的原因是與現代生活方式有關的。

食物過於精細化,不僅米、麵加工過於精細,瓜果、蔬菜的攝入量也不足。參與脂肪代謝的 B 群維他命主要有 $B_1$、$B_2$、$B_6$、$B_{12}$ 等,這些維他命主要存在於糙米、小麥及許多新鮮蔬菜水果中。偏食的危害不小呀!

## 熟肉製品吃得過多

市場上的熟肉類食品,往往含有過多的飽和脂肪。例如、香腸、臘肉、燻肉等等。相比之下,魚類和禽類含有較少的脂肪。建議考慮用魚禽類代替肉類食品。

目前,臺灣城市中的成人和兒童的肥胖發病率已達 20%以上,並呈不斷上升趨勢。肥胖病會導致多種併發疾病,如冠心病、腦血管、高血壓疾病等,使患者病亡率增加,平均壽命縮短。為此,改變我們不當的飲食習慣,減少肥胖病的發生,已是刻不容緩。

# 飲食減肥的四大原則

錯誤的飲食方式是肥胖的根本原因之一,所以為了減少肥胖,女人必須要改善飲食習慣。很多專家認為,肥胖者若不能改善飲食習慣,而採取其他任何療法,都是不可能達到減肥目的的。事實上,要改善飲食習慣並沒有那麼困難,只要遵守四項原則就可以了。最重要的是,要認識到肥胖給生活、學習、就業帶來的害處,認真考慮是否真的要努力脫離肥胖狀態。

在對抗肥胖時,女人的飲食習慣要遵守以下四大原則。

## 第七章 窈窕淑女，離不開 S 型魔鬼身材

### 以粗糧為主食

沒有經過精細加工的粗糧含有身體所需的有效成分，同時也具有精加工後的細糧所沒有的營養均衡的效果，粗糧的這些性質是其他食品中所沒有的，所以要將粗糧當成主食，並維持在固定量以上。

粗糧食品可以配合季節、體質等加以組合，或在烹調方法上多下工夫，也可在一定範圍內當成副食來攝取。

粗糧之所以具有均衡營養的功能，那是因為含有胚芽成分。胚芽是尚未形成完整糧食的部分，含有維他命 E、F、礦物質、粗蛋白、粗脂肪等有效成分，這些複合的成分吸收到我們的消化系統，使我們的身心能保持在最良好的狀態，持續以粗糧為主食的飲食生活，能很快恢復肥胖者往日的體魄。

吃精細食品的飢餓感會很快地出現，迫使妳用零食救急或以更大的胃口迎接下一頓。用低糖，即少吃碳水化合物來減肥，體重雖會減輕的較快，但真正失去的只是水分，一旦再次進食就會重新發胖。澱粉是人體不可或缺的。完全不攝入澱粉，如不吃主食，甚至是不吃細糧，既不明智，也不現實。

### 減肥效果來自於新的飲食習慣

問題不是以什麼樣的速度減去幾公斤的體重，而是要找出一個適合自己的規律，要考慮自己已有的生活方式，正確地制定減肥計劃。當然，減肥總會令人「苦不堪言」。很多減肥者透過飲食減肥失敗，在於一是粗糧的確實沒有細糧好吃；二是減少飯量後，餓得難以忍受；三是「苦行僧」式的減肥生活「不知哪天結束」等原因，造成了很多人不願把「減肥計劃」堅持下去。其實，只要多動動腦筋，多試試各種方法並將其優越性

整合起來，比如，盡量使膳食中蛋白質含量很高，碳水化合物含量卻很低，不用改變口味，不餓肚子，也會收到良好的效果。

### 充分咀嚼食物

實驗證明，充分咀嚼食物對減肥很有效果。

咀嚼之所以有效，最重要的是因為充分咀嚼過的食物，在胃中呈容易接受胃液作用的狀態。食物充分接受胃液的作用後輸送到腸內，再加上腸液、胰液與膽汁的作用，就成為有用的營養被吸收了。充分咀嚼食物不僅可治療肥胖，也可使胃腸機能健全化。

充分咀嚼會很快產生飽腹感，食量自然也就減少了。沒有空腹感，也就可以輕易達成節食的目的。同時，充分咀嚼還可體會到食品真正的原味，漸漸地就不會再喜歡那些含動物性高脂肪的食品、糖味比較濃重的、加入食品添加物等有礙健康的食物了。

### 適當地吃點洋蔥和蒜

洋蔥和蒜可以消耗脂肪，並且會刺激人體的有關器官，進而加快新陳代謝，並且快速的分解脂肪。日本人研究出了專門的洋蔥減肥食品。

不過，要注意的是：洋蔥和蒜屬於刺激性的食物，平時若是過量食用，不僅會造成胃腸不適，還會有副作用，也就是容易引起皮膚老化、毛髮掉落等症狀。所以，還是以適量的進食為好。

## ▌減肥的三個「最佳」

身為女性，十有八九都會有這樣美妙的幻想：愛吃什麼就吃什麼，吃多少也不會發胖。然而生活中卻不敢真的這樣去做。因為一不留神沒有控

制好進食量，腰圍就會變得粗起來。那麼有沒有辦法實現這個幻想呢？應當說是有的，只要妳選對了食物就可以多吃而不胖。

實際上，當食物中所含的卡路里的多少與妳每天在工作和生活中消耗掉的熱量基本相當，妳就不會發胖。若是妳天生就喜愛高熱量食品，如巧克力、漢堡、炸雞等，並且從不控制妳應該控制的熱量攝入，那就免不了發胖。那些多餘的熱量，一旦消耗不掉，就會變成使人肥胖的脂肪。

某些食物能自然控制體重，原因是它本身含卡路里較低，如果妳的胃口不是特別大，選擇這類食物就能保證妳能擁有苗條的身姿，以下是中西方美女流行的減肥食品，也是營養專家介紹的瘦身食物。

## 減肥中的最佳飲料

減肥中的最佳飲料是水。水不含熱量，同時會產生飽脹的感覺，所以飲食就會減少。當飲用冷開水時，還可以因為往腸胃內加冷水，而幫助燃燒體內多餘的熱量。

通常，每人每天應喝 1.5 ～ 2.0 升左右的水，但是並不是每天一定要強迫自己喝下這麼多水，而是盡量補充到差不多就可以了。因為人體也可以從其他的食物當中攝取到部分的水分，喝白開水的用意在於補充不足的水分。如果從事某項運動後，那當然還得再多喝一些。

人體內如果缺水 2%，體力就會下降 20%。在減肥節食期間，多喝水有助於人體排出更多的廢物。水無法直接使人減肥，但可以在排除毒素的同時，消除人體的疲勞及防止腎結石。

減肥時可要注意了，減肥的禁忌飲料是酒類。啤酒和烈性酒都是糧食釀成，熱量都不低。許多人喝酒時，還習慣於食用更多的下酒菜，若是大魚大肉就更不得了。

不要忽視酒中所含的熱量，1 杯白酒＝6 塊糖。酒除了酒精對內臟有損害外，還會使高血脂患者形成脂肪肝，最終導致肝硬化。

## 減肥中的最佳食品

減肥中的最佳食品是豆類和漿果類。

豆製品確實含有較高的脂肪，但這類脂肪多是不飽和脂肪，不會像飽和脂肪那樣給健康帶來潛在的威脅。用豆製品替代肉類，無論從哪方面看，都是個不錯的選擇。

燕麥片、大麥、芹菜和南瓜都是高纖維的食品，營養學家認為，纖維不僅可以幫助減重，同時也可以防止便祕，使腹部不至顯得過大。每天膳食纖維的理想攝人量是 25 ～ 35 克。

但要注意的是，如果妳還不習慣於高纖維的食品，可慢慢增加攝入量，並在一整天內將攝入量平分，食用過多或過快都會導致腹脹和不舒服。

減肥過程中，錯誤的方法是飲食過量。食入太多的熱量，無論是脂肪、澱粉質食物還是蛋白質，都會增加腰圍。

## 減肥中的最佳習慣

制訂飲食計劃。您需要為自己制訂一個飲食計劃，例如這週可以先訂個計劃減少甜食中的糖攝入，下週減少肉類食品中的脂肪攝入。不要期望所有好習慣都能在短時間養成，但每週都增加一種新方法控制脂肪和糖攝取，形成習慣，效果將是顯著的。

突破菜單限制。當您在飯店用餐時，大可不必被菜單所侷限。您可以告訴廚師想要的低脂含量的菜式和做法，絕大多數廚師是能做出您指定的菜式的。比如，妳在點了水果沙拉後，不願在沙拉淋上富含奶油的沙拉醬，不妨將要求提出來。

# 胖女孩減肥 18 公斤的八條箴言

指考結束後，李娟在一個月內胖了 10 多公斤，身高 164，體重直達 72 公斤，高中同學看到她時忍不住驚呼。上大學後，李娟的體重就一直沒有降下來過，甚至有過 78 公斤的記錄，但那時她還是從未打算過減肥，因此在大學同學眼中一直是個大胖女孩。走向社會後，發現了胖妞的難處，於是她苦心鑽研減肥術。皇天不負有心人，一年多後，身高長到 169 的她體重降到了 54 公斤。這個體重，除非懷孕和剛生產時起伏較大之外，一般都是在上下一兩公斤裡波動。

下面，我們將李娟這麼多年裡摸索、總結出的八個箴言公之於眾。

## 箴言 1：每早空腹喝一大杯溫水

每早空腹喝一大杯溫水，可排走腸內毒素令血液循環更好。無論是否減肥，早餐不可不吃。早餐只吃高纖維的麥片，低脂鮮奶，這樣既可以幫助排便，同時也非常健康。至於肉類、海鮮則留待中餐再大快朵頤。

## 箴言 2：吃飽飯後至少要活動半小時

吃飽飯後至少要活動半小時，才可以坐下。這其中如果怕無聊，甚至可以站著看書，打電話等來消磨時間。每日安排晚餐後走路。報告指出，每人每日如能步行 2 公里（快慢隨意），便可以提高高密度脂蛋白膽固醇達 6%，這樣可以減少心臟病的機會達 18%。若能維持一段時間，更能有效地控制體重。

## 箴言 3：選擇低脂肪的食物

如湯麵、全麥麵包、沒有餡的麵包等。漢堡為高熱量食品，減肥期間不宜多吃。

箴言訣 4：限制含高糖分的食物

限制含高糖分的食物，如糖果、甜點心、甜的飲品等。高糖分飲品如濃果汁、可樂等，一罐有 200 卡熱量，要減肥應由戒可樂開始，每天不可喝超過三杯的可樂，而最後一杯更不應在睡前數小時內喝。

## 箴言 5：每天至少吃兩個水果

如柳橙、蘋果、梨子。

## 箴言 6：經常食用大豆及豆製品

大豆及豆製品是一種理想的減肥食品。大豆味甘性平，《名醫別錄》說，大豆可以「逐水腫，除胃中熱痺、傷中淋露；下淤血，散五臟結積、經年內寒」。

豆製品確實含有較多的植物脂肪，但這類脂肪大多是不飽和脂肪，不會像動物脂肪那類飽和脂肪給健康帶來潛在的威脅。

用豆製品替代奶製品，無論從哪方面看，都是個不錯的選擇。大豆含優質蛋白質 40％左右，含碳水化合物雖高達 25.3％，但其中一半是人體不能消化的聚戊糖。有實驗證明，每日少吃 100 克主食，增加 100 克豆製品，減肥效果良好。

豆漿含有防治成人肥胖的有效成分（如亞油酸，皂素，豆固醇等），可防止過氧化脂質的生成，降低血清膽固醇。豆腐渣所含的熱量很低，蛋白質卻較高，所含的膳食纖維可減少人體對糖分的吸收，還能減輕空腹感，是減肥佳品。

醋豆含有豐富的不飽和脂肪酸，能分解體內的膽固醇，促進脂肪代謝，使皮下脂肪不易堆積。特別是醋豆裡的皂素，能排除黏附在血管壁上的膽固醇，有軟化血管的作用。

醋豆的製法是：將黑豆洗淨，瀝乾水，炒 3 ～ 4 分鐘，待冷卻後，裝瓶，倒入食醋中醃泡，加蓋封好，一週後即可食用。每天早晚各吃數粒，即有減肥效果。

### 箴言 7：晚餐多吃蔬菜

晚餐多吃蔬菜，每星期最少吃素一天。減少動物脂肪的攝取量，如選脫脂或低脂鮮奶、低脂乳酪、避免煎炸及油膩食物，只用少量油烹調食物。盡量選用全素類或燕麥片作零食。

### 箴言 8：少量多餐

少量多餐，將同樣份量的食物分成多次食用，不只對減肥，對身體也有好處。

身材性感漂亮的年輕朋友們都有切身體會，只要能長期遵守這八項原則，身材自然會保持苗條美麗，同時又能享受美食。

## 宋慧喬極速瘦身祕密武器

風情十足的漂亮韓星宋慧喬到臺灣做宣傳時，明顯消瘦許多的身材引起了粉絲以及記者們關注。

在千變萬化的服飾穿著中，觀眾都注意到宋慧喬變瘦了，以往有著可愛嬰兒肥的她，臉頰明顯消瘦許多，雙腿也比以前纖細不少。電視台就經常接到女性觀眾打電話進去詢問宋慧喬的瘦身方法，而臺灣也有不少女生希望知道宋慧喬到底是怎麼瘦下來的？

宋慧喬到了臺灣，將如何瘦身的答案公之於眾：每天必喝檸檬奇亞籽水，就是可以保持苗條身材的最佳方法。

據說，宋慧喬的祕訣一公布，就馬上在韓國、日本甚至臺灣迅速流行。這種在家裡自己操作就可以達到減肥的方法，被稱為「家庭主婦」式的喝水節食法。據使用者說這個方法十分有效。

需要注意的是：檸檬的酸度較高，空腹不要喝太多，以免傷胃。

## 八個實用高招讓胸部曲線誘人

光想一味地瘦下來，並不健美。只有凸凹有致的 S 型身材，才是讓女人們豔羨男人們流鼻血的身材。如何讓胸部曲線優美一點呢？

### 方法一：吹氣球

先準備好一個大氣球，每日 3 次吹它，每次吹氣球前先做深呼吸，再盡力呼氣，吹 5 ～ 10 遍，以後逐漸加大吹氣量，以不吹破氣球為標準。吹氣球需要深呼吸，能增加人的肺活量，促進新陳代謝，消耗能量和脂肪，達成瘦身作用。同時，深呼吸也是一種擴胸運動，能鍛鍊胸肌，讓胸部堅挺。

### 方法二：游泳

游泳可以不分季節地進行。每週游泳 1 ～ 2 次，對乳房的健美確實是大有益處。因為人在游泳時，水對胸廓的壓力不僅能使呼吸肌得到鍛鍊，胸肌也會特別發達。

### 方法三：吃納豆

在 50 克的納豆（日本風味的發酵黃豆）中加入淡醬油（生抽醬油）食用，同時加入一些辛香佐料，比如辣椒、咖哩，可使瘦身效果加倍。納

豆含豐富的鉀，營養價值很高，除了對豐胸有幫助外，用它來代替一頓正餐在營養成分的攝入上也沒問題，而攝入的熱量則大大降低。

## 方法四：吃青木瓜

用青木瓜燉排骨，是最經典的豐胸湯。青木瓜內含大量木瓜酵素，可分解蛋白質、醣類，還有女性最恨的脂肪。木瓜中豐富的木瓜酶對乳腺發育很有益，刺激女性荷爾蒙分泌，乳腺暢通，達到豐胸的目的。

## 方法五：喝優酪乳

每天飲用 2～3 次 250ml 的優酪乳，減少肉類食物的攝取。優酪乳對於因便祕和體內毒素堆積而造成的腹部、腿部肥胖有好的減肥效果，同時它含有豐富的蛋白質，對胸部保健效果不錯。

## 方法六：親近維他命 E

每日進食含維他命 E 及維他命 B 群的食物，如高麗菜、葵花籽油、菜籽油及牛奶、豬肝、牛肉、蘑菇等，或者每日服用維他命。激素在乳房發育和維持其豐滿與彈性中起重要作用，維他命 E 和維他命 B 群有利於激素分泌。

## 方法七：補充膠原蛋白

多吃豬蹄、牛蹄、牛蹄筋、雞翅、豬皮等食物，或服用專門提煉出來的膠原蛋白。這些食品中含有豐富的膠原蛋白，可以營養乳房，並且不會因此增肥。

### 方法八：手法按摩

每晚臨睡前熱敷兩側乳房 3 ～ 5 分鐘，再用手掌由左至右按摩乳房周圍 20 次，堅持按摩 2 ～ 3 個月能見效。乳房按摩能促進性腺分泌激素，使卵巢分泌雌激素，從而促進乳腺發育，不讓乳房因為減肥而掉肉。

## ▎堅決和「救生圈」劃清界限

長時間坐在辦公室努力工作的女性們，往往一坐下就是兩三個小時不動，頂多起身上個廁所、補補妝、倒點水喝。時間久了，小腹就會變得越來越鬆弛。那麼，有沒有辦法可以不必花很多時間，又能輕鬆保持好身材呢？

### 方法一：利用工作環境

妳的公司也許有體育活動設施，或與當地健身俱樂部或體育場有合作。

與公司中其他正在控制體重的同事相互支持和鼓勵。

與同事們交流，尋求她們的幫助，請求她們別給妳不合適的食物。

### 方法二：控制工作餐飲

要一天三餐：不應忽略早餐和午餐。如果不吃午餐，妳很可能飢腸轆轆地回到家裡，在晚餐桌上大吃一頓。

少吃零食：只攜帶低脂肪、低熱量的零食，如水果、蔬菜、餅乾、爆米花等。

在辦公桌上放瓶水：一天內要時常喝水。當妳想吃點甜的東西時，就喝杯水，吃甜食的願望馬上就會消失。午餐前喝杯水，可降低妳的食慾。

此外，還有下列小禁忌希望妳注意：

- 不要讓精神壓力促使妳多吃:當有精神壓力時,不要拿起食物,而是出去散步。體力活動比吃東西更有利於解除精神壓力。
- 不吃自助餐,因為自助餐往往導致吃得很多。
- 不要去速食店,因為那裡可供選擇的低脂肪食物很少。
- 不要一個人進食:要和同事和朋友一起進食。把注意力放在和同伴的談話上,而不是食物上。

## ▌關於減肥藥的是是非非

據媒體報導,當今世界上各國的肥胖者用在減肥上的藥物消耗,已達上百億美元之多。

繼各式各樣的減肥腰帶、健身器之後,王女士又開始了艱苦卓絕的藥物減肥:從海藻片、到維他命咀嚼錠,王女士已成了時下流行的藥丸女士,也就是不吃飯,光靠吃維他命來維持身體能量的供應,目的只是為了保持身材苗條。當然,王女士也會有難以抵擋美食的誘惑而大吃特吃的時候,這時,王女士常常得依靠瀉藥來保證不影響減肥效果。

據王女士自述,這樣的折騰,不但受苦,花費還不小呢!一個月至少要花 3,000 元,真是花錢買罪受。

目前,減肥藥物市場很熱門,各種信誓旦旦的廣告滿天飛。更有無處不在的美女減肥廣告,不斷地召喚著、誘惑著想減肥的女人打開荷包。那麼,減肥到底有無靈丹妙藥呢?醫藥學家的回答是:沒有。儘管減肥沒有特效藥,人們還是可選用下列藥物作為減肥輔助藥。對於肥胖,女性一般不需要使用藥物。除非已是重度肥胖,並且有許多併發症時,方可考慮在醫生指導下用藥。

常用減肥輔助藥物包括抑制食慾藥、利尿藥、瀉藥以及促進代謝的藥物。

- 抑制食慾藥物包括氟苯丙胺、安菲拉酮、阿米雷斯等，服用這類藥物常常會出現頭昏、頭痛、口乾、噁心、腹瀉等不良反應。這些反應會隨著用藥時間的延長而逐漸減輕或消失。副反應嚴重者應立即停藥，癲癇、憂鬱症、青光眼患者禁用，嚴重心律失常者慎用。
- 利尿藥和瀉藥可使肥胖女性體重減輕，但其減掉的都是人體的水分，還包括大量的無機鹽，所以長期服用這類藥物可導致體內水和電解質紊亂，危害健康。
- 有的醫生讓肥胖女性服用促進代謝藥物如甲狀腺素製劑，透過促進代謝，增加基礎代謝率來減肥，但這樣做會導致體重下降，主要是蛋白質量的下降，其次才是脂肪。所以，除非有甲狀腺功能低下，否則不要用甲狀腺素減肥。

上述藥物的減肥效果大多難以鞏固，在服藥期間雖然體重可明顯減輕，但停藥以後體重又增加。由此可見，時興的減肥藥物並不理想，長期服用還可以出現不良反應或停藥反彈的現象，故服用減肥藥物應在醫生指導下合理使用，切勿隨意濫服，以防減肥不成，反受其害。

醫學專家主張，生長發育階段的少女一般不宜用減肥藥，因為少女正處於身體發育期，藥物對她們的發育和健康不利。必須使用減肥藥時，可在醫生指導下應用苯丙胺暫時控制食慾，但長期使用副作用較大，減肥效果也不怎麼明顯。

## 第七章　窈窕淑女，離不開 S 型魔鬼身材

# ▍如何選擇減肥保健品

市場銷售的減肥保健品名目繁多，種類各異。但絕大多數減肥保健品都是利用某些具有延遲消化的食物或海產品構成，個別商家為了達到減肥的效果，甚至在減肥保健品中加入減肥藥物，導致食用者產生一些副作用，減肥目的沒達到，反而影響了健康。

怎樣選擇減肥保健品呢？我們建議肥胖者應從以下幾方面加以考慮：

1. 首先應認準有認證的減肥保健品標誌，而不是某些商家擅自生產的所謂減肥保健品。
2. 可以利用減肥保健品的宣傳廣告資料，向有關專業人員進行諮詢。
3. 可以透過電話、信函，對生產廠家進行調查，確認產品無誤再服用。
4. 透過他人服用的親身經歷，考慮是否選用減肥保健品。
5. 剛開始可少量服用一定的減肥保健品，如果有一定的效果，可繼續服用，如果出現不良反應，則應立即停止。

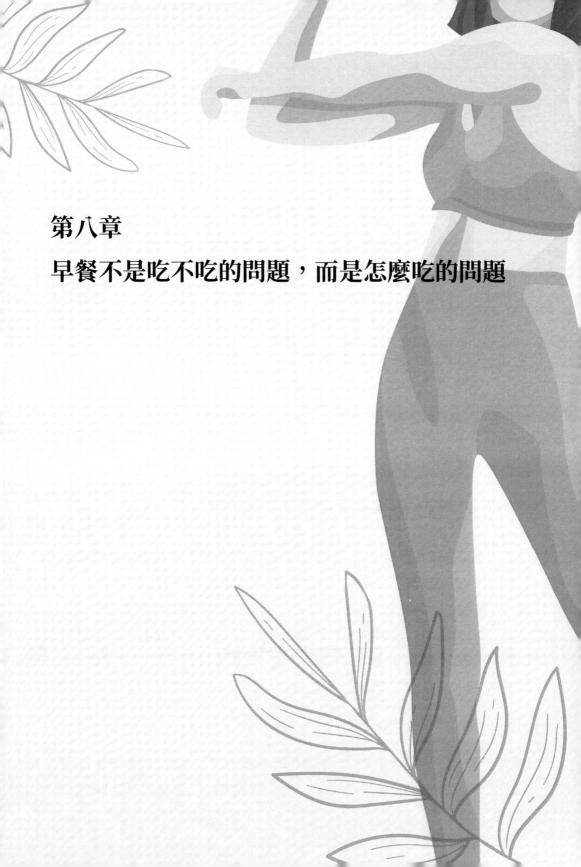

## 第八章
### 早餐不是吃不吃的問題，而是怎麼吃的問題

## 第八章　早餐不是吃不吃的問題，而是怎麼吃的問題

隨著近年來人們對於健康的日益重視，以及眾多營養學家的大力宣傳普及營養常識，吃早餐有益身體健康的道理早已深入人心。因此，討論早餐問題，已經沒有必要糾纏在吃與不吃上，而是專門針對怎麼吃這個問題。

不少都會女性都有著這樣的早晨：被「可惡」的鬧鐘叫醒後，在床上掙扎了二十分鐘，才揉著疲憊、惺忪的眼睛從床上爬起來。爭分奪秒地洗漱之後，還要花不少時間在化妝上。待一切搞定，時間已經不寬裕了。想想鐵面無私的打卡機，只得胡亂地從冰箱裡抓點東西就匆匆擠進了潮水般的上班人群，或者在汽車廢氣和灰塵中啃咬著路邊剛買的油條、煎餅……

對於愛美的女性來說，她們在早上為了穿什麼衣服而花費二十分鐘是毫不奇怪的。請這些愛美的女性也花幾分鐘在吃早餐上吧！哪怕是從一顆雞蛋加一碗粥、或者是一杯牛奶或一片水果開始新的一天吧！營養的早餐，不僅會和妳的衣服一樣能給妳帶來美麗，還能給妳帶來健康、活力。

# 女性早餐設計的三原則

很多人在經過 18 個小時未進食的情況下，早餐的重要性不言而喻。可是，在當今都市裡的忙碌人士中，忽視早餐的人比比皆是。有小部分人不吃早餐，大部分人胡亂用「填飽肚子」的態度來應付早餐。

怎樣吃早餐才對得起足足半天未進食的肚子，怎樣才對得起自己的身體？下面，我們引用營養專家對於都會女性上班族早餐設計所提出的三項原則，各位女性不妨對照一下，看自己是否做得合格。

### 早餐時間

如果妳晨練歸來，請坐下來喝杯溫開水，休息幾分鐘再吃早餐。如果妳剛梳洗化妝完，不妨看一下錶，在起床後 20 ～ 30 分鐘再吃早餐最為適

合，這時人的食慾最旺盛。人在剛起床時，體內各器官還處於半睡眠狀態，負責消化的胃腸道也尚未「甦醒」，大腦更是處於低谷，馬上進食不僅胃口不好，對於消化器官也有害處。另外，早餐與午餐最好是間隔 4 ～ 5 小時，也就是說儘管妳可能早起，但還是把早餐安排在 7 點～ 8 點之間較好。當然妳可以根據午餐時間適當調整早餐時間，或根據早餐時間適當調整午餐時間。

## 營養搭配

早餐的營養搭配講究的是十二個字：「主副相輔，乾溼平衡，葷素搭配」。儘管女性胃口不大，但是光靠一杯牛奶或一個蘋果解決不了問題，早餐所供給的熱量要占全天熱量的 30%，這 30% 主要還是要靠主食來供給。要適當進食一些澱粉類食物，比如饅頭、麵包等。還要有一定量的蛋白質，如雞蛋、熟肉、豆製品等食物。主食一般是乾的，而搭配一些諸如稀飯、牛奶、豆漿之類的食品，既可幫助消化，又可為身體補充水分，排除廢物，降低血液黏稠度。此外，早餐的維他命供應不應該被人忽視，最好根據個人胃口，準備些蔬菜、水果等。

## 容易消化

由於清晨起床，人的腸胃功能較弱，因此早餐最好吃一些容易消化的食物。既要營養豐富又不過於油膩，特別要注意食物不宜過冷，因為涼性食物會降低腸胃的消化能力，引發一些腸胃疾病。特別是對都會女性來說，雖然早上時間非常緊迫，但不能因為時間緊而經常吃一些涼的主食。如果時間太少，喝上一杯熱牛奶或豆漿還是必須的，否則在上班路上，甚至到辦公室後，說不定會經常肚子難受，而在生理期，經常吃涼食，會引起經痛。

## 第八章　早餐不是吃不吃的問題，而是怎麼吃的問題

# ▌教妳快速做營養早餐

有時間的女性，不妨自己動手為自己做一份個性化的早餐。以下推薦的幾款營養豐富、美味可口又簡單易做的早餐，供大家選取。

### 香蕉牛奶

製作香蕉牛奶非常簡單易學：取 1 ～ 2 根香蕉，剝皮切成數段，放入沖好的牛奶中，略加攪拌即可。如果再加入一顆熟蛋黃（起床時把雞蛋放入電熱杯，水滾後拔掉電源，悶 4 ～ 5 分鐘就好了），讓蛋黃混合其中，便調製成一杯口感香滑的香蕉牛奶了。香蕉富含豐富維他命和微量元素鉀，能改善情緒，此外還能防治便祕，更提供了足夠熱量；牛奶和雞蛋是蛋白質的極好來源。

### 果乾麥片粥

顧名思義，果乾麥片粥就是把把一些女性自己喜歡的果乾（如葡萄乾、無花果、杏仁乾等）加入即溶麥片中，用開水沖泡即可。如果再加入適當的蜂蜜，營養將更加全面。果乾有豐富維他命和蛋白質；麥片富含水溶性膳食纖維，有清理腸胃、降血脂的功效；蜂蜜更是呵護女人美麗一生的神奇滋補品 —— 這份早餐肯定合乎妳的心意。

### 粗糧方塊粥

睡前把第二天早餐要用的地瓜、馬鈴薯等洗淨切成小方塊扔進電鍋，但不要按下加熱鍵。晨起時再加入一些熱水煮，等妳梳洗穿戴完畢，放入適量糖或鹽，一份高纖維、又令妳長時間不覺飢餓的粗糧方塊粥就可以上桌了。妳也可以在其中加入一些新鮮的玉米粒，既美觀又營養。據飲食專家說，適

當吃一些粗糧，對飲食「精益求精」的現代女性來說是非常必要的。

### 紫菜飯捲

　　紫菜飯捲其實是一道日本料理，也就是日本人說的「壽司」。其製作比上面幾種早餐略微複雜。在熱白飯（稻米、糯米或兩者混合皆可）中放進白糖、白醋、鹽適量，攪拌均勻。然後鋪開紫菜（紫菜是那種薄的一大片的，不是做湯的那種），把白飯倒在上面，用湯匙壓扁，貼在紫菜上面，然後鋪上一條一條妳喜歡的蔬菜和肉類，再把紫菜捲起來，一定要捲緊，想吃多少捲多少，再用刀切成小片，就大功告成了。要注意的是，為了防止細菌汙染，鋪開紫菜時最好在下面鋪一層保鮮膜。

　　如果妳早上沒有時間做這道具有異國風味的美食，可以做晚飯時先做好紫菜飯捲，用保鮮膜包好放入冰箱冷藏，第二天早上用微波爐加熱即可。糯米溫中補血，紫菜是藻類植物，對人體也很有益處，蔬菜和肉類彌補了營養的不均衡。對於女性來說，這種充滿異國情調的飯捲的確很適合。

## ▎健康早餐最好加點蜜

　　蜂蜜是一種既健康，又美味的食品，它有著如琥珀的色澤和醉人芬芳，不愧為大自然贈與人類的聖潔禮物。

　　女性的腸胃和蜂蜜應該結下深深的緣分，因為常吃蜂蜜可以令人皮膚白嫩光滑，面容紅潤，還能防裂補血，提高免疫力。蜂蜜既是滋補品，又是甜味劑。一說到甜，估計不少女士就開始緊張起來了：甜的食品含了豐富的糖，吃了豈不會長胖？其實這種擔心是多餘的，蜂蜜富含糖分是事實，不過經常食用並不會引起肥胖。這是因為蜂蜜主要是由葡萄糖和果糖組成，約占 65%～80%，而蔗糖含量極少，不到 5%。由於葡萄糖和果糖

可被人體直接吸收，吸收過程不會伴有脂肪囤積，故不會造成肥胖，所以愛甜的女性們可以大膽去享受蜂蜜給妳帶來的美味了。

　　將蜂蜜與牛奶搭配著吃，不僅風味獨特，而且營養均衡。在西餐中，牛奶和蜂蜜常常是結伴出現在人們的早餐桌上。牛奶與蜂蜜搭配食用，能造成營養互補的神奇效果。蜂蜜作為單糖，含有較高的熱量，可直接被人體吸收；而牛奶儘管營養價值較高，但熱量低，單飲不足以維持人體正常的生命活動。用牛奶加蜂蜜做早餐，人體不僅能夠吸收足夠的熱量，所補充的維他命、胺基酸、礦物質等健康物質也更全面，可以讓人整個上午都精神充足。而且，牛奶和蜂蜜中都含有能治療貧血症的鐵等礦物質，二者的分子結構不會相互抵抗，而是能很好地結合，有效提高血紅素，並產生酶來分解體內有害菌，增強免疫力，形成活化細胞的作用。

　　在《聖經》裡對天堂的描述是：「天堂，就是有牛奶加蜂蜜的地方。」難怪連德國前總理施若德都向媒體透露，他的標準早餐就是：牛奶＋蜂蜜＋麵包。

　　最後要告訴大家的是：蜂蜜怕高溫，和牛奶混合時要保證牛奶溫度低於 60℃，否則高溫會破壞其中的生物活性酶，降低其營養價值。

## ▋經典早餐營養分析

### 一碗豆漿、兩根油條

　　豆漿與油條搭配在一起，簡直就如同天使與魔鬼、美女與野獸組合。豆漿被譽為女人的完美食物，是因為豆漿中含有豐富的營養成分。豆漿含有豐富的植物異黃酮，是女人不老的祕密武器。所含的大豆蛋白能顯著降低膽固醇、抑制三酸甘油酯升高，預防心血管疾病。維他命 B 可以清除

人體垃圾、調節血脂。膳食纖維可以幫助人體新陳代謝、增強腸胃的消化排泄功能。豆漿中含有天然異黃酮，異黃酮可以發揮與雌激素相同的保健作用，如緩解更年期症候群、提高骨密度、預防骨質疏鬆等，而且它可以避免雌激素帶來的副作用，如乳腺癌、子宮頸癌等。此外，豆漿中還富含鈣、鐵、磷、鋅及胺基酸等對人體有益的微量元素。但對於油條，我們很難為其美言幾句。油條中大多添加明礬，這種含鋁的無機物，被人體吸收後會對大腦神經細胞產生損害，而且很難被人體排出而逐漸蓄積。長久對身體造成的危害是，記憶力減退、憂鬱和煩躁，嚴重的可導致「老年性痴呆」等可怕疾病。還有，對於想要苗條的女性來說，油條裡豐富的油，會帶來肥胖的危險。

　　**總結**：油條要少吃，一週只能吃一次。吃豆漿、油條組合的同時，一定要搭配一些含粗纖維的小菜。因為這份早餐菜單缺少蛋白質（肉、雞蛋等）和維他命（蔬菜或水果）。

## 兩片麵包、250 毫升優酪乳、一顆雞蛋

　　麵包的主要成分是碳水化合物。經過發酵後的麵包，比起未經發酵的大餅、麵條等麵食營養更豐富。研究證明，酵母不僅改變了麵糰的結構，讓它們變得更鬆軟好吃，還大大地增加了麵包的營養價值。而且，經過發酵的麵包更有利於消化吸收，這是因為酵母中的酶能促進營養物質的分解。可見，早餐吃點麵包是一個不錯的選擇。

　　有人說，一枚受精的雞蛋在溫度合適的條件下，不需要從外界補充任何養分就能孵出一隻小雞，這就足以說明雞蛋的營養是非常完美的。雞蛋的確是一種營養豐富的食品，含有蛋白質、脂肪、卵黃生成素、卵磷脂、維他命和鐵、鈣、鉀等人體所需要的礦物質。其中，雞蛋裡含有的蛋白質

### 第八章　早餐不是吃不吃的問題，而是怎麼吃的問題

是自然界中最優良的蛋白質。

和新鮮的牛奶相比，優酪乳的營養價值更高，而且比鮮奶更易於消化吸收，這是因為發酵乳中含有活力強的乳酸菌，能增強消化、促進食慾、加強腸的蠕動和身體的物質代謝，因此經常飲用優酪乳可以達成食療兼收的作用、有利於增強人體的健康。優酪乳可以降低膽固醇，對便祕和細菌性腹瀉有預防作用，並抑制腸內有害病菌及抑制癌細胞增殖作用。最讓女士們動心的是優酪乳具有美容作用。常飲優酪乳能夠潤膚、明目、固齒、健髮。其原因是優酪乳中含有豐富的鈣，更易於消化吸收。有益於牙齒，骨骼；優酪乳中還有多種維他命，其中維他命 A 和維他命 $B_2$ 都有益於眼睛；優酪乳中豐富的胺基酸有益於頭髮；同時，由於優酪乳能夠改善消化功能，防止便祕，抑制有害物質如吲哚酚及胺類化合物在腸道內產生和累積，因而能防止細胞老化，使皮膚白皙而健美。

**總結**：缺少含維他命的蔬菜和水果，麵包盡量選用全麥麵包、燕麥麵包或胚芽麵包。每天最好不要吃超過 2 個雞蛋。

## 一碗白米粥、一顆雞蛋、兩個包子

白米粥製作簡單，容易消化，而且含有豐富的碳水化合物，因此也是很多人早餐桌上的常見食品。有些人在煮白米粥時，喜歡放些食用鹼，一方面可以煮得快，另一方面熬出來的粥會更加黏稠好吃，口感又好，但這樣一來就破壞了米（稻米或小米）中最寶貴的營養素，如維他命 $B_1$ 和 $B_2$。因此，煮白米粥時千萬不要加鹼。雞蛋的營養分析我們在上文已經有了介紹，在此不再重複。包子外皮鬆軟，內餡鮮美。包子的外皮主要含的是碳水化合物。內餡則千變萬化。

**總結**：缺少維他命，建議吃蔬菜餡的包子，或配上一杯果汁或一個

水果。

### 一杯牛奶、一顆雞蛋

一杯牛奶，一顆水煮雞蛋，最多再加上一個水果 —— 這是很多都會女性的經典早餐食譜。但是從現代營養學的角度看，如此搭配，蛋白質和脂肪的攝入量是夠了，卻忽略了碳水化合物的攝入。

營養均衡是我們一再強調的飲食原則。要保證營養均衡，蛋白質、脂肪、碳水化合物的攝入量應該是一個合理的結構。這三者中碳水化合物是基礎。如果沒有足夠的碳水化合物供能，食物中的蛋白質就會被動地用來供能，而且脂肪的代謝也必須有足夠的碳水化合物存在，否則很容易在體內形成堆積，導致肥胖。

碳水化合物在穀物中含量豐富。穀類食物包括大麥、玉米、燕麥、稻米、小麥以及其加工產品，選擇早餐時。以這些食物或含有這些食物成分的食品為主要內容，營養結構會更合理。

**總結：**缺乏碳水化合物，建議適當搭配穀類食物。

## ▍早餐喝冷飲有損健康

在天氣炎熱的季節，不少人習慣在吃早餐時來一杯冷飲。冰果汁、冰紅茶、冰綠豆沙、冰牛奶、冰咖啡……。這種習慣對於消化器官非常有害。因為早晨的時候，人的腸胃也剛剛從夢裡「醒」來，還很虛弱，體內的肌肉、神經及血管都還呈現收縮的狀態，假如這時候妳再吃喝冰冷的食物，必定使體內各個系統更加攣縮、血流更加不順。也許剛開始吃喝冰冷的食物的時候，妳不覺得胃腸有什麼不舒服，但日子一久或年齡漸長，妳會發現怎麼吸收不到食物精華，好像老是吃不踏實，或是大便老是稀稀

的，或是皮膚越來越差，或是喉嚨老是隱隱有痰不清爽，時常感冒，小毛病不斷，這就是傷了胃氣，傷了身體的抵抗力。

所以，都會女性們應該注意在吃早餐時遠離冷飲，親近熱食 —— 如熱稀飯、熱燕麥粥、熱牛奶、熱豆漿、芝麻糊、山藥粥等等，然後再搭配吃些蔬菜、麵包、三明治、水果、點心等。如此才能保護腸胃，提高人體的消化吸收能力、後天的免疫力、肌肉的活力。

## 不同情況下的早餐設計

### 沒時間吃午餐時

忙，忙，忙！有時我們甚至忙得沒有時間吃午餐。不吃午餐對人的健康當然有害，因此只可以在實在沒有辦法的情況下偶爾為之。如果妳預計當天會忙得沒有時間吃午餐，就有必要加強一下早餐的營養，可以考慮吃兩片烤麵包，兩個水煮蛋，一片乳酪，三顆小柑橘，一杯牛奶。水煮蛋可以代替午餐中的魚或肉來提供妳大量的蛋白質。蛋白質是更新組織細胞、製造紅血球必不可少的元素，也是產生飽感的重要根源。如果妳有高血脂方面的問題，也可以把水煮蛋換成 100 克火腿或較瘦的雞肉。也許這有點多，但別忘了我們白天需要攝入約 1,400 卡的熱量，在無暇吃午餐的情況下需要一頓豐盛的早餐才能達到。

需要強調的是，再豐盛的早餐也不能完全代替午餐，何況經常吃過於豐盛的早餐對於人的消化器官也有害。

### 需要付出較多的體力時

週末去爬山，或者週一有一個大型的展覽需要自己去現場調度，當天的早餐應該和往日有所不同，因為妳需要長時間持續的運動，需要更多的能量來支持。三片抹果醬的麵包、一杯優格淋上少許蜂蜜、若干果乾、一杯橙汁或一杯茶，這是妳今天最佳的早餐食譜。這個早餐組合可以提供妳勞累所需的能量、水、礦物質和維他命。果乾與速釋放碳水化合物，其含有的抗氧化物質可以有效中和肌肉運動中產生的自由基。

## 參加重要會議時

要去參加重要會議，妳一定希望自己從早上到午餐之間的時間裡都保持精力充沛吧！這時妳應該加大妳的早餐量：平時吃一片麵包的話，今天可以吃兩片。其次，妳還要豐富妳的菜單，適當多吃些麵包（碳水化合物）、奶油（脂肪）、火腿肉（蛋白質），它們消化速度相對較慢，能夠使妳的胃不會空得太快，能逐步向妳提供能量直到中午。妳在選擇早餐時還要注意，要挑選那些妳的胃比較{容易接受的食物，因為壓力會使消化能力減弱。此外，妳要避免吃那些會造成腹脹氣的食物，以免在重要的場合出現「不雅的噪音」。

我們推薦的早餐食譜是：2～3片午餐肉，兩片抹奶油的麵包，一塊榛果巧克力，一杯奶茶。榛果巧克力所含的鎂、維他命 B 群，可以令妳在重要會議中保持頭腦清醒，巧克力中的可可鹼類似於咖啡因，還可以刺激精神和身體產生興奮感。

## 根本就不餓時

有些都會女性也許會說：我知道不吃早餐對身體有害，但我經常是早上沒有半點食慾；難道我沒有食慾也要強行吃嗎？早上沒有食慾通常是前天晚上進食過晚或過量造成的。為此，我們要盡量改正這種不良的飲食

習慣，不要太晚吃晚餐，也不能吃得太撐。在沒有食慾的情況下，早餐也是應該吃的，可以選擇些清淡易消化的食物。優酪乳一杯，葡萄汁一杯，餅乾三片 —— 這些食品妳應該吃得下吧！優酪乳，易吞嚥，易消化，不影響食慾，含有足夠鈣質和蛋白質，是吃餅乾時的最佳佐餐飲料。如果早上妳實在什麼也吃不下的話，不妨把早餐帶到辦公室去，九、十點鐘的時候，當妳的消化系統開始趨於正常，妳會感到餓的。為了刺激消化，妳可以多喝白開水。

### 正在減肥呢

首先我們要去除一個錯誤的觀念：不吃早餐有利於減肥。事實上，不吃早餐不僅無法幫助減肥，還有很大的「增肥」隱患。毫無疑問的，只有攝取的熱量比消耗的熱量少才能減肥。不吃早餐的人，一上午要忍飢挨餓，一旦有機會吃東西，便會在無意識中多吃，或在午餐前吃一些高糖、高油脂的零食。一天算下來，難免攝取了更多的熱能，反而不如把一天的熱量攝取平均分為 3 頓吃。這樣血糖不至忽上忽下，也不會過分飢餓，比較容易控制食量。在有計劃的減肥期間，早餐應該均衡而豐富。減肥期間的早餐，應該包括複合碳水化合物（麵包、粗糧等），奶製品（奶酪、牛奶或優酪乳），一杯飲料或一個水果。少吃糖或果醬（這些純粹是卡路里，而不含其他營養成分）。兩片全麥麵包夾一片奶酪、兩個奇異果、一杯奶茶是一個比較好的早餐菜單。

記住這句忠告：「吃飯了才有力氣減肥！」

## ▎穀類早餐讓女性更苗條

在《美國營養協會期刊》刊登的研究報告顯示：吃穀類早餐的女性

在保持健康體重上占有優勢。馬里蘭州醫學研究中心對加州、俄亥俄州和馬里蘭州的 2,379 名 9 ～ 19 歲少女進行了 10 年的追蹤調查，該項調查要求受試者記錄在這 10 年中不同時間段連續 3 天的飲食。研究人員在統計研究後發現，不管少女年齡和運動狀況如何，每週吃三次或三次以上穀類早餐的人，比不吃的身體質量指數較低；而那些早餐吃其他食物的人，身體質量指數則介於前兩者中間。

調查還顯示：常吃早餐的人傾向於定時吃三餐，較少在三餐間吃零食。她們的食物攝人中，脂肪和膽固醇明顯較低，而鈣和膳食纖維明顯較高。另外一項研究是美國密西根州立大學進行的全國健康和營養調查。在 4,218 名接受調查的成年男女中，77% 的人習慣吃早餐，其中 22% 的人早餐喜歡吃穀物製品。在女性中，即使考慮到健身和總熱量攝入等因素，吃穀物早餐的人體重超重的機率比不吃早飯的人足足低上 30%。喜歡其他類型如肉、奶、蛋類早餐食品的女性的超重機率與不吃早飯的女性類似。穀物早餐在維持女性體重方面的優勢在男性中卻不明顯。研究人員指出，他們尚不清楚穀物對體重控制是否有直接作用；同時，這兩項研究也沒有區分穀物的不同糖分含量。研究人員認為，很多亞裔女性普遍瘦於歐美女性，與她們食用穀物類早餐中富含的膳食纖維、維他命和礦物質成分可能有一定的關係，而糖分高的穀物，必定不是健康早餐的好選擇；同時，研究人員也注意到，倒入和穀物一起吃的牛奶可能也有一定作用。牛奶富含鈣，鈣也有助於控制脂肪。

## ▌早餐太「酸」有害健康

明明是吃了早餐，但整個上午辦公卻時常感到疲憊乏力，注意力難以

## 第八章　早餐不是吃不吃的問題，而是怎麼吃的問題

集中。按理說，人經過一夜睡眠，大腦得到了休整，早餐後應該精力充沛，為什麼年輕力壯的年輕人會出現上述表現呢？

是睡眠不足嗎？有可能，但除此以外，還可能有另一個原因：體內酸性物質積聚過多。人的體液應該是中且稍偏弱鹼性的，這對神經細胞的生理活動最為適宜。若體內酸性物質積聚過多，不但影響到神經細胞的生理功能，還會導致心臟功能減退和全身許多臟器的功能紊亂，以致在上午就顯得疲倦乏力；日子久了，還可能誘發多種器質性疾病。

體內酸性物質之所以積聚過多，重要原因往往是早餐不合理。人們習慣於一日三餐，吃的是混合食物。從食物結構來看，午餐和晚餐通常能吃到蔬菜、豆類等鹼性食物，而有些人的早餐往往以泡飯、漢堡、油炸食品等匆匆應付了事，有的人因起床太晚來不及吃早餐，有的年輕女孩為了減肥而故意不吃早餐。由於飲食搭配不當，這就難免引起體內生理方面的酸鹼平衡失調。身體在進行物質代謝時，會產生大量乳酸、二氧化碳等酸性物質；另一方面，人吃進各式各樣的食物，既有酸性食物，也有鹼性食物。人體有十分奇妙的緩衝系統，酸來鹼抵，鹼來酸擋，並透過呼吸和泌尿進行調節，使體液保持中性稍偏於弱鹼性。

如何區分日常食物的酸鹼屬性呢？凡是含氯、硫、磷元素較多的食物，如魚類、肉類、蛋、啤酒等，大多屬於酸性食物；在代謝後能留下較多的鉀、鈉、鈣、鎂元素的蔬菜、水果、豆類等，則屬鹼性食物。

所以，人在早晨時，除了應飲足夠的水，還必須重視吃早餐。早餐不可馬虎，除了吃足夠的主食及雞蛋、牛奶外，還應同時吃些豆製品、葉菜類蔬菜，最好再吃一個水果。

## 提倡吃少鹽早餐

臺灣人口味越來越重，以鹽為例：國際上每天食用鹽的健康用量為 5 克，而臺灣人們的日平均攝入量在 10 克以上。攝入的鹽量過高，容易引起心血管疾病。流行病學調查結果發現居住在北極的愛斯基摩人攝入鹽量較低，他們的血壓很少有過高的。高血壓患者限鹽後血壓會有所下降。攝入鹽量過高還會導致上呼吸道感染。這是因為高鹽飲食可使口腔唾液分泌減少，溶菌酶亦相應減少，再加上高鹽飲食的滲透作用，使上呼吸道黏膜抵抗疾病侵襲的作用減弱，導致感染上呼吸道疾病。攝入鹽量過高還會影響骨骼生長，因為鈉質與鈣質同屬礦物質，經過腎臟時，鈉質會較鈣質優先被身體回收再用，故攝取太多鈉質，會間接增加鈣質在尿液中流失，影響骨骼發育。

吃得太鹹是一種壞習慣，大家一定要改。除此以外，相對於要改變長期的「吃鹹」習慣來說，從無鹽早餐做起容易貫徹得多。不管是從預防高血壓的角度，還是治療高血壓患者，無鹽早餐都是有益的。

## 燕麥片是夏季早餐的首選

氣溫一高，人們的食慾就低了下來。很多人對早餐不像平常那麼積極，其中一部分原因也在於天氣炎熱，人們不願意自己下廚做早餐，或是吃熱的食物。由於人在夏季裡胃酸分泌減少，加上飲水較多，沖淡胃酸，導致身體消化功能較弱，所以應多吃營養豐富、氣味清淡之食品，忌食油膩、煎炸及熱性的食物。如果是加工方便的麥片配合蛋奶製品，蔬菜水果製成的早餐，就能夠在提供持久能量的同時，保持均衡營養。

燕麥原產地是北歐，它營養豐富，富含高分子碳水化合物和膳食纖

維，燕麥加工成即溶麥片後，調理起來非常方便，只需用開水沖泡就行了。燕麥在炎熱的夏季裡更是好處多多：它清淡而有助消化，在食慾不振的時候不僅可以提供能量，還可以改善胃腸環境。妳還可以在麥片中加入喜愛的果汁或牛奶等製品，營養又方便。

市場裡的燕麥片琳瑯滿目，如何選購品質優良的燕麥片？首先，建議選擇有包裝的免煮（或即溶）麥片；其次，選擇顆粒都差不多大的燕麥片，這樣溶解程度都會相同，不會在口感上造成不適；最後，建議到超市購買即溶麥片，品質上一般會更有保證；而農貿市場的散裝麥片，因為無包裝，有一些泥沙，洗起來很麻煩，煮起來也花時間。

## 立秋後早上喝碗粥

寒暑易節，四季交替。在秋天從夏天手裡接過時間之棒時，很多人因為「苦夏」，會出現脾胃功能減弱的現象，特別是體虛者更為明顯。粥是立秋後調節脾胃最好的早餐。立秋後早上喝碗粥，既可瀉秋涼，又能防秋燥。

粥的做法很多，不過在秋季的早上，最適宜的吃的粥是玉米粉地瓜粥。玉米粉富含不飽和脂肪酸等營養物質，地瓜有除病延年的功效。具體做法是：將玉米粉 100 克，先用冷水調成糊狀，待水燒開後放入，然後將切成碎塊的地瓜一併放入，輕輕攪動以防止玉米粉黏在鍋底。熬粥時要用文火，中間可加幾次冷水，玉米粉地瓜粥以不稀不稠為好。若是想快速做此粥，可在超市裡買一些即食玉米片和地瓜乾，一起放入微波爐餐具，加上四倍的水，高火微波兩分鐘即可。

# 和牛奶不和的「冤家」

牛奶是人們早餐桌的常客，這個客人對人的健康可謂關懷備至。不過牛奶也有些「脾氣」，它和某些食品天生不和，一見面就會鬧彆扭。下面列舉一些牛奶的「冤家」。

- **橘子**：在喝牛奶時（包括前後 1 小時）不宜吃橘子。因為牛奶中的蛋白質一旦與橘子中的果酸相遇，就會凝固，從而影響牛奶的消化與吸收，在這個時間段裡也不宜進食其他酸性水果。

- **果汁**：牛奶中的蛋白質 80% 為酪蛋白，牛奶的酸鹼度在 4.6 以下時，大量的酪蛋白便會發生凝結、沉澱，難以消化吸收，嚴重者還可能導致消化不良或腹瀉。所以牛奶中不宜添加果汁等酸性飲料。

- **糖**：牛奶中含有的離胺酸在加熱後能與果糖產生反應，生成有毒的果糖基離胺酸，有害於人體。鮮牛奶在煮沸時不要加糖，煮好牛奶等稍涼一些後再加糖也不遲。

- **巧克力**：牛奶含有豐富蛋白質和鈣，而巧克力含有草酸，兩者同食會結合成不溶性草酸鈣，極大地影響鈣的吸收。吃多了甚至會出現頭髮乾枯、腹瀉等現象。

- **藥**：有人喜歡用牛奶代替白開水服藥，其實，牛奶會明顯地影響人體對藥物的吸收。由於牛奶容易在藥物的表面形成一個覆蓋膜，使奶中的鈣、鎂等礦物質與藥物發生化學反應，形成非水溶性物質，從而影響藥效的釋放及吸收。因此，在服藥前後 1 小時也不要喝奶。

# ▎我就喜歡酸酸甜甜

　　優酪乳是大家熟知的乳製食品，它酸甜可口，開胃助消化。因為優酪乳中含有豐富的活乳酸桿菌和乳酸，因此消化不良、腸道菌群失調、腸道異常發酵、腸脹氣等消化功能失調的人常食優酪乳有益。從「藥食同源」的角度看，優酪乳完全可以同表飛鳴相媲美。

　　優酪乳是以牛奶為原料，經乳酸菌發酵而製成的，它的營養價值比鮮奶更勝一籌。優酪乳有發酵型和調配型兩大類，市售優酪乳大多為發酵型製品。

　　發酵優酪乳的乳酸菌，是一種對人體有益無害的細菌，它分解牛奶中乳糖所形成的乳酸，可使腸道趨於酸性，阻止只能在中性或鹼性環境中生長繁殖的腐敗菌的活動，有利於人體正常功能的發揮。乳酸菌在腸道內還能合成人體必需的維他命 E 和維他命 $B_1$、葉酸等營養物質。其本身又富含蛋白質和維他命 A，可促進身體健康。

　　乳酸菌還可增強人體免疫力，促進肝臟的解毒作用，促進胃內容物的消化，提高鈣、磷、鐵的利用，減少胃酸分泌。

　　優酪乳還有降低血中膽固醇的作用。由於優酪乳中膽鹼含量特別高，可以調節體內膽固醇濃度，並能減少膽固醇在血管壁上附著，從而使血中的總膽固醇含量降低。乳酸還能抑制肝臟合成膽固醇，因此患有心腦血管病者常喝優酪乳大有好處。

　　優酪乳適於有「乳糖不耐症」的人食用。這是由於乳酸菌能將優酪乳中的乳糖分解，形成乳酸，對於那些缺乏乳糖酶，喝了鮮奶就脹氣腹瀉的人，可飲用優酪乳以代替鮮牛奶。缺乏胃酸的人，飲用優酪乳可增強食慾和促進消化。

優酪乳對便祕和細菌性腹瀉有預防作用。優酪乳中產生的有機酸可增加胃腸蠕動，刺激胃液分泌，並抑制腸內有害病菌的繁殖。

喝優酪乳的好處多多，不過在飲用優酪乳時，一定要注意正確的方法。如何在早餐時健康地飲用優酪乳呢？營養專家提出了「三要三不要」。

## 三要

- **要識別品種**：市場上有些「優酪乳製品」其實是用牛奶（奶粉）、糖、乳酸（檸檬酸）、香料和防腐劑等加工配製而成的，因其含的是死菌，所以不具備優酪乳的活菌保健功效，購買時要仔細識別。調配型乳酸飲料一般是不用冷藏保存的，而優酪乳必須在冰箱中儲藏銷售。
- **要鑑別菌種**：優酪乳中所含的菌種，決定著優酪乳的保健價值。好的菌種能夠讓牛奶充分發酵，從而產生好的口感，長雙歧桿菌等能耐胃酸、膽汁酸和氧氣的優質菌種，能直達腸道並發揮其功效。
- **要選冰箱**：活性乳酸菌在 0℃至 7℃的環境中會停止生長，但隨著環境溫度的升高，乳酸菌會快速繁殖、快速死亡，這時的優酪乳就成了無活菌的酸性乳品，其營養價值也會大大降低。優酪乳在開啟後，最好在 2 小時內飲用。

## 三不要

- **不要加熱**：優酪乳中的活性益生菌，如果加熱或用開水稀釋，會大量死亡，不僅特有的味道消失了，營養價值也會損失殆盡。
- **不要與某些藥物同服**：氯黴素、紅黴素等抗生素以及磺胺類藥物和治療腹瀉的一些藥物，會殺死或破壞優酪乳中的活性益生菌。
- **不要空腹喝優酪乳**：空腹飲用，會導致保健作用減弱。飯後飲用優，益生菌可幫助腸胃蠕動，抵抗有害菌，改善腸胃環境，維持腸道健康。

# ▎白色瓊汁—豆漿

豆漿是由黃豆製成的，所含的蛋白質是植物蛋白質中最好的一種。

從營養學角度來看，吃煮熟黃豆只能吸收 65％，吃豆腐可以吸收 93％，而飲豆漿則能吸收 95％以上。豆漿蛋白質中的胺基酸組成與牛奶相近，而膽固醇含量比牛奶還低，並含有不飽和脂肪酸，有利於降低膽固醇，預防動脈硬化。此外，豆漿中還含有鉀、鐵、維他命，堪稱營養飲料。日本科學家用了 13 年時間觀察 265,000 名 40 歲以上的男女後發現，每天飲豆漿的人胃癌發生率極低，其原因可能與豆漿中的某些蛋白質有抗癌作用有關。

現代醫學研究證明，體質較弱的人和老人以及過敏體質的人血液中游離胺基酸比健康人少，如果增加血液中的游離胺基酸，這些人的過敏症狀就不再發生，而豆漿中的胺基酸含量豐富，有氣喘等過敏症狀的人可以多喝豆漿，最好每天都飲用較濃稠的豆漿。

不過，飲用豆漿方法不當，也會對身體產生不良影響，因此，飲用豆漿要注意以下幾方面的問題：

- **飲用豆漿一般要煮熟**：飲用生豆漿會引起噁心、嘔吐、腹瀉等現象，不熟的豆漿中含有皂素和抗胰蛋白酶等有害物質，當豆漿被加熱到 80℃時，皂素便會受熱膨脹而上浮成為泡沫，給人一種豆漿已經煮沸的假象，其實際溫度尚未達到 100℃，需要繼續加熱幾分鐘才行。豆漿至少要加熱達到 90℃時才能使皂素等有害物質被破壞，食用才不至於引起中毒症狀，所以，當豆漿假沸時應將上面的泡沫撈起，再加熱至完全煮沸才能食用。

- **豆漿不宜飲用過多**：過度地飲用豆漿同樣會引起消化不良，出現腹

脹、腹瀉等現象。

· **豆漿不宜裝在保溫瓶中**：因為豆漿中的皂素能使保溫瓶的水垢脫落，使有害物質進入豆漿中，此外，豆漿在保溫瓶中放置時間一長，細菌便會繁殖，使豆漿變質。

· **豆漿中不宜加紅糖**：因為紅糖中的有機酸能和豆漿中的蛋白結合，產生變性沉澱物，使豆漿的營養價值降低。

# 飲用果汁有學問

　　果汁飲料味道甜美，營養豐富，深受廣大女性們的喜愛。在超市，人們會發現各式各樣的果汁飲品，令人眼花繚亂，而各款果汁又各具特色，讓人無所適從。那麼，喝果汁有何學問呢？

## 果汁的分類

· **原汁**：號稱純果汁，用新鮮的水果壓榨分離而成。這種純果汁中添加劑相對較少，因此口味不甜，帶有水果的天然香氣，最大限度地保留了水果中的營養。

· **水果汁**：水果剖開後，將果核、粗纖維等過濾掉，再經過高溫消毒製成，是原果汁濃度的40%左右，添加了一定量的糖分和香精，口感好。

· **果汁飲料**：純果汁含量不低於10%。

· **果粒果汁飲料**：果汁含量不低於10%，果粒含量不低於5%。

· **果汁類汽水**：原果汁含量不低於2.5%。

· **水果味飲料**：這種飲料中的水果味基本由人工添加劑合成，原果汁含量低於2.5%。

## 第八章　早餐不是吃不吃的問題，而是怎麼吃的問題

### 果汁飲料的健康保健

要喝得健康，買果汁時需留意標籤註明的成分，如糖和果汁的百分比。如果果汁的百分比含量比較低，則表示飲品內可能加入了不少糖分或其他添加劑。

一般果汁的外觀應清澈透明，無任何漂浮物和沉澱物；不帶果肉且不透明型飲料，應均勻一致，不分層，不產生渾濁；果肉型飲料，可見不規則的細微果肉，允許有沉澱物。

### 喝果汁要對症

- **蘋果汁**：調理腸胃，促進胃機能，預防高血壓。
- **葡萄柚汁**：降低膽固醇，預防感冒及牙齦出血。
- **芒果汁**：幫助消化，防止暈船嘔吐、喉嚨痛。
- **鳳梨汁**：消腫，幫助消化，舒緩喉痛。
- **西瓜汁**：消暑利尿，降血壓。
- **香蕉汁**：提高精力，強健肌肉，滋潤肺腸，使血脈暢通。
- **葡萄汁**：調節心率，補血安神，加強腎、肝功能，幫助消化。
- **檸檬汁**：含豐富維他命 C，止咳化痰，有助於排除體內毒素。
- **鮮橙汁**：滋潤健胃，強化血管，可預防心臟病、中風、感冒。
- **椰子汁**：預防心臟病、關節炎和癌症，保護肌膚，滋潤止咳。
- **梨子汁**：能維持心臟、血管正常運行，去除體內毒素。

### 果汁不等於水果

一些含有較多營養的水果在製成果汁的同時，還被人工添加一些營養物質，這使其營養更豐富，比如柑橘類的水果汁富含維他命 C，再加入其他維他命或者鈣，使其營養成分的品種更多。

　　但是，果汁飲料與水果比較，其所含營養成分就相差甚遠了。當水果製成果汁飲料時，除掉了皮和肉，導致榨出來的果汁所含的膳食纖維缺乏。膳食纖維被醫學界稱為「第七營養素」，分為水溶性和非水溶性兩類。以果膠為代表的水溶性膳食纖維，有預防和減少糖尿病、心血管疾病的保健功效；而非水溶性纖維，則更多地用於防止胃腸系統的病變。

　　所以，果汁只能當作一般的飲料，不能等同於吃水果。並且，果汁商品必定含有各種添加劑，如色素及抗氧化劑等，沒有抗氧化劑的鮮果汁幾分鐘後就會氧化變色，根本無法喝。這些添加劑在人體內累積起來，對人的身體有害無益，因此還是提倡多吃水果。

　　此外，容器的開啟會影響果汁中的維他命含量。密封的果汁一旦打開，果汁的營養就會很容易在空氣中分解，所以在其開蓋後，即使在冰箱裡也不能儲存太長時間。比如用柑橘、柚子及鳳梨等水果製作的無菌果汁，可以保存 7 ～ 10 天。其他低酸度的果汁，像是蘋果和葡萄，在打開後最多只能保存一週。如果買未經高溫消毒的果汁，即使沒有打開，一週內也要喝完，否則一定會變味。

　　另外，如果自己在家榨果汁，首先要在冷的流水中清洗水果，然後再用水果洗滌劑和熱水各洗一次，才能保證榨出來的果汁安全衛生。

## ▌自己動手榨果汁

　　家庭自製果汁的好處很多。首先，可以根據自己的口味選擇，而且絕對是 100% 的純果汁，因為妳沒有添加劑可加。特別是患有一些慢性病的人，還可以根據自己的病情選擇那些趨利除害、治病強身的果汁，做到享受美味與防治疾病兼而有之。其次，更具有現代生活情調，現代家庭幾乎有一台果汁機。第三，營養豐富，透過飲料攝入某些缺乏的營養素，以補

充飲食之不足，有益健康。第四，經濟實惠，清潔衛生，品質安全可靠。第五，自己動手製作，可以豐富和美化生活，增加生活情趣。

在製作中，原料配方中調味料的比例，不必嚴格遵守，可以根據自己的口味和愛好，酌情增減。製作方法也可根據家中的設備條件，靈活掌握。每次製作果汁不宜過多，最好是隨打隨飲，飲用不完的，可置於冰箱內儲存，一般不要放超過兩天，以免腐敗變質。

## 香蕉金桔汁

【原料】金桔 2 ～ 3 顆，香蕉 4 根，檸檬 1/4 個，蘋果半個。

【製法】

1. 將香蕉、檸檬、蘋果削皮、去核、去芯後切塊備用；
2. 將三種水果分別放入果汁機中榨汁；
3. 將金桔對半切開，捏擠出桔汁後，與三種果汁混合均勻即可飲用。

【保健小祕密】金桔含有多種有機酸、維他命，對於調節新陳代謝大有好處。很多自然療法更進一步指出，金桔汁對於咽喉、肺等呼吸器官極有益處，可止咳、化痰、健脾。如果妳的體質屬於容易感冒咳嗽的，建議妳不妨多喝維他命 C 含量高的金桔飲品，提高身體免疫力。金桔的果皮均可吃，香蕉富含鉀，非常適合高血壓、動脈硬化症患者食用。

## 枇杷蜂蜜汁

【原料】枇杷 10 個，蜂蜜 3 大匙，礦泉水適量。

【製法】

1. 將枇杷洗淨去皮去籽；
2. 將蜂蜜、礦泉水及枇杷一起放入榨汁機中攪拌即可。

【保健小祕密】 枇杷含有豐富的果糖、維他命 B、維他命 C 以及脂肪、蛋白質和多種礦物質，對人體新陳代謝有益。中醫認為，枇杷具有潤肺、化痰、止咳的功效。

## 果菜汁

【原料】 黃瓜 1 根，胡蘿蔔 1 ～ 2 根，葡萄柚 1/2 個，鳳梨 1/4 個，蜂蜜 1 匙，礦泉水 100 毫升。

【製法】

1. 黃瓜切成適當長的小段，胡蘿蔔煮熟搗成泥；
2. 葡萄柚、鳳梨去皮去籽，切成適當大小塊狀；
3. 將上述材料及礦泉水放人果汁機中攪拌後加入蜂蜜混均勻勻。

【保健小祕密】 果汁中富含的胡蘿蔔素在人體內可轉化成維他命 A，而維他命 A 可抑制有害的活性氧分解，具抗氧化作用，還能活化免疫細胞，預防癌細胞的產生。

## 蜜桃鳳梨汁

【原料】 蜜桃一個，鳳梨 200 克，蜂蜜 2 大匙。

【製法】

1. 將鳳梨削皮，切成適當大小的塊狀；
2. 蜜桃洗淨，同樣切成適當大小的塊狀；
3. 將上述材料一起放入果汁機中榨汁，再加入蜂蜜混均勻。

【保健小祕密】 蜜桃含有多種維他命，是維他命含量較高的北方水果，而鳳梨是南方水果，這兩種水果成熟季節相近，是南北結合的典型。常飲用此果汁，可清熱潤肺，降低血壓，緩和糖尿病；蜜桃汁裡含有抗生

素，可抑制細菌的生長，阻止細菌在體內蔓延。

## 鳳梨柳橙蜜汁

【原料】　鳳梨半顆，柳橙 1 個，礦泉水 100 毫升，蜂蜜 1 小匙。

【製法】

1. 鳳梨削皮，切成適當大小的塊狀。
2. 柳橙洗淨去皮去籽。
3. 將礦泉水和上述材料一起放人果汁機中攪拌，再加入蜂蜜混勻。

【保健小祕密】　鳳梨含有可以分解動物蛋白質的成分，可防止老化細胞的堆積，柳橙則含有豐富的維他命 C，可以活化細胞，增強抵抗力。

【健康小叮嚀】　為了防止鳳梨過敏症，在榨汁以前，最好將鳳梨放入鹽水中浸泡半小時。

## 鳳梨哈密瓜汁

【原料】　鳳梨半顆，哈密瓜半顆，礦泉水 100 毫升，蜂蜜 1 小匙。

【製法】

1. 鳳梨削皮，切成適當大小的塊狀。
2. 哈密瓜洗淨去皮去籽，切成適當大小的塊狀。
3. 將上述材料和礦泉水一起放入果汁機中攪拌，再加入蜂蜜混勻。

【保健小祕密】　鳳梨含有維他命 C 和蛋白質分解酵素，與哈密瓜中的類脂化合物都可以有效防止血管硬化。中醫認為，哈密瓜具有消暑除煩、補血養心、清熱消炎的功效。此果汁很適合體弱血虛的人夏季飲用。

### 無花果蘋果汁

【原料】 無花果 1 個，蘋果 1 個，蘿蔔葉 10 克，蜂蜜 1 大匙。

【製法】

1. 蘋果削皮去核，切成適當大小的塊狀。
2. 無花果去皮，蘿蔔葉洗淨，切碎。
3. 將上述材料一起放人果汁機中攪拌，再加入蜂蜜混匀。

【保健小祕密】 據《滇南本草》記載：「無花果，又名明目果，果瓤可清利咽喉，開胸膈，消痰化滯。可治一切無名腫痛。」 無花果所含的分解酶有利於腸胃正常運作，具有健胃整腸的功效。蘋果含有檸檬酸，有助於無花果中鈣的吸收和利用。蘿蔔葉含有比根部更多的維他命和鈣質。

## ▍蔬菜汁健美又健康

### 胡蘿蔔汁

每天喝上一定數量的鮮胡蘿蔔汁，能改善整個身體的狀況。胡蘿蔔汁能提高人的食慾和對感染的抵抗力。哺乳期的母親每天多喝些胡蘿蔔汁，分泌出的乳汁品質會比不喝胡蘿蔔汁的母親高得多。患有潰瘍病的人，飲用胡蘿蔔汁可以顯著減輕症狀，胡蘿蔔汁還有緩解結膜炎以及保養整個視覺系統的作用。

### 芹菜汁

芹菜味道清香，可以增強人的食慾。在天氣乾燥炎熱的時候，清晨起床後喝上一杯芹菜汁，感覺會好得多。在兩餐之間最好也喝一些芹菜汁。

## 第八章　早餐不是吃不吃的問題，而是怎麼吃的問題

芹菜汁也可作為利尿和輕瀉劑以及降壓良藥。由於芹菜的根葉含有豐富的維他命 A、維他命 $B_1$、維他命 $B_2$、維他命 C 和維他命 P，故芹菜汁尤其適合於維他命缺乏者飲用。

## 白菜汁

白菜，又稱大白菜。白菜對於促進造血機能的恢復、抗血管硬化和阻止醣類轉變成脂肪、防止血清膽固醇沉積等具有良好的功效。白菜汁中的維他命 A，可以促進幼兒發育成長和預防夜盲症。白菜汁所含的硒，除了有助於防治弱視外，還有助於增強人體內白血球的殺菌力和抵抗重金屬對身體的毒害。當牙齦感染而產生牙周病時，飲用白菜和胡蘿蔔混合汁，不僅可以為人體供應大量維他命 C，同時還可以清潔口腔。

## 番茄汁

醫學專家認為，每人每天吃上 2 ～ 3 個番茄，就可以滿足一天維他命 C 的需要。喝上幾杯番茄汁，可以得到一晝夜所需要的維他命 A 的一半。番茄含有大量檸檬酸和蘋果酸，對整個身體的新陳代謝過程大有裨益，可促進胃液生成，加強對油膩食物的消化。番茄中的維他命 P 有保護血管、防治高血壓的作用，並能改善心臟的工作。此外，常飲番茄汁可使皮膚健美。番茄汁混和蘋果汁、南瓜汁和檸檬汁，還可達成減肥的作用。

## 黃瓜汁

醫學家所排列的黃瓜汁醫用價值表上，利尿功效名列前茅。黃瓜汁在強健心臟和血管方面也占有重要的位置，能調節血壓，預防心肌過度緊張和動脈粥樣硬化。黃瓜汁還可使神經系統鎮靜和強健，能增強記憶力。黃瓜汁對牙齦損壞及對牙周病的防治也有一定的功效。黃瓜汁所含的許多元

素都是頭髮和指甲所需要的，能預防頭髮脫落和指甲開裂。黃瓜汁含脂肪和糖較少，是比較理想的減肥飲料。

# 熬粥祕訣六招

　　粥是四季皆宜的一種食品，只要談及健康或養生食品，總離不開粥。只是相對於其他速食食品來說，自己動手煮粥稍微麻煩了些。下面我們介紹六招幫妳煮出美味好粥的祕訣。

- 浸泡：煮粥前先將米用冷水浸泡半小時，讓米粒膨脹開。這樣做的好處是熬起粥來節省時間，攪動時順著一個方向轉，熬出的粥口感才好。

- 開水下鍋：大家的普遍共識都是冷水煮粥，而真正的行家裡手卻是用開水煮粥，為什麼？妳肯定有過冷水煮粥糊鍋底的經驗吧？開水火候：先用大火煮開，再轉文火即小火熬煮 30 分鐘。別小看火的大小轉換，粥的香味即由此而出。

- 攪拌：這是為了「增稠」，也就是讓米粒顆顆飽滿、粒粒濃稠。攪拌的技巧是：開水下鍋時攪幾下，蓋上鍋蓋等到粥快溢出來時，開始不停地攪動，一直持續約 10 分鐘，攪到呈濃稠狀出鍋為止。

- 加油：煮粥還要放油？是的，粥改文火後約 10 分鐘時加入少許沙拉油，妳會發現不光成品粥色澤鮮亮，而且入口別樣鮮滑。

- 底、料分煮：大多數人煮粥時習慣將所有的東西一股腦全倒進鍋裡，百年老粥店可不是這樣做的。粥底是粥底，料是料，分頭煮的煮，炒的炒，最後再放在一起熬煮片刻，而且絕不超過 10 分鐘。這樣熬出來的粥品清爽不渾濁，每樣東西的味道都熬出來了又不串味。特別是佐料為肉類及海鮮時，更應粥底和佐料分開。

# 第八章　早餐不是吃不吃的問題，而是怎麼吃的問題

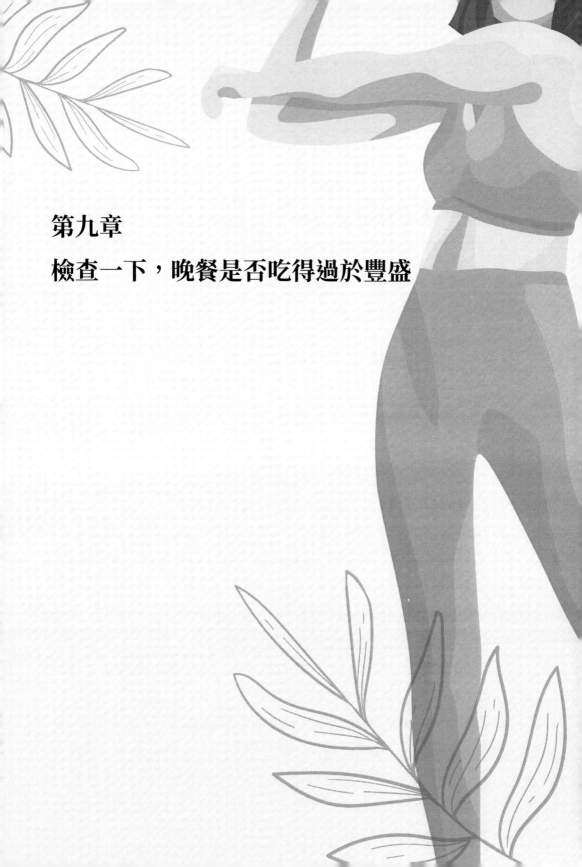

# 第九章

## 檢查一下，晚餐是否吃得過於豐盛

## 第九章　檢查一下，晚餐是否吃得過於豐盛

對於在都市上班的年輕女人來說，在一週的五個工作日裡，只有晚餐才能夠真正由自己做主。在鬧鐘催促下的早餐顯得有些匆忙，在超商或速食店吃的午餐顯得有些馬虎。晚餐，只有晚餐才真正操之在我，想吃什麼買什麼，想吃什麼做什麼，想吃多久就吃多久。

妳一定會想，要準備怎樣一桌豐盛的晚餐，才能對得起自己委屈了一天的胃，才能對得起同樣辛苦的老公、上學的孩子。或者，雖然妳沒有這麼想，但在潛意識的支配下這麼做了。是的，大家都各自勞累了一天，終於團聚在一桌共進晚餐，其樂融融，怎能不讓晚餐再豐盛一點呢？

但是，且慢！妳是否知道妳在享用一頓饕餮的晚餐後，要支付出多少成本嗎？—— 當然不是指經濟成本，而是指健康成本。

## ▍饕餮晚餐需要支付的成本

享用一頓美味大餐，到底要支付多少健康的成本？

- **肥胖的成本**：營養專家認為，人們一日三餐的進食熱量比應為 3:4:3，也就是說，晚餐要吃得比午餐少。饕餮盛宴總是會吃得過飽，人體內血糖和血中胺基酸及脂肪酸的濃度就會增高，從而促使胰島素大量分泌，而人們晚上的活動一般又少，熱量消耗低，多餘的能量大量合成脂肪，逐漸使人發胖。

- **高血壓的成本**：沒有大魚大肉的晚餐是稱不上饕餮盛宴的。晚餐過度地進食肉類，不但會增加胃腸負擔，而且還會使血壓猛升，加上人在睡覺時血流速度減慢，大量血脂就會沉積在血管壁上，從而引起動脈粥樣硬化，使人得高血壓和冠心病。

- **糖尿病的成本**：晚餐過飽，會反覆刺激胰島素大量分泌。長此以往，

會增加患糖尿病的機率。

· **腸癌的成本**：晚餐後人的活動減少，必然有一部分消化物不能吸收。這些物質在大腸內受到厭氧菌的作用，產生有害物質。睡眠時腸蠕動減少，又相對延長了這些物質在腸腔內停留的時間，促使腸癌發病率增高。

· **噩夢連連的成本**：噩夢和晚餐有關，也許很多人還是第一次聽說。晚餐過飽會使鼓脹的胃腸對周圍器官造成壓迫。胃、腸、肝、膽、胰等都會產生資訊傳給大腦，使大腦的細胞活躍起來，一旦興奮的「波浪」擴散到大腦皮質的其他部位，就會誘發各式各樣的噩夢，使人感到疲勞，久而久之甚至會引起腦神經衰弱。

　　看了上面這些代價高昂的成本，妳還能坦然坐下安享晚餐盛宴嗎？事實上，常吃過於豐盛的晚餐，需支付的成本還遠不止這些！

## 健康晚餐的三個原則

　　看了我們在第一節所列舉的那些令人心驚膽顫的「成本」，妳一定會問：晚餐究竟應該怎樣吃呢？

### 原則一：健康晚餐要早吃

　　晚餐雖帶有「晚」字，但並非意味著要在晚上吃。晚餐吃得晚，是引發尿路結石的一個重要原因。在我們晚餐的食物裡，含有大量的鈣質，在消化過程中，有一部分鈣被小腸吸收利用，另一部分則經由腎小球過濾後進入泌尿道排出體外。人的排鈣高峰常在餐後 4 ～ 5 小時，若晚餐過晚，當排鈣高峰期到來時人已經入睡，尿液便儲留在輸尿管、膀胱、尿道

等尿路中，不能及時排出體外，致使尿中的鈣不斷增加，容易沉積下來形成小水晶體。久而久之，小水晶體逐漸聚集成結石。而晚餐早吃，可以令尿液中的鈣有時間及時排出體外，大大降低尿路結石病的發病率。這一點早已在醫學界形成了公論。

## 原則二：健康晚餐要素吃

晚餐要素吃，並非鼓勵妳全部吃素。事實上，完全吃素對健康有並非有利的。這一點我們在下一段會談及。我們所說的「素吃」，是指偏素，即以富含碳水化合物的食物為主，尤其應多攝入一些新鮮蔬菜，盡量減少過多的蛋白質、脂肪類食物的攝入。但在現實生活中，由於種種原因，不少家庭晚餐非常豐盛，這樣對健康不利。攝入蛋白質過多，人體吸收不了就會滯留於腸道中，會變質，產生氨、吲哚、硫化氫等有毒物質，刺激腸壁誘發癌症。若脂肪吃得太多，會使血脂升高。大量的臨床醫學研究證實，晚餐經常進食葷食的人比經常進食素食的人血脂一般要高 3 ～ 4 倍，而患高血脂、高血壓的人如果晚餐經常進食葷食無異於火上澆油。

## 原則三：健康晚餐要少吃

和中餐相比，晚餐宜少吃。一般要求晚餐所供給的熱量以不超過全日膳食總熱量的30%。晚餐經常攝入過多熱量，會引起血膽固醇增高，過多的膽固醇堆積在血管壁上久而久之就會誘發動脈硬化和心腦血管疾病；晚餐過飽，血液中糖、胺基酸、脂肪酸的濃度就會增高，晚飯後人們的活動量往往較小，熱量消耗少，上述物質便在胰島素的作用下轉變為脂肪，日久身體就會逐漸肥胖。

# 完全吃素不利健康

現在之所以提倡吃素，是因為相對於以前的人，現在的人吃菜太少了。事實上，完全吃素對身體沒有什麼好處。下面讓我們對素食和葷食所含營養作一個比較。

- **蛋白質**：素食與葷食的最大區別，主要是蛋白質類別和品質的優劣。肉類、奶類、蛋類的蛋白質是完全蛋白質，可稱為優質蛋白質。而素食中的植物蛋白質除了大豆以外，品質均較差。由此可見，素食的蛋白質不如葷食的蛋白質品質好。
- **維他命**：素食中的植物多含有維他命 C 和胡蘿蔔素，而葷食中往往缺乏，但有的葷食中，如魚類、肝類、蛋類所含的維他命 A 和維他命 D 卻比植物性食物含量豐富。
- **膳食纖維**：葷食含膳食纖維少，而素食卻很豐富。

從上面營養素的對比中可以看出，葷食中蛋白質、磷、鈣、脂溶性維他命勝過素食，而素食中不飽和脂肪酸、維他命 C 和膳食纖維又勝過葷食。因此，葷食和素食各有所長，又各有所短。從營養的角度看，單純的素食和葷食都不能滿足人體的需要。因此長期吃素食，除了個別的人外，一般人，由於攝取蛋白質的品質不足，將會影響身體的正常代謝，減弱身體抵抗疾病的能力，使健康程度受到很大影響。

尺有所短，寸有所長。總之，葷素各有千秋，平衡飲食方是正道。

第九章　檢查一下，晚餐是否吃得過於豐盛

# ▋手提籃子，心想身子

我們說過晚餐要偏素，妳在下班後逛超市買菜時，手裡提著籃子，心裡要想著身子。有些蔬菜，妳要嚴防死守，不讓它們進入妳的籃子，這樣才能最大限度地保護妳的身子。

### 不買形狀、顏色異常的蔬菜

形狀、顏色正常的蔬菜，一般是常規栽培、未用生物刺激素等化學品處理過的，可以放心地食用。

「異常」蔬菜則可能用生物刺激素處理過，如韭菜，當它的葉子特別寬大肥厚，比一般寬葉韭菜還要寬 1 倍時，就可能在栽培過程中用過生物刺激素。未用過生物刺激素的韭菜葉較窄，吃時香味濃郁。有的蔬菜顏色不正常，也要注意，如菜葉失去平常的綠色而呈墨綠色，如毛豆碧綠異常等，它們在採收前可能噴灑或浸泡過甲胺磷一類的農藥，不宜選購。有些形狀、顏色異常的蔬菜，如經查證確是新品種，則另當別論。

### 不買施肥量大的蔬菜

由於化學肥料的施用量大，特別是氮肥（如尿素、硫酸銨等）的施用量過大，會造成蔬菜的硝酸鹽汙染嚴重。硝酸鹽本身毒性並不大，但隨蔬菜進入胃腸道後會被還原為亞硝酸，亞硝酸再與胃腸道內的二級胺結合形成亞硝胺，這可是一種致癌物質。

對上市蔬菜檢測後發現，硝酸鹽含量由強到弱的排列是：根菜類、薯芋類、綠葉菜類、白菜類、蔥蒜類、豆類、瓜類、茄果類、食用菌類，硝酸鹽含量高低相差可達數 10 倍。其規律是蔬菜的根、莖、葉（即營養體）的汙染程度遠遠高於花、果、種子（即生殖體），這可能是生物界

普遍存在的保護性反應。這個規律很有用，它可以指導我們正確消耗蔬菜盡可能多吃些瓜、果、豆和食用菌，如黃瓜、番茄、毛豆、香菇等。

如果妳很喜歡吃葉菜，也不要太難為自己，注意補充一些維他命 C 即可，因為維他命 C 能阻斷亞硝酸胺形成，可減輕葉菜類潛在的危險。

## 少吃反季節蔬菜

所謂反季節蔬菜，指的是不符合本地蔬菜時令而種植出來的蔬菜。種好反季節蔬菜最關鍵還是植物生長激素。比如選擇在果花上塗點農藥，這種方法簡便實惠，不過幾乎所有這類農藥都含有植物生長激素。

反季節蔬菜因為違反了節氣與時令，因此大多要種植在溫室中，這是現代經濟發展的結果。溫室為了維持適宜的溫度，大多數時間是密封的，空氣流動性相對要差，這加重了蔬菜上的農藥殘留物。同時，溫室裡若是光照不足，也會使蔬菜中的硝酸鹽含量提高。長期食用這種被汙染的蔬菜，會造成慢性或急性中毒。前者指在體內長期積累微量農藥，對人的肝、腎造成損害，引起貧血、脫皮，甚至白血病；後者輕則導致頭暈、噁心，重則痙攣、昏迷，甚至死亡。

南方往北方銷售的反季節蔬菜一般都經過了長途運輸，也會造成一定的營養損失。據營養學家測定，在運輸過程中，3 天之內，青蒜及蔥會失去 50% 的胡蘿蔔素，綠豆將失去 60% 的維他命 C。一些食物中天然的抗癌物質和酶在運輸過程中也會被破壞。此外，路途中各種灰塵和燃料廢氣，以及短時間內冷熱溼燥的氣候變化都會影響蔬菜的營養成分。

反季節蔬菜不是不能吃，而是不要長期吃，況且這類菜也都相對較貴。常吃這類「貴菜」可能挺有面子的，但可能壞了身體。

第九章　檢查一下，晚餐是否吃得過於豐盛

## ▋偏食不利於健康

　　偏食的情況，在年輕女孩中比較普遍。從營養學角度看，偏食是一種不利健康的壞習慣，它和營養原則相違背。人需要的營養應從品種眾多的食物中攝取，因為吃的食品越雜，取得的營養素越豐富、越完全，適應生活環境的能力也越強。

　　有偏食習慣的人，往往有些食品吃得較多，有些食品吃得少甚或根本不吃。這樣是不利於身體健康的，容易發生營養不良。隨便舉個例子，就拿蔬菜來說，有的人不吃芹菜，可是芹菜裡含有豐富的礦物質和芳香油，其中芳香油可以增進食慾，促進血液循環，還可以達成穩定血壓和健腦的作用；特別是芹菜含鐵豐富，常吃可以防止發生貧血。再例如有的人不吃胡蘿蔔，其實胡蘿蔔相對其他蔬菜營養相當豐富，由於它含有的胡蘿蔔素可以轉化為維他命 A，常吃對視力有益，還可防止夜盲症，並可增強黏膜和皮膚的抵抗力，使皮膚細膩不粗糙，改善毛囊角化症。

　　有的人不吃馬鈴薯或豆製品，實際上薯類含糖分很高，而大腦活動時的能量來源主要是糖。此外，薯類所含的膳食纖維也很多，還可以防止血壓增高並可通暢大便。平日常吃的豆製品是由大豆製成的，大豆中含有的卵磷脂，是構成神經組織和腦的重要物質，常吃有助於提高智力。這些食物都說明了人體有需要就應該食用，不應偏食，不可以偏愛某種食物，而應該從營養角度出發吃多種食物。努力改掉偏食的習慣。

## ▋生理期間的晚餐設計

　　在月經前、中、後三時期，若攝取適合當時身體狀態之飲食，可調節女性生理和心理上的種種不適感，也是使細嫩皮膚的美容良機。

月經前煩躁不安、便祕、腰痛者，宜大量攝食促進腸蠕動及代謝之物，如生青菜、豆腐等，以調節身體之不適狀態。

月經來潮中，為促進子宮收縮，可攝食動物肝臟等，以維持體內熱量。此時，甜食可多吃，油性食物及生冷食物皆不宜多吃。

月經後容易眩暈、貧血者，在經前可攝取薑、蔥、辛香料等；在經後宜多吃小魚以及多筋的肉類、豬牛肚等，以增強食慾，恢復體力。

## 吃粗糧有益健康

糙米粗糧口感不好，不少年輕女孩「食不厭精」，專挑精米、精麵食吃。其實，這對於人的身體健康是不好的。因為在稻麥的麩皮中，含有多種對人體來說是重要的微量元素及植物膳食纖維。例如鉻和錳，若經加工精製後，就會大量減少。

如果缺乏鉻和錳這兩種元素，就容易發生動脈硬化。植物纖維能加速食物的排泄，使血中膽固醇降低。

食物太精細，膳食纖維必然很少，往往食後不容易產生飽腹感，很容易造成過量進食而發生肥胖。這樣，血管硬化、高血壓的發病率就會增高。

粗糧中含有大量的膳食纖維，膳食纖維本身對大腸產生機械性刺激，促進腸蠕動，使大便變軟暢通。這些作用，對於預防腸癌和由於血脂過高而導致的心腦血管疾病都有好處。

此外，膳食纖維還會與體內的重金屬和食物中有害代謝物相結合排出體外。

所以，從人體健康的角度來看，不宜長期吃精食細糧，而應經常吃點玉米粉、綠豆、全麥粉等，做到粗細糧搭配食用。

## 第九章　檢查一下，晚餐是否吃得過於豐盛

隨著人們養生飲食方式的建立，人們對粗糧越來越寄予厚愛，以至出現粗糧的價格高於細糧的情況。

適量進食膳食纖維，值得提倡。不過，專家們也告誡人們，若過多進食膳食纖維，對人體也不利。

首先，膳食纖維不但會阻礙有害物質的吸收，當然也會影響人體對食物中的蛋白質、無機鹽和某些微量元素的吸收。

比如，吃煮、炒的黃豆，人體對蛋白質的吸收消化率最多的有 50%，而把黃豆加工成豆腐後，吸收率馬上升到 90%，其原理在於加工後破壞了豆中的纖維成分。

但長期大量進食高纖維食物，同樣會使人體蛋白質補充受阻，脂肪攝入量不足，微量元素缺乏，因而造成骨骼、心臟、血液等臟器功能的損害，降低人體免疫抗病的能力。

那麼吃多少高膳食纖維食物，即粗食才真正有利於人體呢？

一個健康的成年人，每天的膳食纖維攝入量以 10 ～ 30 克為宜。除了粗糧以外，蔬菜中膳食纖維較多的是韭菜、芹菜、茭白筍、南瓜、苦瓜、紅豆、空心菜、黃豆、綠豆等，也可適量食用，以替代粗糧攝取的不足。

## ▌腦力工作者的補腦餐

大腦的成分中，脂肪占 60%，那麼，這個脂肪是飽和脂肪，還是不飽和脂肪呢？至今還有爭議，但多數人認為應該是不飽和脂肪。

古人一直用來補腦的食品──豬油，其實並不是最佳的補腦食品。豬油屬於飽和脂肪，對於人體健康有很多負面的影響。過度的攝取會導致血壓升高，甚至會得糖尿病。

因此，對於現代人來說，豬油補腦並不科學，它的補腦作用不是那麼明顯，反而使過多的飽和脂肪酸堆積在細胞的細胞膜上，使血液中的氧氣、營養素和大腦細胞產生的廢物代謝不良，不容易交換，時間長了，會讓大腦的靈活程度衰退，對大腦的靈活程度有損害。

因此，最佳的補腦又有利於身體健康的食品應該是不飽和脂肪酸。

含有豐富的不飽和脂肪酸的食品主要有：

## 植物油：

植物油主要有橄欖油、葵花油、棕櫚油、花生油、茶油、玉米油、菜籽油等。

## 魚油：

主要有 DHA，EPA，這些成分在新鮮的魚頭中含量最豐富。

正因為如此，古代中國有很多貴族喜歡吃魚頭。

日本人曾經作過一個試驗，在給老鼠的餵食品中，只要在食品中增加 DHA、EPA 含量，老鼠在走迷宮試驗中，會變得異常聰明。

在這裡，編者給各位女性白領介紹幾種補腦餐：

- **核桃仁米飯**：核桃仁不要煮，直接生吃，並把生核桃仁放在剛做熟的米飯上。
- **雞蛋**：雞蛋的吃法有很多種，炒雞蛋，蛋炒飯，番茄炒雞蛋等等。雞蛋炒時令蔬菜亦可，但每天吃雞蛋不可太多。
- **植物油炒綠色蔬菜**：以青菜、菠菜、地瓜葉、芹菜為最佳，小白菜、空心菜、茼蒿、芥菜次之，可用各種植物油來炒。如果用水煮，再淋上一些香油，效果更佳。

· 魚頭湯：用鯽魚、鯉魚、草魚與等魚頭和豆腐燉成魚頭湯，效果很好。

還可透過吃零食的方法來補腦。花生、南瓜子、葵花籽等都富含不飽和脂肪酸、胡蘿蔔素及超氧化物歧化酶等物，適當食用能保證大腦血流量，令人精神抖擻、容光煥發。

## 透過食物巧補鐵

女性由於生理原因，比男性更容易患缺鐵性貧血。據統計大約有 64% 的女性會出現不同程度的貧血現象，紅血球和血紅素降低占 50%，血小板減少占 21%。所以透過補鐵來補血是都會女性必修的一道功課。鐵是人體，尤其是女性健康必需的微量元素，是人體合成血紅素的重要原料。缺鐵可使血紅素含量和生理活性降低，導致血帶氧量減少而影響大腦中營養素和氧的供應。

有人計算過，如把人體內的鐵質全部提煉出來，大概也只能打造出一枚二寸長的小鐵釘。儘管人體內的鐵不多，但鐵的作用相當大。女性如患缺鐵性貧血，不僅會頭昏眼花、心悸耳鳴、失眠夢多、記憶力減退，而且會面色萎黃、唇甲蒼白、膚澀發枯，甚至皮膚過早出現皺紋、脫髮、色素沉著等。

鐵對人體既然如此重要，要怎樣才能使自己體內不至於缺鐵呢？唯一的好辦法就是注意飲食中的鐵攝入量，多吃富有鐵質的食物。

在準備晚餐時，要適當選擇一些含鐵量高的食品，諸如：黑木耳、海帶、紫菜、香菇等。動物性的食物可多吃蛋黃、瘦肉、動物的血與肝臟等。食物中芝麻醬的含鐵量最高，它比含鐵量較高的豬肝還要高出一倍。每 100 克芝麻醬含鐵量高達 58 毫克。值得重視的是，有的女孩不愛吃蔬

菜,其實,大部分蔬菜都含有各種對人體有益的不同的維他命與礦物質,其中就有人體所需要的鐵質。

用食物治療貧血是一個理想的方法,可以免除服用藥劑而產生的胃腸道副作用。但是只根據食物中鐵含量的多寡,而不考慮人體對這些鐵的具體吸收情況,效果也是不明顯的。例如,菠菜中的鐵質的含量雖高,卻不易被吸收,所以多吃菠菜並不能治療貧血。雞蛋中的鐵質也較難吸收。此外如米、麥、豆中的鐵吸收率也很低。只有魚、瘦肉、動物肝臟中的鐵才易為人體吸收與利用,適宜於貧血病人的食物治療。

鐵的吸收利用還和食物中蛋白質多少有關,高蛋白質飲食可以促進鐵的吸收。

鐵的吸收還和胃腸道酸鹼度也有關,在食用酸性食物的情況下下鐵的吸收、利用較多。

此外,動植物食品混合食用可以提高鐵的吸收率,如稻米中的鐵吸收率僅 1%,如與肉類、動物肝、綠葉蔬菜同食,吸收率可提高到 10% 以上;蛋類中的鐵吸收率也較低,如同時進食綠葉蔬菜、橘子汁等,鐵質的吸收率也可大大提高。

## ▍防止體內維他命缺乏

在電腦、乾燥、汙染的圍攻下,人的皮膚容易粗糙乾燥,呼吸道易感染,眼部有乾燥感,畏光、多淚,視覺逐漸模糊,這是缺少維他命 A 的症狀。若是缺乏維他命 $B_1$ 時,則會引起消化不良,氣色不佳,有時手腳發麻,罹患多發性神經炎和腳氣病。缺少維他命 $B_3$ 時,容易口臭,失眠,頭痛,精神倦怠。要是妳缺少維他命 $B_{12}$ 時,皮膚會變得蒼白,毛髮稀黃,精神不振,食慾不佳,嘔吐,腹瀉。而缺乏維他命 C 時,齒齦紫腫,

容易流血，眼結膜、皮膚易出血，傷口不易癒合。至於缺乏維他命 D，頭部會多汗，兒童則患軟骨病，成人可得骨質疏鬆症。若感到四肢無力，易出汗，頭髮分叉，精神易緊張，則可能缺少維他命 E。

為了防止缺少維他命，建議妳在日常生活中盡量多吃蔬菜、水果、魚、動物肝臟、薯類和穀物。

比如，玉米、動物肝、奶製品、魚、胡蘿蔔、番茄、杏子和甜瓜等，均富含維他命 A。

富含 B 群維他命的食物有雞肉、魚、動物肝、蛋、香蕉、杏子、苦瓜、馬鈴薯、菱角、海帶、紫菜、菠菜、綠豆和葵花籽等。綠豆、番茄、花椰菜、甜瓜、青椒、香蕉、柚子、哈密瓜、菱角都是維他命 C 的好來源。含有豐富的維他命 D 的食物有：香蕉、魚、紅棗、動物肝臟、魚油、香菇、蘑菇、木耳、銀耳等等。富含維他命 E 的食物有：麩皮麵包、胡桃泥、奶製品、玉米、大豆、杏仁、花生、果仁和山核桃等等。

## 補鈣不容忽視

鈣是人體的宏量元素，含量豐富，是骨骼的主要成分，能使骨骼保持堅固，以支持軀體和保護內臟。缺鈣不僅影響兒童的生長發育，對中老年人則使骨量下降，骨頭堅硬度不夠，彎腰駝背，身材變矮，骨質疏鬆，甚而導致骨折。

鈣在人體內的作用幾乎可以影響到體內的每一個細胞，與生命活動息息相關。神經元與神經元間的資訊傳遞需要鈣離子，身體運動的肌肉興奮和收縮需要鈣離子，腺體的分泌需要鈣離子，細胞內酶的活性、血液凝固等許多重要生理活動都需要鈣的參加。人體內的鈣，特別是血鈣，一定要保持穩定的正常水準，不能多也不可少。

醫學研究表明，維他命 D 能促進鈣的吸收，而植物性食物中含有較多的磷酸、植物酸及草酸，容易與鈣結合生成不溶性鈣鹽，會妨礙腸道對鈣的吸收。

為了避免缺鈣，女士們應多吃一些含鈣且易被人吸收的食物，飲食最好做到葷素結合。每天早餐保證一杯牛奶或豆漿，午餐和晚餐常配上 250 克豆腐或幾塊豆乾，再吃些新鮮水果和蔬菜。如經常輪換選吃芝麻醬、蝦米、小魚乾、紅棗、蘿蔔乾、白菜等含鈣高的食物，多數人就能達到每日規定的鈣需求量。對於患有胃腸病或食慾較差的老人，飲食受到限制，也可每天服用 1～2 片鈣片。明顯缺鈣的老年人，在適當的補鈣基礎上，應加服一點魚肝油或維他命 A、維他命 D。

另外需要補充一句：補鈣莫忘運動。研究證實：肌肉收縮或使骨骼承重對骨量增加具有相加效應。也就是說，單純補鈣而缺乏運動，補鈣效果明顯降低。因為只有運動才可刺激骨組織對攝入體內的鈣及其他礦物質的充分吸收和利用，從而達到防止骨質疏鬆的目的。

## ▎捕捉營養不良的訊號

現代女性的營養不足並非缺吃少喝引起的，而是食用過分精緻的食物和不注意營養平衡造成的。我們除了從身體內部反應得知營養不足外，還可從眼、鼻、口、指甲和頭髮等部位觀察到一些端倪。

### 口部訊號

若發現嘴角發紅、長期乾裂，而且嘴唇和舌頭疼痛，可能是因營養不足而患上口角炎，若不治療，還會引起口瘡和淋巴結炎。口角炎的成因多為缺乏鐵質和維他命 $B_2$（核黃素）及維他命 $B_6$ 造成的。從人體內部來

## 第九章　檢查一下，晚餐是否吃得過於豐盛

說，缺乏這兩種維他命還會引發貧血，影響人體的生長發育。

若出現這種訊號，其補充辦法是多吃菠菜等綠葉蔬菜，常食豬牛肉、肝臟、豆類等。或是直接服用 B 群維他命營養丸。

### 唇部訊號

唇部裂開、脫皮、唇線模糊，是唇病的徵兆，說明缺少維他命，是欠缺維他命 $B_2$ 及維他命 C 造成的。

若出現這種訊號，其補充辦法是多吃青菜、柑橘、番茄、瓜果、馬鈴薯等。也可口服 B 群維他命和維他命 C。

### 舌部訊號

若發現舌頭過於平滑，味蕾突起發紅，舌尖兩側發黃、發白，說明欠缺葉酸及鐵質。缺乏這類物質，將導致骨髓內紅血球的生產受到阻礙，從而引起舌炎、貧血、胃腸功能紊亂、生長發育不良。

若出現這種訊號，其補充辦法是多吃肝臟、菠菜、全麥麵包並服用含有葉酸成分的 B 群維他命。

### 鼻部訊號

若鼻子兩邊發紅，油膩光亮發紅常脫皮，說明人體內缺鋅。缺鋅會引起食慾不振和新陳代謝障礙。

若出現這種訊號，其補充辦法是不偏食。大部分食物中都含有鋅，只要不偏食，缺鋅現象可以得到緩解

### 指甲訊號

指甲上有白點，表示缺鋅；指甲容易斷裂，說明缺鐵。缺鋅、缺鐵也

有時會同時出現。

若出現這種訊號，其補充辦法是多吃菠菜、肝臟和豬、牛羊肉，服用含有鋅的多種維他命營養品。

### 頭髮訊號

脫髮、頭髮拔出時無痛感、髮絲易纏捲，說明缺乏維他命 C 和鐵質，而頭髮色澤變淺、變淡，是維他命 $B_{12}$ 偏低的訊號。缺乏維他命也會使神經系統受到影響。

若出現這種訊號，其補充辦法是多吃乳類食品、肝臟、魚類和豆類。補充 B 群維他命。

## 葡萄酒與女人

誰說喝酒是男人的專利？誰說喝酒的女人不可愛？看張曼玉在一則葡萄酒廣告中的衣香鬢影、燦然一笑的樣子，真是說不出的嫵媚性感。

女士們每天喝 50 ～ 150 毫升紅葡萄酒，可以達到減肥和美容的效果。晚餐時喝兩杯紅葡萄酒（100 毫升），不但可使晚飯少吃兩成，還有利於緩解勞累，促進睡眠。還有不少女士喜歡將紅葡萄酒外搽於臉部及體表，因為低濃度的果酸有抗皺潔膚的作用。

此外，美國科學家研究還發現，年輕女性常飲紅葡萄酒可使中風的危險降低 60%。研究人員對 600 名年齡介於 15 ～ 44 歲之間的女性進行調查後發現，平均每天喝一到兩杯紅酒的女性，比從不喝酒的女性患中風的危險小40% ～ 60%，而且喝紅葡萄酒比啤酒和其他任何酒精飲料的預防效果更強。

適量的葡萄酒能有效預防心血管疾病。它可降低血液中的膽固醇，防止膽固醇沉積於血管內膜，從而防治動脈硬化與心臟病的發生。葡萄酒含

有多酚成分及其他非常豐富的抗氧化物，在人體內可起抗氧化作用，降低血液中低密度脂蛋白，有利於血管擴張，避免血栓形成，可預防心血管疾病與老年痴呆症等慢性病。適度飲用葡萄酒能加速血液循環，促進新陳代謝，增強消化力和免疫力，預防老化，並可減少患上癌症、高血壓等疾病的機會，延年益壽。

葡萄酒是不苦的良藥。不管是紅葡萄酒，還是白葡萄酒，只要每天適量飲用，都有益身心。為什麼每天都要喝葡萄酒？因為葡萄酒的抗氧化劑和抗凝結劑的效用只有 24 小時。

葡萄酒還含有殺菌功能，從古至今，一直在醫藥界扮演著重要角色。從希臘到埃及、中國、印度，世界各地的史料顯示，古人早已意識到葡萄酒對人體有益。李時珍在《本草綱目》中就曾提出：葡萄酒「暖腰腎，駐顏色，耐寒」。

用葡萄酒佐餐，還可促進人體對食物中所含的鈣、鎂和鋅等物質的吸收。不過，提醒一句，葡萄酒是指用葡萄汁釀製出的酒，而不是用香精加酒精勾兌出的酒。那種酒起不到葡萄酒的作用。

## 養成飯前喝湯的好習慣

飯前先喝湯，可使胃的容積增大，胃壁受到刺激後，胃神經會自動向中樞神經發出「已飽」的訊號。因此，進食前先喝湯，會使人產生飽脹的感覺，從而減少進食量或不再進食，以達到減肥目的。

很多人喜歡小火煲湯，而且一煲就是一整天，認為這樣食物的營養才能充分地溶解到湯裡。其實，這一做法並無科學依據。研究證明，適度加長煲湯時間確實有助於營養釋放和吸收，但過長就會對營養成分造成一定的破壞了。

營養專家認為，湯裡的主要成分是蛋白質，如果燉的時間過長，加熱溫度過高，蛋白質會發生熱致變性，分解成其他成分，有些成分可能再發生一系列變化，生成對人體有害物質甚至是致癌物質。還有專家說，長時間地「煎熬」會破壞食物中的營養成分，不能達到最佳進補效果。

專家提醒，長時間加熱能破壞菜餚中的維他命；加熱 1 ～ 1.5 小時，即可獲得比較理想煲湯的營養價值。

對於一般肉類來說，都可以遵循以上的原則。但也有些食物，煲湯的時間需要更短。比如魚湯，魚肉比較細嫩，煲湯時間不宜過長，只要湯煮到發白就可以了，再繼續燉不但營養會被破壞，魚肉也會變老，口味不佳。還有些人喜歡在湯裡放人蔘等滋補藥材，由於蔘類含有人蔘皂素，煮的過久就會分解，失去補益價值，所以在這種情況下，煲湯的最佳時間是40分鐘。最後，如果湯裡要放蔬菜，必須等湯煲好以後隨放隨吃，以減少維他命損失。

湯應該成為女性晚餐餐桌上不可缺少的佳餚。只要烹調得法、美味可口的湯，不僅會給女性帶來美的享受，也會促進女性的健康。

下面介紹幾種常見的湯的保健功能。

- **雞湯可抗感冒**：雞湯是營養豐富的補品，傳統保健中有用雞湯補身體的說法，婦女產後、病人大病初癒，都用雞湯大補。
- 美國學者研究發現，雞湯特別是母雞湯中的特殊養分，可加快咽喉部及支氣管黏膜的血液循環，增強黏液分泌，及時清除呼吸道病毒，促進咳嗽、咽乾、喉痛等症狀的緩解，對感冒、支氣管炎等防治效果獨到，特別有益於體弱多病者。
- **魚湯可防氣喘**：魚湯的營養成分非常豐富。魚湯中含有一種特殊脂肪酸，具有抗炎症作用，可阻止呼吸道發炎，防止氣喘病發作。每週喝

2～3次魚湯，可使因呼吸道感染而引起的氣喘病發生率減少75%，對兒童氣喘病的效果則更為明顯。

- **骨頭湯可抗衰老**：骨頭湯中的特殊養分及膠原蛋白可疏通血液微循環。

  人到中年，身體的微循環逐漸開始老化，皮膚變乾燥、鬆弛、彈性降低，出現皺紋，常有頭暈、胸悶、神經衰弱等症狀，甚至招致心腦血管疾病纏身，這些都是微循環障礙的結果。

  骨頭湯中的特殊養分以及膠原蛋白等可疏通微循環，從而改善上述老化症狀。

- **海帶湯可禦寒**：海帶湯可增強新陳代謝。海帶含有大量的微量元素碘，而碘元素有助於人體甲狀腺激素的合成，此種激素具有產熱效應，透過加快組織細胞的氧化過程提高人體基礎代謝，並使皮膚血流加快，從而增強人體的新陳代謝，所以會使人在寒冷的冬天感到溫暖。

- **菜湯可抗汙染**：各種新鮮蔬菜含有大量鹼性成分，並溶於湯中，喝蔬菜湯可使體內血液呈弱鹼性，防止血液酸化，並使沉積於細胞中的汙染物或毒性物質重新溶解，隨尿液排出體外。故蔬菜湯有「最佳人體清潔劑」的美稱。

- **麵湯可增強人的記憶力**：人的記憶力與一種稱為乙醯膽鹼的物質有關，這是一種神經傳遞介質，可強化人腦記憶功能。大腦中若乙醯膽鹼不足，記憶力就會大大削弱。而補充腦內乙醯膽鹼的最好辦法就是多吃富含卵磷脂的食物，麵條即其中之一。卵磷脂有一個特點，極易與水結合，故煮麵條時放進一兩個雞蛋，大量的卵磷脂會溶於湯中，因此，晚餐常吃雞蛋湯麵可補腦。

# 多吃菜少吃飯對身體有害

在餐桌上經常聽到許多人這樣說：少吃飯，多吃菜，飯沒有營養，營養都在菜裡。更有一些過分關注自己身材的女性，把這一條奉為減肥的「至理名言」。從表面上來看這似乎很有道理，然而，從營養學的角度來看，如果長期這樣下去，對身體健康極其不利。

米飯以及麵食的主要成分是碳水化合物，它是既經濟又能直接轉化成熱量的營養。在合理的飲食中，人一天所需要的總熱量50％～60％來自於碳水化合物。米飯與菜中的大魚大肉相比，容易消化得多，也有著其他不可替代的營養成分。

長期吃含有高蛋白、高脂肪、低纖維的菜，對身體健康極其不利。有些人認為，多吃蔬菜不是壞事，但是蔬菜是「吃」油的，許多蔬菜是用過多的烹調油炒的，有的菜就像泡在油裡。這樣吃下去，就容易得高血壓、心血管病和肥胖病。

現在，腸胃病的患者比過去有所增加，特別是患病率趨向於年輕化及低齡化，這跟許多對健康飲食一知半解的人盲目「亂吃」有關。

# 第九章　檢查一下，晚餐是否吃得過於豐盛

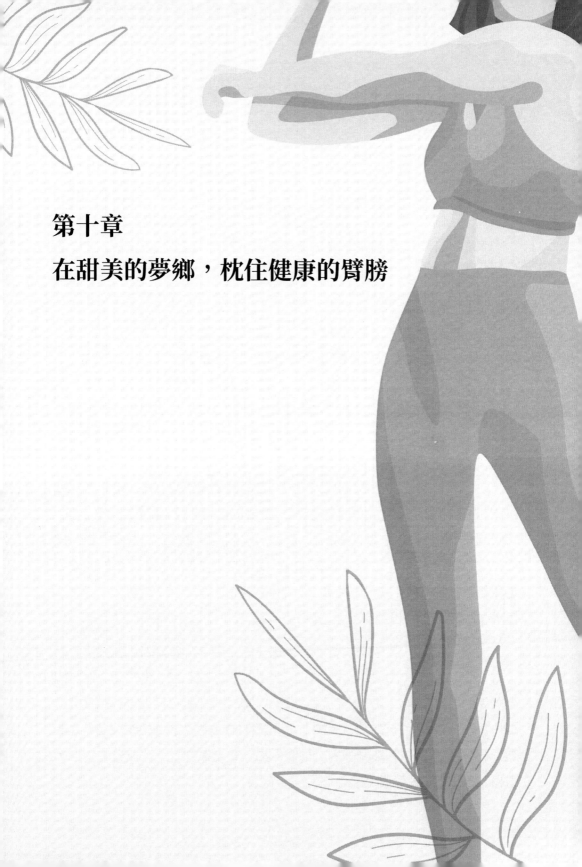

# 第十章
## 在甜美的夢鄉，枕住健康的臂膀

## 第十章 在甜美的夢鄉，枕住健康的臂膀

睡眠一直占據人類生活 1/3 左右的時間，它與人類健康密切相關。最近，聯合國衛生組織確定：「睡得香」──深度睡眠為健康的重要客觀指標之一。

睡眠不足，不但身體的消耗得不到補充，而且由於激素合成不足，會造成人體內環境失調。更重要的是，睡眠左右著人體免疫功能。科學家認為，如果妳希望自己健康，就必須重視睡眠對健康的作用。經常開夜車或通宵達旦地上網，對健康是非常不利的。

美國佛羅里達大學的免疫學家貝里·達比教授的研究小組對睡眠、催眠與人體免疫進行了一系列研究，並得出結論：睡眠除了可以消除疲勞，使人體產生新的活力外，還與提高免疫力，增強抵抗疾病的能力有著密切關係。達比教授對 28 名受試人員進行自我催眠訓練後，結果表明：施行催眠術之後，受試人員血液中的 T 淋巴細胞和 B 淋巴細胞均有明顯上升，而這兩種細胞正是人體免疫力的「主力軍」。科學家同時發現，被實行催眠術的受試人員在日常壓力面前表現出更強的自信、自尊和獨立處事能力。

古人謂：「日思三餐，夜思一宿。」經過良好的睡眠可以使人們的精力得到恢復，並能夠以更飽滿的精力和熱情投入生活、投入工作。如果不睡覺會怎麼樣？有一個叫彼得·特里普的美國人參加了一項 200 小時不睡覺的實驗。在前三天，一切正常。到了第四天，出現了精神崩潰狀態，對一些並不滑稽的事情也捧腹大笑、不能自控，一些不值得悲哀的消息，聽了之後竟莫名其妙地號啕大哭。自己並沒有戴帽子，卻不斷地埋怨自己頭上的帽子太重。到了第五天，受試者歇斯底里地大喊大叫，一會兒說別人的上衣像正在爬行的蠕蟲，一會兒又說自己從著了火的房裡跑出來。200小時後，他受到了類似精神病一樣的折磨，幾乎要瘋了。當他被架到床上睡了 9 小時 11 分鐘後，便一切正常了。

充足的睡眠、均衡的飲食和適當的運動，是國際公認的三項健康標準。然而，在當今都市，睡眠不佳的夢魘糾纏著不少人。而在睡眠不佳的人群中，女性的比例要遠遠高於男性。因為擺脫不了職場的壓力，緊張敏感的情緒，加上每月必須面臨的生理期的不適，懷孕，生子……都是導致女性頻繁失眠的原因。

## ▍睡多長時間最適當

一個人每天需要多長時間睡眠？

一般的回答是 8 小時。不過具體睡眠時間的長短是因人而異的。據說，拿破崙睡眠時間很短，每夜只睡 3 ～ 5 個小時，但睡長覺的有名人士也不乏其人。比如著名作家歌德，據說能連續酣睡 24 個小時；又如著名哲學家康德，每天都要睡 10 個小時。

人類睡眠的需要取決於每個人自身的身體素質、每天的工作和某種天性。睡得好還是不好，很少與睡覺時間的長短有關係，而是與睡覺的深度有關。一般情況下，健康的人入睡不久便可進入沉睡階段，但只持續一到兩個小時，將近天亮時，睡眠就會變得越來越淺。神經衰弱、勞累過度和患有失眠症的人一般是很難進入深度睡眠狀態的，他們長時間都處於淺睡狀態，直到接近黎明和睡眠快要結束時才進入沉睡的夢鄉。如果這些人由於某種職業原因或其他原因在沉睡結束之前就被人從床上叫起來，長期下去就會導致危險的精疲力竭狀況。

說了這麼多，也許讀者還會有疑問：既然睡眠時間因人而異，那麼如何判斷自己的睡眠是否充足？瑞士科學家建議大家不妨做一個非常簡單而又有趣的小試驗：晚上正常睡覺時間躺在床上，一隻手臂外伸，手中輕握

## 第十章　在甜美的夢鄉，枕住健康的臂膀

一個金屬小湯匙，床邊下方放置一個大盤子，然後看好手錶時間，閉上眼睛。當小湯匙掉在盤子裡把妳驚醒時，說明妳剛才已經睡著。此時再看一下手錶，前後時間差便是妳的入睡所需時間。

- 如果妳 5 分鐘內就已經入睡，說明妳睡眠欠缺，必須馬上延長睡覺的時間。
- 如果妳 5 ～ 10 分鐘內入睡，以後應該適當延長睡眠時間。
- 如果妳 10 ～ 15 分鐘內入睡，說明睡眠情況良好。
- 如果妳 15 分鐘以後才能入睡，說明妳是一個已經睡飽了的人！（當然，如果妳失眠的話另當別論。）

最後，編者認為有必要幫瑞士科學家的實驗加上一項：

如果小湯匙掉在盤子裡沒能把妳驚醒，說明妳的睡眠已經嚴重欠缺。

## ▎積極改善臥室環境

研究表明，看一些令人愉悅的東西是一種放鬆，它有助於睡眠。最好以輕鬆的風格布置臥室。如果從臥室能夠看到遠處美麗的風景，那麼最好把床移到窗戶邊，以便欣賞外面的景色。或者在牆上掛一幅風景畫，或者在書桌上放一缸金魚。

睡眠的好壞與睡眠環境關係密切。在 15 ～ 24℃的溫度中，可獲得安睡，而過冷或過熱均會使人輾轉反側。如果是因為搬遷新居而不能安睡，有可能是因為對新環境一時不能適應，但更有可能的是室內地毯、新家具及室內裝潢等所發出的異味所致。冬季關閉門窗後抽菸留下的煙霧以及燃燒不全的煤氣，都會使人不能安睡。冬季太乾燥，對人的睡眠也有負面影響，最好是買一個加溼器放在臥室。在發射高頻電磁輻射源附近居住，長

期睡眠不好而非自身疾病所致者，最好遷徙到遠處。在隆隆機器聲、家電
音響聲和吵鬧的人語聲中失去深眠者，則應設法力除噪音。燈光太強所致
的睡眠不佳，除了消除光源外，也可避光而臥。

## 戀上一張床，愛上一個家

　　戀上一張床，愛上一個家。無論男人還是女人，對於床都是依戀的。
選擇一張合適的床。根據室內裝飾協會專家提醒：睡硬床不一定健康，床
墊太硬，雖不致於嚴重影響脊椎健康，但肩膀和臀部受力，讓人感覺不舒
服。如果腰脊痛的話，更不宜睡硬木板床，以免病情惡化，睡床墊比不睡
床墊健康多了。當然，若是床過於軟，對於人的身體健康也有很多害處。
最適宜睡覺的床，應該是軟硬適中。不少人的床造成人的脊椎彎曲，睡久
了就影響血液循環，使人疲勞容易生病。

　　選擇了一張優質的床，還要注意床的擺放。妳可以不相信風水，但睡
眠與床的擺放確實大有關係。擺床時不宜東西朝向，這是因為地球本身具
有地磁場，地磁場的方向是南北向（分南極和北極），磁場具有吸引鐵、
鈷、鎳的性質，人體內都含有這3種元素，尤其是血液中含有大量的鐵，
因此身體東西向睡眠會改變血液在體內的分布，尤其是大腦的血液分布，
從而會造成失眠或做夢，影響睡眠品質。此外，床的擺放有以下幾點不
宜：床頭不應放在窗下，主要是因為床頭在窗下的話，人在睡眠時會有不
安全感；如果遇大風、雷雨天，這種感覺更是強烈。另外，窗子是通風的
地方，人在睡眠時稍有不慎就容易感冒。床頭不宜設在臥室門或窗的通風
處，客廳裡的人一眼就能看見臥室的床，會使臥室缺乏寧靜感，影響睡眠
品質。床的擺放不宜正對梳妝鏡子，這主要是因為夜晚人起身時，特別是
睡眠中的人朦朧醒來或噩夢驚醒時，在光線較暗的地方，會在猛一抬眼的

剎那間看到鏡中的自己或他人活動，容易受到驚嚇。

在都市寸土寸金的局勢下，妳可能不會有一間足夠大的房子。因此，東西的堆放就成了令許多女人頭疼的事情。有些人喜歡利用床下堆放雜物，這個習慣很不好。床下往往是不太透氣的陰暗處，放上雜物，容易受潮發霉或滋生細菌，另外平時也難清理，造成衛生上的死角。

# ▌選個好枕頭伴妳入眠

枕頭的高度、硬度、大小和枕芯，對於人的睡眠影響很大。

## 枕頭高度

多高的枕頭才合適呢？日本築波大學體育科學系藤田紀盛教授做過一個實驗：把 2,000 個枕頭分為高度不同的幾個層次，對睡眠者進行腦電圖監測，結果發現，枕頭高度在 6 ～ 9cm 者，腦電圖出現平穩的休息狀態，能獲得高品質的睡眠。長期高枕，頸部被固定在過分前屈的位置，使頸椎的自然彎曲逐漸消失，頸椎骨、韌帶容易發生退行性病變，於是，骨質增生、頸椎病接踵而來。枕頭過低，特別是在側臥時，枕頭若太低容易形成五十肩、落枕等。因此，「高枕」並非無憂，「低枕」也有害健康。一般來說，枕頭不要超過一個「拳頭」的高度，或者說不要超過頭側到肩的距離，這種尺寸是適合的枕頭高度。

## 枕頭的長短要合適

古人主張枕頭稍長為宜。枕頭稍長可使人睡覺時能自由輾轉反側，從而保持睡眠姿勢舒展，血氣暢通。枕頭放置位置也很重要。仰臥時應把枕頭放在頭與肩部之間，使頸椎的生理前凸與床面之間的凹陷正好得以填

塞；側臥時，把頭部放在枕上，而不是只把腦部放在枕上，這樣可使頸椎維持正直，對睡眠和健康都有好處。

## 枕芯軟硬適度，稍有彈性

枕芯的關鍵是適當的硬度和透氣性，太硬了不舒服，太軟了翻身不便。目前多採用蕎麥殼、木棉、羽毛、羽絨、多孔化纖等材料製作枕芯，與日本、朝鮮、東歐各國相似。從日本三越百貨公司枕頭銷售情況看，銷售量最大的是含蕎麥殼的枕頭，實驗報告指出，蕎麥殼不吸熱，防潮性等方面都優於其他材料。

## 藥枕的保健作用

用藥枕可以達到防病治病和強身健體的目的，古人對藥枕非常講究。如「明目枕」，李時珍在《本草綱目》中記載：「苦蕎皮、黑豆皮、綠豆皮、決明子、菊花同作枕，至老明目。」又如「菊花枕」，《延年祕錄方》記載說：「菊枕將甘菊裝入布袋，放在皮枕或涼草枕上面，又將之放在枕席的上面，使入睡的人耳聰目明，可以延年，一年一換，有益於人。」還有「磁石枕」，《遵生八箋》記載，用磁石雕琢成面，或用大塊磁石為枕面，下以木鑲成枕，上用薄棉墊之，此枕最能明目益精。現代醫學研究證實，磁石枕，把磁療枕墊於頭下，就可安靜睡眠，能治神經衰弱、失眠症，對頭痛、耳鳴亦有療效。

近幾年來，國內外開始重視用藥枕治療各種疾病。如治高血壓病人可選用夏枯草、決明子、菊花、綠豆衣、金銀花等做枕芯；頸椎病患者用活血化淤、袪風止痛的中藥，如白芷、川芎、威靈仙、川草烏、片薑黃、紅花等做枕芯；腰腿痛的人，可用川烏、草烏、桂枝、肉桂、杜仲、烏藥各100g研成末，加上冰片10g，作成藥枕。實踐證明都有一定的療效。

第十章 在甜美的夢鄉，枕住健康的臂膀

# 睡覺採取哪種姿勢

古人云：「站如松、坐如鐘、行如風、臥如弓」，提倡人的睡眠姿勢最好採取側臥如「弓」的姿勢。為什麼要「臥如弓」呢？我們對比其他臥姿，就可以明白箇中原因。

俯臥是最不健康的睡姿，好在喜歡俯臥的人不多。這是因為人在俯臥時胸部直接受壓，胸廓不能展開，肺臟的氣體交換和心臟的收縮舒張都會受到限制。為了呼吸，頭部要偏向一側，臉頰受到壓迫。由於頸部過度偏轉，頸肌得不到放鬆。俯臥時兩下肢必定要伸直，致使肌肉不能全部放鬆休息。

相對俯臥來說，採取仰臥這一睡姿的人要多很多。不少人認為，仰臥能使人感到全身舒展、輕鬆自如。實際上，在仰臥時，上下肢體是處於直伸緊張狀態，肌肉並沒有得到滿意的鬆弛。仰臥時容易將手放置於胸前，心臟和肺部受到手的壓力，會引起呼吸不暢，胸口發悶。

專家們一致認為：側臥 —— 也就「臥如弓」的睡姿最好。人在側臥時，身體脊椎略向前彎，肩部向前傾，四肢可以自由彎曲，全身肌肉都可得到充分放鬆，容易消除疲勞。一般來說，向右側臥的睡眠更佳，心臟受不到壓迫，有利於血液循環。不過，對於孕婦來說，向左側臥睡是最好的睡眠姿勢。

當然，以上所說的睡眠姿勢都是相對而言，人在睡眠中會有多次不自覺的翻身來改變睡姿，使睡眠舒適，特別是在入睡時或淺睡眠時，翻身能夠睡得更香甜，休息得更好。

## 裸睡有益健康

嘗試過像條美人魚一樣，一絲不掛地進入夢鄉嗎？國內外的養生學家和生理學家發現，裸體睡覺不僅能使身體舒展舒適，而且有益於身體健康。

專家認為，裸睡有種無拘無束的自由快感，有利於血液循環，增加皮脂腺和汗腺的分泌，有利於皮膚的排泄和再生，有利於神經的調節，有利於增強適應能力和免疫力，也有利於消除疲勞，放鬆肢體。

裸睡對治療緊張性疾病的療效頗高，尤其是神經系統方面的緊張狀態容易得以消除，使全身內臟和體表血液循環變得順暢。

但裸睡應注意勤洗澡及被縟的清潔。

## 被子應該這樣蓋

夜裡蓋的被子，如果長期不曬會變得潮涼，蓋在身上很不舒服，影響睡眠和休息。所以，要注意保持被縟的衛生。

首先，起床後不要忙著摺棉被，因為夜裡被子吸附了許多水分和氣體，如果不讓其散發就立即摺好，不但被子的使用壽命會受到影響，而且對人體健康有害。正確的方法是，起床後隨手將被子翻面，並將窗戶打開通風換氣，讓被子裡的水氣自然蒸發，吃過早飯以後再去摺棉被。如果縟子受潮，還應將被子挪開，晾一段時間。

其次，被縟要常曬太陽，最好一週曬一次。被縟在陽光照曬下，可使潮氣蒸發，被縟又恢復到輕鬆軟暖的狀態，蓋在身上非常舒服，睡得也會很香甜。此外，曬被縟時，陽光裡的紫外線能殺滅附在上面的細菌，特別是依靠人的皮屑生存的蟎蟲，這樣等於進行了一次消毒，對皮膚衛生和身體健康益處極大。

要使被子曬得恰到好處，要注意以下兩點。

· **曬被時間**：一般來說，棉被在陽光下短時間曬一下，棉纖維就會膨脹起來。晾曬時最好一個小時左右翻個面。

· **切忌拍打**：有人曬被子時喜歡拍打被子，以為可以使被子裡的溼氣跑掉，被子更加蓬鬆，其實大可不必。

## 睡覺磨牙怎麼辦

　　發生磨牙症的原因，目前還沒有完全調查清楚。但有一些因素被認為和磨牙症是有關係的。例如，在人入睡以後，大腦皮質管理咀嚼肌的那部分腦細胞沒有被抑制，還處於興奮狀態，神經將興奮衝動傳達到咀嚼肌，就會使咀嚼肌產生咀嚼動作，出現半夜磨牙的情況。其他因素如咬合干擾、腸道裡有寄生蟲、體內缺乏鈣質和某些維他命以及遺傳因素等等，都可能和磨牙症的發生有關係。

　　對於夜間磨牙，除非症狀很嚴重的，在一般情況下人們往往不以為然。然而，對於夜間磨牙還是不應該忽視的，因為磨牙症對牙齒的危害很大。

　　怎樣才能減輕或治好夜間磨牙呢？首先，要盡量排除造成精神緊張的因素，積極參加各種文藝活動。其次，睡眠環境要保持安靜。當有腸道寄生蟲病時，應該進行驅蟲治療。如果有咬合干擾的毛病，可以到醫院作矯正治療。另外，在睡前服用肌肉鬆弛藥，服些維他命 $B_1$、$B_6$ 和穀維素，也都對減輕磨牙症有幫助。磨牙症狀特別嚴重的人，還應該到牙科作全面檢查，進行綜合治療。對於青少年的磨牙症，只要早期發現和治療，效果一般是良好的。

## 打鼾不可輕視

　　打鼾也稱打呼，是司空見慣、不足為怪的事情，許多人還錯誤地認為打鼾是睡得香的表現，其實，鼾聲中潛伏著危險因素。這種氣流衝擊上呼吸道振動而發出的聲音，表示著上呼吸道阻力增加，是呼吸欠通暢的表現，一定要警惕其發展。如果鼾聲時續時斷，有起有伏，證明上呼吸道可能出現阻塞，有可能發生呼吸暫停或窒息。如 7 小時睡眠中呼吸暫停超過 30 次，每次暫停時間超過 10 秒，就稱為呼吸暫停症候群。它嚴重地妨礙了氣體交換，使身體在夜間長時間處於反覆缺氧狀態。日積月累，會引起一系列病理生理改變，如白日過度嗜睡，睡醒後口乾舌燥，嚴重者可引起高血壓、冠心病、腦血栓、癲癇、陽痿等多種疾病。

　　引起睡眠呼吸中止症候群的原因很多，有全身性的疾病，如肥胖、糖尿病、甲狀腺功能低下、肢端肥大症等內分泌系統及神經系統疾病。此病也能由咽部窄小或阻力增高引起，如舌體胖大、扁桃體肥大、懸雍垂（俗稱小舌）粗長、軟腭鬆弛、鼻中隔彎曲、鼻瘜肉、鼻腔阻塞等。這些疾病加重了打鼾，打鼾又加深了這些疾病，形成惡性循環，患者常在白天出現頭暈、眼脹、睏倦、記憶力下降和精力不集中等現象。

## 呼呼大睡也能減肥

　　呼呼大睡也能減肥？不是開玩笑吧？據日本一項研究成果表明，導致身體發胖的主要原因是體內生長激素分泌不足。生長激素簡稱 GH，是人體自行分泌的一種天然激素，主要作用是促進骨骼及肌肉的生長，同時也加速體內脂肪的燃燒。GH 的分泌量會隨著年齡的增長而下降，到 30 歲以後便迅速下降。所以，越接近中年，體態越臃腫，身材不易保持。即使是

保持 20 歲時的飲食習慣，體重仍難保持標準。GH 只在夜間睡眠時分泌，尤其是在入睡 90 分鐘以後分泌量最旺盛。

美國學者首先發現：在入睡前補充高濃度複合胺基酸，可促進成年人 GH 的分泌量增加，快速燃燒體內多餘的脂肪，在睡眠中可恢復窈窕身姿。這種被稱為「睡眠瘦身法」的驚人發現，既方便又輕鬆，可以說是劃時代的瘦身新法。

## 和諧的性生活為健康加分

美國一位醫生透過對 9 萬名女性性生活的長期追蹤調查研究，以確切的統計數據，進一步確認了這一觀點。他的結論是：凡是性生活有規律者，免疫力就強，不易生病，而且為人較為合群，對生活感到更有樂趣。下面是他對兩組具有不同性生活頻率的 20 ～ 35 歲女性關於「您常犯什麼疾病？」的提問及其答案的人數比例，其中甲組成員每月過 1 次性生活，乙組成員每月過 10 次性生活。

- **頭痛**：甲組 56%，乙組 39%；
- **感冒**：甲組 33%，乙組 22%；
- **腹痛**：甲組 25%，乙組 9%；
- **噁心**：甲組 18%，乙組 7%；
- **胃痛**：甲組 17%，乙組 4%。

不久前專家發現，性愛可以減少生活上的壓力，並且能使妳看起來更年輕健康。

- **性愛可摧毀壓力，舒緩緊張**：人類性愛研究專家威爾遜指出，在進行性愛的過程中，人體荷爾蒙的釋放使我們無法感到壓力。這個反應甚

至可以維持數小時之久，直到荷爾蒙的水平恢復到整個身體系統的正常水平之後。

- 性愛可以幫助妳入睡：性愛時身體上的努力和情緒上的高漲會是完美的引擎，引導妳進入夢鄉。肌肉在興奮時緊張，並在事後恢復鬆弛，這個過程很明顯地有助於休息和睡眠。

- 性可以提高自信心：妳有定期的性生活表示妳和妳的伴侶愛著對方。性愛時易於達到高潮會覺得自己更有吸引力，提高妳的自信心。

- 性愛能夠改變妳的外觀：性愛時的刺激和運動會導致腎上腺素產生。這些荷爾蒙能夠提高皮膚的透明度，使妳看起來明亮動人。

- 性愛使妳和妳的伴侶更親密，包括情緒上和肉體上：當妳和妳的伴侶的關係傾向好的發展時，妳們的性生活也會傾向更好。妳們可以透過性來和對方做好的溝通，從而更顯恩愛。

- 性愛可舒緩經痛。

- 性愛可以幫助延壽：有證據顯示，婚姻美滿的人較單身和離婚的人更長壽，這與性生活和諧有很大的關係。

- 性愛對血液循環系統有益：性愛可提高妳的心率和血壓，可使心血管系統達到良好的運動量。偶爾加速妳的心跳不會有任何害處，這是舒展妳的心血管系統的另一種方法。

- 性愛燃燒卡路里，有助保持苗條：據調查顯示，一個熱烈的接吻燃燒12卡路里的熱量，而10分鐘的愛撫亦可燃燒50卡路里。即使最緩慢的做愛，亦可每小時燃燒200卡路里，相對的，假如在這過程中妳感到非常熱烈和興奮的話，燃燒500～600卡路里是可想而知的。

性愛的眾多好處是不容置疑，以下我們將告訴讀者們一些有關性愛的健康常識。

- 性行為後，女方應排尿一次，將尿道裡的細菌沖洗出去。
- 重病初癒不宜行房；過度勞累、情緒不佳和男方酒醉不宜行房；經期和妊娠頭三個月以及後三個月不宜行房；分娩後七週內不宜行房；生殖器患病不宜行房。
- 性生活必須和諧：須知一次的滿足，比十次的不滿足好得多。因此，已婚者要善於在性行為中獲得樂趣，同時也獲得了健康。
- 性生活不可過頻，否則會加重心臟和大腦神經中樞的承受力，從而引起疾病。
- 20 歲前不宜過性生活：據科學調查驗證：50％的子宮頸疾病患者源於過早發生性行為。
- 女性做體操不僅可以健美，而且可以矯正性的缺陷，提高性功能，防止性器官衰老鬆弛，有利於健康的性生活。
- 性行為前不要用肥皂過度清洗外陰，以免刺激外生殖器黏膜。更不要用水沖洗陰道內部，因為陰道內部有自淨作用。
- 自慰雖說不是健康的大敵，但經常自慰可能導致精神萎靡，減弱皮膚和頭髮的光澤，嚴重者可導致某些疾病。

## ▎睡前放鬆好處多

睡前放鬆有很多好處，以下列舉一些睡前放鬆的方法。

- **旋轉頸部**：直立，手臂自然下垂，盡可能地向左、右、前、後伸展頸部。若感到頸部疼痛，應及時就醫。
- **轉動肩膀**：頭不動，慢慢地向前、向後轉肩。
- **抬臀**：先蹲立，再兩手向背後伸出撐地；然後向上抬臀，使人體好似一

座「橋」狀，兩手慢慢地向腳後跟靠攏。20 秒鐘後恢復到開始姿勢。

· **兩臂上舉**：兩手臂置於頭上，十指交叉，兩臂緊貼耳部，做最大限度的手臂上伸動作；然後十指分開，兩臂在空中自然抖動，放鬆上肢肌肉。

· **站立放鬆**：自然站立，兩臂在身體前放鬆甩動並抖動，以放鬆肌肉。用手捶打、揉搓大腿肌肉，使大腿放鬆。

· **仰臥放鬆**：仰臥，雙手托住腰，並努力使臀部和下肢向空中豎起，在空中進行下肢的振動，藉以放鬆大腿肌肉；再屈膝坐於床上，用雙手搓動小腿肚，從而放鬆小腿肌肉。

· **滾動**：在床上或席上，兩手抱膝而坐，然後呈球形前後滾動。可放鬆背部肌肉、減輕腰痛症狀。

## ▌睡前保健八法

睡前保健八法是一種無副作用的良性保健方法，長期堅持做的話，可促進全身代謝，對防病益壽有積極的促進作用。

· **指腹按摩頭**：指腹按摩頭，即兩手食指、中指、無名指彎曲 45°，用指腹以每秒鐘 8 次的速度往返按摩頭皮 1 ～ 2 分鐘，可加強腦供血，強健腦細胞，加速入睡。

· **雙掌搓耳朵**：雙掌搓耳朵即兩手掌拇指側緊貼前耳下端，自下而上，由前向後，用力搓雙耳 1 ～ 2 分鐘，可疏通經脈，清熱安神，防止聽力退化。

· **雙掌搓臉**：雙掌搓臉，即兩手掌心緊貼臉部，以每秒鐘 2 次的速度，用力緩緩揉搓臉部所有部位 1 ～ 2 分鐘，可疏通臉部經脈，促睡防皺且緩解精神疲勞。

- **搓摩肩**：搓摩肩，即兩手掌面以每秒鐘 2 次的速度用力交替搓摩頸肩肌群，重點在頸後脊兩側，1 ～ 2 分鐘後可緩解疲勞，預防頸肩病變。
- **推拿按摩胸背**：推拿按摩胸背，即兩手掌拇指側，以每秒鐘 2 次的速度，自上而下用力推摩後背和前胸，重點在前胸和後腰，可疏通臟腑經脈。
- **雙掌推雙腿**：雙掌推雙腿，即兩手相對，緊貼下肢上端，以每秒鐘 1 次的頻率，由上而下順推下肢 1 分鐘，再以此方法順推另一下肢 1 分鐘，此法可解除下肢疲勞，疏通足部。
- **交換搓腳**：交換搓腳，即用右腳掌心搓摩左腳背所有部位，再用左腳心搓摩右腳背所有部位。然後用右腳跟搓摩左腳心，再用左腳跟搓摩右腳心，共約 2 ～ 3 分鐘。此法可消降雙足疲勞，貫通陰陽經脈。
- **疊掌按摩腹部**：疊掌按摩腹部，即兩手掌交疊緊貼腹部，以每秒鐘 1 ～ 2 次的速度，持續環狀按摩腹部所有部位，重點在臍部周圍，共按摩腹部 2 ～ 3 分鐘。此法可強健脾胃，促進消化吸收。

  實施此法時需閉目靜腦，心緒寧靜，舌尖輕頂上顎，肢體充分放鬆，1 ～ 7 法可採用坐位操作，第 8 法可仰臥操作。

實施此 8 法應緊貼皮膚，向內用力，滲透力越強效果越好。此 8 法的總操作時間為 12 ～ 18 分鐘，年輕的女性可連續施法 18 分鐘，施法後身體輕鬆，可安然入睡。

## ▎睡前的六個好習慣

1. **喝一杯加蜂蜜牛奶**：古代民間流傳這樣一句話：「朝朝鹽湯，暮暮蜜。」就是說早晨喝杯淡鹽開水，晚上飲杯蜂蜜水。據國外醫學專家

研究，牛奶中含有促進睡眠的 L- 色胺酸。睡前 1 小時喝杯加蜂蜜的牛奶，可助眠。

蜂蜜則有助於整夜保持血糖平衡，從而避免早醒，尤其針對經常失眠的老年人。

2. **刷牙洗臉擦身**：睡前刷牙比早上更重要，不僅可清除口腔殘渣，有利於保護牙齒，對安穩入睡也有幫助。電視看完後，洗洗臉、擦擦身體（特別是腋下、陰股部，肛門周圍等處），最好能洗個澡，以保護皮膚清潔，使睡眠舒適、輕鬆。

3. **梳頭**：古醫學家發現頭部穴位較多，透過梳理，可達成按摩、刺激作用，能平肝、熄風、開竅守神、止痛明目等。早晚用雙手指梳到頭皮發紅、發熱，可疏通頭部血流，提高大腦思考和記憶能力，促進髮根營養，保護頭髮，減少脫髮，消除大腦疲勞，助人早入夢鄉。

4. **散步**：平心靜氣地散步 10 ～ 20 分鐘，會使血液循環到體表，入睡後皮膚能得到很好的保養。躺下後不看書報，不考慮問題，使大腦的活動減少，能較快地進入睡眠。

5. **開窗通氣**：開窗通氣保持寢室內空氣新鮮，風大或天冷時，可先打開一會兒，睡前再關好，有助於睡得香甜。

6. **泡腳**：古人對泡腳的作用早有肯定：「春天泡腳，昇陽固脫；夏天泡腳，暑溼可祛；秋天泡腳，肺潤腸濡；冬天泡腳，丹田溫灼。」

俗話說：「睡前泡腳，勝服安眠藥」、「睡前洗腳，勝服補藥」。中醫學認為，腳上的 60 多個穴位與五臟六腑有著十分密切的關聯。若能養成每天睡覺前用溫水（40 ～ 50℃）洗腳、按摩腳心和腳趾的習慣，可促進氣血運行、舒筋活絡、陰陽恢復平衡狀態的作用。

第十章　在甜美的夢鄉，枕住健康的臂膀

# ▎不良睡覺習慣十例

睡覺時，有很多被忽視的不良習慣，我們應該加以改正，才能睡得安穩。

### 睡前生氣

不同的情緒變化，對人體有不同的影響。「怒傷肝，喜傷心，思傷脾，悲傷肺，恐傷腎」。睡前生氣發怒，會使人心跳加快，呼吸急促，思緒萬千，導致難以入睡。

### 睡前飽餐

睡前吃得過飽，胃腸要趕緊消化，裝滿食物的胃會不斷刺激大腦。大腦一有興奮點，人便不會安然入睡，正如中醫所說「胃不和，則臥不安」。

### 睡前飲茶

茶葉中含有咖啡因等物質，這些物質會刺激中樞神經興奮，若睡前喝茶，特別是濃茶，中樞神經會更加興奮，使人不易入睡。

### 睡前劇烈運動

睡前劇烈活動，會使大腦控制肌肉活動的神經細胞呈現極強烈的興奮，這種興奮在短時間裡不會安靜下來，人便不能很快入睡。所以，睡前應當盡量保持身體平靜，但也不妨做一些輕微活動，如散步等。

### 枕著手睡

枕著手睡，除了阻止血液循環、引起上肢麻木痠痛，還易使腹內壓力升高，久了還會產生「返流性食道炎」。所以睡時不宜以手為枕。

## 坐著睡

有些人吃飽飯後往沙發上一坐，打開電視沏壺茶，挺舒服的。可能因為工作太累了，看著電視就睡著了，這樣很不好。坐著睡會使心率減慢，血管擴張，流到各部位的血液就變少了。再加上胃部消化需要血液供應，從而加重了腦缺氧，導致頭暈、耳鳴的出現。

## 「五不戴」

戴著手錶睡覺，這不僅是「極傻」的表現，更不利於健康。有研究表明，每天穿胸罩超過 12 個小時的女人，罹患乳腺癌的可能性比短時間穿或根本不穿胸罩的人高出 20 倍以上。有的人為了通話方便，晚上睡覺時將手機放在頭邊。手機會有不同波長和頻率的電磁波釋放出來，影響人的神經系統並導致人生理功能紊亂，雖然釋放量極微，但不可不防。睡覺時不卸妝，會堵塞肌膚毛孔，造成汗液分泌障礙，妨礙細胞呼吸，經常如此還會誘發粉刺，損傷容顏。

## 睡前小酌

有些女性喜歡睡前小酌，伴隨著淺淺的醉意進入夢鄉，以為這是催眠與口福兼得的妙招，實乃謬誤之舉。最新研究表明，酒的那一點點催眠效應，比起危害來實在算不了什麼。德國一位專家觀察了七年之久，發現睡前飲酒者入睡後會出現兩次「窒息」（即呼吸停止），每次持續約 10 秒鐘。切莫小看這 10 秒鐘，可產生近、遠兩種損害。近期的損害血管，升高血壓，使妳在不知不覺中患上高血壓，高血壓時間一長則「株連」心臟，導致心率增快，心律不整，乃致患上心臟病。故從健康大局出發，睡前切忌飲酒。

## 第十章　在甜美的夢鄉，枕住健康的臂膀

### 蒙頭大睡

蒙頭大睡看似睡得很香，其實極不利於健康。

大家都知道，人維持生命和進行各種活動，都需要能量，即每日攝取的營養。在蒙頭睡覺時，被窩裡的空氣不流通，由於不斷地呼吸，吸入體內的氧氣也就明顯減少，這樣體內新陳代謝和產生能量所需要的氧氣就不充足，體內營養物質的氧化作用進行得也不完全，代謝紊亂會引起不舒服的感覺。

醫學研究證明，空氣裡如果含有 20% 以上的氧氣，人就會感到呼吸舒暢，精神爽快，即使含有 5% 的二氧化碳，也不至於產生有害的作用。相反的，如果氧氣下降到 17%，即使吸入 4% 的二氧化碳，也可產生喘息、窒息感，甚至發生生命危險。

蒙頭睡覺使氧氣吸入量減少，二氧化碳在體內蓄積，這樣就會產生憋悶、透不過氣的感覺。這種異常情況上報給大腦，會引起一些皮質區域的興奮活動，在睡眠中就會做噩夢。如夢到被什麼重物壓得喘不過氣來，最後突然驚醒，推開蒙著頭的被子。

經常蒙頭睡覺，不但影響睡眠休息，而且會使身體虛弱、心肺功能降低、頭痛頭暈。所以，蒙頭睡覺對健康不利，不是好習慣，應當予以糾正。

### 開燈睡覺

喜歡開燈睡覺的女人比男人多。也許她們認為夜間開燈睡覺，心理上有點安全感。醫學科學研究人員認為，入睡時開燈將抑制人體有一種叫褪黑激素的分泌，使得人體免疫功能降低。許多人在挑燈夜戰後，很容易受到病毒的威脅，就是這個道理。國外已有研究顯示，經常值夜班的如空姐、醫生、護士等夜班一族罹癌的發生率比正常人要高出 2 倍。醫學家警告，開燈睡覺不但影響人體免疫力，而且容易罹患癌症。

據國外權威雜誌《實驗醫學》報導，科學家們對美國、芬蘭、丹麥的空姐所做的流行病學調查顯示，空姐在飛機上工作近 15 年後，乳癌發生機率增加 2 倍，約百名資深空姐中就有 1 人患乳癌。另有學者以 200 多位成年人來做研究，發現只要 1 次在凌晨 3 ～ 7 時，坐在燈下睡覺，便會讓這些成年人的免疫力顯著下降。

## 有關睡眠的幾個迷思

睡眠之所以對人體相當重要，其原因就在於睡眠是人體的一個自療過程，人在睡覺時，身體會產生一種激素，叫生長激素，它能幫助身體修復一切疲勞和被破壞的細胞，使人在第二天醒來後，恢復充沛的精力和體力去面對新的一天。可日常生活中，卻存在著對睡眠認識的幾個迷思。

### 晚上不睡覺，白天睡個夠就可以了

這個觀點是錯誤的，因為白天「生長激素」是不工作的，它只在凌晨 3 點以後才開始工作，早上太陽出來它就會躲回去「睡覺」。因此長期失眠、熬夜或過著日夜顛倒的生活的人，身體得不到修復，體力和精力得不到「補充」，不但很容易蒼老，而且抵抗力下降，很容易感染疾病。所以說，要盡量保持晚上充足的睡眠，否則白天不管怎麼睡也補不回來。偶爾熬夜無妨，但長期過著這種生活就會影響健康。

### 怕睡不好，早早上床等「瞌睡蟲」

這種方法也是不可取的，經驗告訴我們，除非妳真的很疲倦，否則不要在床上白躺著，等「瞌睡蟲」上門。因為，越等人就會越焦急，反而會造成失眠；再者，不要工作到最後一分鐘，然後馬上睡覺，而是應該在

## 第十章　在甜美的夢鄉，枕住健康的臂膀

睡前半小時讓大腦先休息一下，養成良好的睡眠習慣。同時，建議平時就減少影響睡眠的生活習慣，如喝咖啡、喝酒、抽菸，因為咖啡因、酒精和尼古丁都會干擾睡眠。

### 一定要睡足八小時，才算睡好

因為睡眠時間的長短是因人而異的，並不是絕對的。有的人需要睡足八小時，有的人一天睡四個小時就已經足夠了，而嬰兒一天需要有十多個小時的睡眠，老年人因為身體開始退化，生長激素無須「努力」工作，因此睡眠時間相對少一些，這是自然定律。只要睡醒以後覺得精神飽滿，即使一天只睡四小時都不是問題。除非妳原來的睡眠時間是八小時，現在只能睡四小時，而且醒來後仍很疲倦，工作不能集中精神，情緒也變得不安、低落、煩躁，那就要小心，可能會出現睡眠障礙，否則無須多慮。

### 睡時多夢就是沒睡好

這是不正確的，一個人有 25%的睡眠時間是在做夢，而且平均一晚上要做四個夢，只是有的人記得，有的人不記得，而記得的通常是最後一個夢。

醫學上將人的睡眠分為四個階段，前兩個階段是「淺睡眠」，後兩個階段是「深度睡眠」，即「慢波睡眠」。人只有在「深度睡眠」階段才會做夢，而身體恰恰是在「慢波睡眠」階段才會產生「生長激素」。所以說有夢才好，有夢才表示「生長激素」工作了，第二天醒來才會精神煥發，所以無須恐懼做夢。

### 睡的時間越長，越能解除疲倦，體力恢復得越好

這是對睡眠的一個誤解。人體的作息習慣是跟著太陽運轉的，當太陽升起的時候，身體的所有細胞也已經醒來，這時如果妳還在睡覺，大腦和

身體出現不調和，醒來後必定覺得疲憊不堪，所以應盡量早睡早起，避免睡到日上三竿。更有人依賴安眠藥來延長睡眠時間，殊不知，安眠藥反而會縮短「慢波睡眠」時間，破壞「生長激素」的效用，這些劣質睡眠必然造成惡性循環。

## 什麼叫失眠症

　　失眠症是睡眠障礙的一種表現形式，是中樞神經系統失調的一種反應。失眠症可以表現出多種多樣的情況，如難以入睡、早醒、睡眠中易醒、醒後難以再度入睡、睡眠品質下降、睡眠時間明顯減少等。1985 年美國精神病學會提出的定義是：失眠症指的是自訴難以入眠或維持睡眠困難，每週至少 4 晚，至少連續 3 星期，睡眠多項生理檢查發現，入睡潛伏期超過 30 分鐘或睡眠效率低於 85%（對老年人需作適當調整）。依據精神疾病分類及診斷標準的規定，每週至少發生 3 次以上並持續 1 個月或更多的時間，又並非腦器質性病變、身體疾病或精神疾病症狀的一部分時，即可診斷為失眠症。

　　判斷是否失眠時，不要機械地對於睡眠時間少於 6 小時，就認為是失眠，要因人而異，因為每個人睡眠所需要的時間如同食量一樣，彼此之間存在著差別。有的人每天要睡 8 ～ 9 小時，也有的人習慣每晚只睡 4 ～ 5 小時，對於睡得少或者早醒的人，只要本人感覺自己睡夠了，白天沒有不舒適的感覺，便屬於正常睡眠。因此，衡量正常睡眠的時間，要以本人平時的睡眠習慣作為衡量標準，絕不能因為少於大多數人的平均睡眠時間，便認為自己失眠。同時值得注意的是，因工作緊張、思慮過度、心情不佳、環境變化、睡前太興奮或睡前喝了濃茶、咖啡等興奮中樞神經的飲料時，都可能引起失眠，這是人體的正常反應，多數人的大腦會自動調節，

在一段時間後即可恢復正常，不能稱為失眠症。醫學上所說的失眠症，與失眠是有所區別的。「失眠」只是一種症狀，可能是暫時的，偶然發生的，而「失眠症」則是長期的睡眠障礙。

　　失眠症在人群中的發生率非常高，涉及面非常廣。美國的失眠症發生率高達32%～35%，英國為10%～15%，日本為20%。而且女性所占的比例高於男性。

## 失眠症產生的原因

　　產生失眠症的原因很多，大致可以歸納如下。

- **違反生理時鐘引起失眠**：如大小夜班輪值的工作，或出國旅遊穿梭不同緯度，有時極度興奮也會睡不著，但通常是短暫的。

- **突然受到重大事件的打擊**：如親人死亡、夫妻離異、失業、公司倒閉、股票起落，造成情緒不穩定、失落、驚慌，久久不能平靜，導致夜夜難眠，但通常一兩個月就會恢復，是短期的失眠，但少數也會演變成慢性失眠。

- **原發性失眠**：此類病人並無特殊內科疾病或精神疾病，通常是先天操心型的人，容易緊張、焦慮，平時有時候睡眠品質也不好，遇到重大壓力、精神負荷增大時，就更睡不著了，久而久之，就成了慢性失眠，即使壓力消失了，香甜的睡眠也不再復得。但也有些原發性失眠者，可能找不到任何原因。

- **精神疾病**：如憂鬱症病人常伴有失眠，特點是清晨兩三點醒來，難以再度入睡。狂躁症病人晚上根本不想睡覺，精力無窮，半夜打電話找朋友聊天，活力無限，不斷地往外跑，有時幻聽，無法安靜入睡。其

他廣泛性焦慮症、恐慌症、精神分裂症病人，都有可能時常睡不著。

- **內科疾病**：關節炎及各種疼痛症，可能會痛得病人晚上睡不著；心臟衰竭的病人，當平躺睡覺時會喘得更厲害，所以必須坐著睡覺，因而影響睡眠品質；其他甲狀腺疾病、肺病、尿毒症等疾病，都可能失眠。

- **婦女停經**：婦女於停經時易產生全身潮熱、情緒不穩、盜汗、失眠等症候群，有些經前症候群表現為嚴重的焦慮、不安、疼痛，甚至失眠。

- **藥物**：有些人服少量類固醇會失眠，服大量則精神異常。服氣喘藥如支氣管擴張劑使人心跳加快，神經興奮使人睡不著。另外，毒品如大麻、海洛因、安非他命都會影響大腦、興奮中樞神經，讓人產生失眠、幻覺。

- **刺激性飲料**：茶、咖啡等刺激性飲料會擾亂正常睡眠，高濃度白酒也屬於影響睡眠的刺激性飲料範圍。剛開始喝酒時，可能有短暫的催眠作用，但長期喝酒，就像吃安眠藥一樣會上癮，久了會影響正常睡眠。

- **醫源性**：醫生給病人安眠藥或病人自己服用安眠藥，日久成習慣，最後連服安眠藥也失效了，只好夜夜失眠。

## ▌失眠症的綜合治療

首先，失眠者要培養「少睡一晚無礙」的觀念。許多時候，失眠者是自己嚇自己，心裡老是擔心睡不著，形成惡性循環。要消除這樣的循環，就必須建立上述觀念，心情輕鬆，沒有壓力，自然容易入眠。

其次，外在因素是干擾人們入睡的關鍵之一。汽車、電視和談話的聲音等，使心性敏感的人難以安穩入眠。當妳心頭為這些東西煩躁時，怎麼能夠安然睡覺？所以，只有從自己的感覺器官著手。戴耳塞、眼罩可以幫

## 第十章　在甜美的夢鄉，枕住健康的臂膀

助降低外界聲響，讓自己處在一個「伸手不見五指」的環境裡，起初或許會感到不舒服，只要多戴幾次，習慣成自然就沒問題了，可別小看這些小小耳塞，它能讓妳隔開紛擾的外界，帶妳進入一夜的安眠。

還可以用放鬆心情的辦法來治療失眠。生活壓力使人精神緊張，帶著這樣的情緒上床，很多人只有望著天花板無奈的份兒。有人喜歡睡前做點運動，如打打太極拳等，都是放鬆身心的好方法。若這些運動不會做，那麼深呼吸總會吧？就在床上做深呼吸運動。人在緊張時，呼吸快且淺，換氣不足，深呼吸利用橫膈膜收縮，增加肺活量，然後緩緩將氣呼出，這樣肺部得到充分換氣，能增強副交感神經的活性，降低緊張情緒。所以，只要在床上或上床前做幾回深呼吸運動，就可以幫助自己入眠。

失眠的飲食治療也十分重要，可以掌握以下飲食原則：

- 宜少量多餐，睡前進食既不宜過飽，也不宜過少：飲食過飽，消化不良可導致胃部脹氣而影響入睡。晚飯吃得太少，胃中空虛，會因感到飢餓而醒來，中醫學所說的「胃不和則臥不安」，也就是這個意思。
- 忌濃茶、濃咖啡、辣椒、胡椒粉以及菸、高粱酒等一切刺激性食物。
- 平時宜吃清淡而富有營養的食物，尤其是富含各種人體必需胺基酸的優良蛋白質、維他命 B 和維他命 E、維他命 C 的葷素食品。
- 注意食用含有較多鈣元素的食品，如牛奶、豆製品、蝦米、海產等。
- 注意食用富含色胺酸的食品，如魚、肉、蛋及牛奶、優酪乳、奶酪等，因為色胺酸是合成與睡眠有關的血清素（存在於腦中）的原料。攝取充足的色胺酸，可以誘導睡眠。由於奶製品不僅富含色胺酸，而且還含有鈣元素，所以對失眠患者尤為適合。失眠者就寢前飲用一杯牛奶或優酪乳，將有良好的催眠效果。如果奶裡加適量的糖，則催眠

240

效果更好。這是因為碳水化合物能促進人體胰島素的分泌，色胺酸在胰島素的作用下，進一步轉移到腦內，轉變為能催眠的血清素。

- 晚餐可以食用適量的含脂肪食品，有關研究表明，此類食品進入人體後，腸內會分泌消化腺激素，使胰腺、肝臟活動加速，促進膽汁、胰腺的分泌，提高消化吸收效果。同時，腦細胞中也會分泌一種類似消化腺激素的物質，以誘人入睡，大腦中會有和嗎啡作用相似的物質分泌，從而起鎮靜催眠作用。由於脂肪類食物消化的很慢，腦部的血液會向胃腸部集中，也會使人有睏的感覺。

- 進補應因人因時而異，不能盲目亂吃滋補品。如盲目服用紅參、鹿茸類滋補食物，會導致內火滋生，影響睡眠。

- 會品酒者，就寢前可以酌量飲些含酒精度不高的飲料，如葡萄酒、啤酒、威士忌和黃酒。這些酒對中樞神經有一定的安定作用，可以消除緊張，發揮誘眠作用。

此外，心理療法、針灸療法、耳壓療法、推拿療法、足浴療法、足敷療法、藥枕療法、音樂療法、舞蹈療法、書畫療法、花卉療法、沐浴療法等自然療法，對失眠症也有良好的療效。

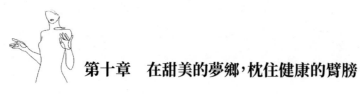

# 第十章 在甜美的夢鄉，枕住健康的臂膀

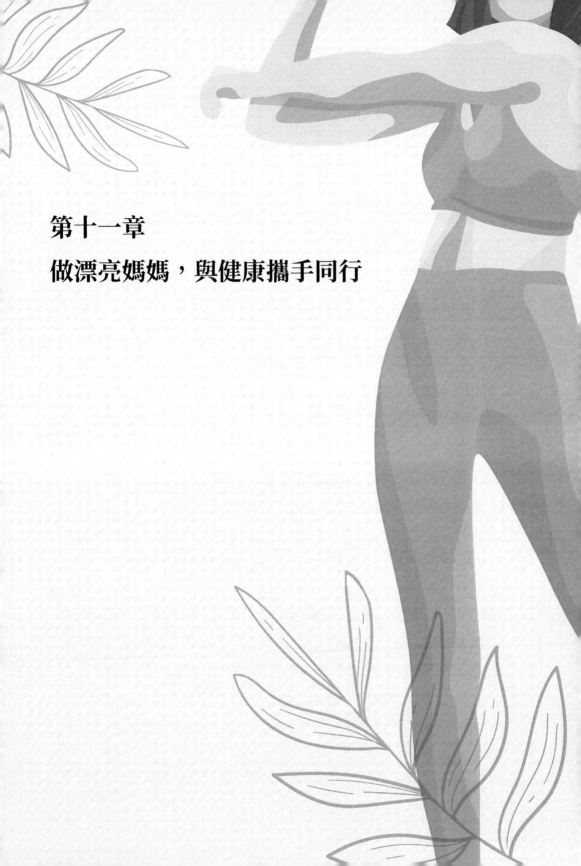

第十一章
做漂亮媽媽，與健康攜手同行

## 第十一章　做漂亮媽媽，與健康攜手同行

　　孕育新生命是一個幸福的過程，但初為人母的女人，腰、腹、臀的肌肉很容易音懷孕而變得鬆弛。因此，必須從各個方面著手，使肌膚恢復彈性，找回失去的魔鬼身材，做個「漂亮媽媽」。

　　愛美之心，人皆有之。只是，愛美的一切行為，均應建立在健康的基礎之上。不顧健康的美，是膚淺的美，是不負責任的美，或者說根本就不是美。

## ▎年輕孕婦健康飲食八要點

　　在懷孕期間，年輕的準媽媽實際上是要為「兩個人」提供營養。妳和腹中的胎兒都靠妳攝入的營養來生存。學習一些健康的飲食方式，能夠更大程度地保障自己和寶寶的健康。

- 很多年輕人都喜歡吃三明治或者漢堡。為了增加妳餐飲之中的營養，在吃三明治和漢堡的時候，記得加入生菜、番茄，或者其他種類的蔬菜。
- 如果妳很喜歡吃白麵包，那麼在懷孕期間，妳應該選擇全麥麵包。
- 披薩對孕婦來說未必都是垃圾食品。在披薩裡面加入起司和多種蔬菜，不要加醃肉、香腸。
- 果汁和牛奶對於年輕的孕婦尤為重要。另外，懷孕期間，盡量少飲用汽水和咖啡。
- 少吃甚至不吃肥肉。盡量用烘烤的方式來煮肉，不要炸。
- 鈣對於寶寶的健康成長與妳自身的骨頭來說至關重要，喝一些低脂的優酪乳、起司來代替妳手中的冰棒吧。
- 人人都喜歡甜點，但是一些甜點，如蛋糕、餅乾對於孕婦來說，都是不健康的食品。與其吃一些甜食、餅乾，不如吃一些新鮮的蔬果。

## 盤點孕期食物七宗「最」

- **最佳保胎的蔬菜**：菠菜。菠菜含有大量的葉酸。然而，菠菜含有的草酸會阻礙人體對葉酸的吸收，所以菠菜宜用開水汆燙吃。
- **最佳防嘔吐的食物**：檸檬薑茶，先把薑切片。加水，煲滾。加入檸檬片即可飲用。
- **最佳飲料**：綠茶，綠茶裡含有豐富的礦物質。建議飯後半小時再喝。
- **最佳防早產的食物**：魚，一定要是新鮮的魚。
- **最佳零食**：南瓜子、核桃等堅果，含有豐富的維他命 E。
- **最佳酸味食品**：蘋果、番茄、葡萄等。不要吃酸菜等的醃製品。
- **最佳促分娩食物**：巧克力。

## 準媽媽懷孕早期的「挑剔飲食」

孕婦在孕早期常會出現一些生理反應，如噁心、嘔吐、食慾不振、偏食等，嚴重者甚至造成各種營養素的缺乏，所以要從五個方面規劃飲食。

首先，選擇促進食慾的食物。如番茄、黃瓜、辣椒、鮮香菇、新鮮山楂果、蘋果等，它們色彩鮮豔，營養豐富，易誘發人的食慾。

其次，選擇易消化、易吸收，同時能減輕嘔吐的食物。動物性食物中的魚、雞、蛋、奶，豆類食物中的豆腐、豆漿，均便於消化吸收，並含有豐富的優質蛋白質，而且味道鮮美，孕婦可經常選用。稻米粥、小米粥、烤麵包、饅頭、餅乾、番薯，易消化吸收，含糖分高，能提高血糖含量，改善孕婦因嘔吐引起的酸中毒。優酪乳、冰淇淋等冷飲較熟食的氣味小，有止吐作用，又能增加蛋白質的供給量，孕婦可適量食用。

再者，烹調要符合口味。懷孕後，很多人飲食習慣發生變化，烹調時

可用檸檬汁、醋拌涼菜，也可用少量香辛料，如薑、辣椒等，讓食物具有一定的刺激性。冷食能減輕食物對胃黏膜的刺激作用，如涼拌木耳、少量冰棒、冰淇淋等。

第四，想吃就吃，少量多餐。妊娠反應較重的孕婦只要想吃就吃。比如睡前和早起時，坐在床上吃幾塊餅乾、麵包等點心，可以減輕嘔吐，增加進食量。

第五，進食過程中保持心情愉快。聽聽輕音樂，餐桌上放鮮花等，都可解除孕吐的煩躁，從而增加孕婦的食慾，保證胎兒正常發育。

## 孕期可以進行夫妻性生活嗎

按傳統的說法，孕婦懷孕期間是不宜過性生活的。但實際上在女性懷孕期間，很少有夫妻真正停止性生活。

一般來說，孕婦過性生活對胎兒的影響，主要表現在孕期的前三個月和後三個月。前三個月容易引起孕婦流產，而後三個月則常常導致孕婦早產，其餘時間過性生活對胎兒的影響不會太大。因此在時間上應該嚴格掌控，以免發生意外。

事實上，女性在懷孕期間的性慾會大大減弱，特別是在懷孕的頭三個月內，對任何性接觸都表現出冷淡或強烈的反感。這是因為懷孕帶來的疲憊，使這期間的女性性慾低下，無法去顧及性生活。

妊娠 3 個月以後，胎盤逐漸形成，妊娠進入穩定期；早孕反應過去了，孕婦的心情開始變得舒暢。由於激素的作用，孕婦的性慾有所提高。加上胎盤和羊水的屏障作用，可緩衝外界的刺激，使胎兒得到有效的保護。因此，妊娠中期可適度地進行性生活，這也有益於夫妻恩愛和胎兒的

健康發育。國內外的研究表明：夫妻在孕期恩愛，生下來的孩子反應敏捷，語言發育早而且身體健康。

妊娠中期的性生活以每週 1 ～ 2 次為宜。男性的動作應保持平穩，哪怕是興奮高潮時，動作也應緩慢。粗暴的性姿勢往往造成不良的後果，特別是子宮日益膨脹的時期。注意體位也很重要，夫妻可以選擇一些合適的姿勢，以不會壓迫腹部為宜。值得注意的是：妊娠期的性生活應該建立在情緒胎教的基礎上。所以，舒心的性生活充分地將愛心和性慾融為一體。白天，丈夫給妻子或妻子給丈夫親吻與撫摸，愛的暖流就會傳到對方的心田。這樣對於夜間的閨房之愛大有益處。反過來，夜間體貼的性生活又促進夫妻白天的恩愛，使孕婦的心情愉快，情緒飽滿。

此外，丈夫的精液中含有一種精液胞漿素。它具有與青黴素相媲美的抗菌功能，能夠殺滅葡萄球菌等致病菌，可以清潔及保護孕妻的陰道。

應該注意的是，性生活前丈夫須清除包皮垢。在人體各組織器官中，新陳代謝最活躍的要數皮膚。男性的包皮也不例外。由於包莖者的龜頭長期被包皮包裹而不能夠向上翻起，分泌旺盛的皮脂腺又日積月累，使皮脂積聚在包皮的內面和陰莖頭之間的空隙之中。同時，尿液也會滲入此空隙中，與皮脂發生化學反應而形成包皮垢。包皮垢奇臭，長期積存的包皮垢會變成堅硬的塊狀物，讓人誤認為是長了瘤。生物實驗證明：這種陳年的包皮垢是一種極強的致癌物質。例如，將馬的包皮垢接踵於小白鼠體內，就可產生皮膚癌。將人的包皮垢接種於雌鼠的體內，可以誘發子宮頸癌等。

# ▎容易導致嬰兒畸形的食物

懷孕了，作為準媽媽的妳在各方面都要注意，飲食也應特別講究一些。那麼到底哪些該吃哪些不該吃呢？哪些食物可能會致寶寶畸形呢？

## 少食鮪魚

愛吃鮪魚的孕婦要小心！美國環保團體發現連同鮪魚在內的 7 種海產，汞的含量嚴重超標，孕婦經常食用會產下畸胎。有香港醫生便指出，胎兒在母體吸收過量汞，會影響腦部神經發育，將來學習能力會有缺陷，以及智力發展遲緩等後遺症。

## 酸性食物不要吃太多

一般來說，婦女在懷孕初期，常會出現噁心、嘔吐等反應，而民間歷來有用酸性食物來緩解孕期嘔吐的做法，甚至有用酸性藥物止吐的做法。這些方法是不可取的。

近年來，醫學界有關研究機構明確指出，酸性食物和藥物是導致畸胎的「元兇」之一。在研究中發現，孕婦過度地食用肉類、魚類、巧克力、白糖等酸性食物，其體液會發生變化，形成一種「酸化」，進一步促使血中兒茶酚胺水平增高，從而導致孕婦煩躁不安、愛發脾氣，易傷感等消極情緒。這種不良的消極情緒，可以使母體內的激素和其他有毒物質分泌增加，則是造成胎兒腭裂、唇裂及其他器官發育畸形的一個重要原因。與此同時，研究人員分別測定了不同時期胎兒組織和母體血液的酸鹼度，認為在妊娠的最初半個月左右，不吃或少吃酸性食物或含酸性的藥物（如維他命 C、阿斯匹林）等較好。

從營養學角度出發，孕婦吃些酸味食物，能滿足母體與胎兒對營養的

需要，孕婦吃些酸味食物，能夠幫助胎兒骨骼的生長發育。但是，物極必反，孕婦如食用大量的酸性食品，會使體內鹼度下降，容易導致疲乏、無力，不僅容易使母體患某些疾病，更重要的是可能因此而影響胎兒正常、健康地生長發育，情況嚴重者，甚至可導致胎兒畸形。

## 不宜吃熱性香料

八角、茴香、花椒、胡椒、桂皮、五香粉、辣椒等熱性香料都是調味品，但孕婦不適宜食用這些熱性香料。婦女懷孕，體溫相應增高，腸道也較乾燥。而熱性香料其性大熱且具有刺激性，很容易消耗腸道水分，使胃腸腺體分泌減少，造成腸道乾燥、便祕或糞便梗阻。腸道發生祕結後，孕婦必然用力排便，這樣就導致腹壓增大，壓迫子宮內的胎兒，易造成胎動不安、胎兒發育畸形、羊水早破、自然流產、早產等不良後果。所以，孕婦在孕期應避免食用熱性香料。

## 孕期食用致敏食物可導致胎兒畸形

孕婦食用過敏食物不僅可能流產、早產、導致胎兒畸形，還可造成嬰兒多種疾病。據美國學者研究發現，約有50%的食物對人體有致敏作用，只不過有隱性和顯性之分。這些過敏食物經消化吸收後，可從胎盤進入胎兒血液循環中，妨礙胎兒的生長發育，或直接損害某些器官，如肺、支氣管等，從而導致胎兒畸形或罹患疾病。可從下面五個方面預防：

- 以往吃某些食物發生過過敏現象，在懷孕期間應禁止食用。
- 不要吃過去從未吃過的食物，或發霉食物。
- 在食用某些食物後如果全身發癢、出蕁麻疹或心慌、氣喘，或腹痛、腹瀉等現象，應考慮到食物過敏，立即停止食用這些食物。

- 不吃易過敏的食物，如海鮮、魚、蝦、蟹、貝殼類食物及辛辣刺激性食物。
- 食用異性蛋白類食物，如動物肉、肝、腎，蛋類、奶類、魚類應燒熟煮透。

## 孕婦如何選擇衣著

　　婦女懷孕以後，體型和生理上有很大的變化：隨著胎兒的長大，腹部日漸膨脹，乳房逐漸脹大；呼吸量增大，橫膈肌活動幅度減小，由腹式呼吸為主改為胸式呼吸方式，因而胸圍增大，胸部的起伏活動也增大；體內血容量增加，鈉含量和水儲存量增多，妊娠晚期，下肢出現不同程度的水腫。

　　根據上述特點，孕婦選擇的服裝要寬大鬆軟、式樣簡單。有的孕婦以為：穿了寬大的衣服會使胎兒長得太大，造成難產；衣扣、褲帶太鬆會使子宮上升頂住胸口，不舒服，所以喜歡穿緊身衣服，勒緊腰帶、褲帶。這種做法會影響胎兒發育，影響下肢的血液循環，引起靜脈曲張。有的婦女故意用帶子或束胸和包裹腹部，這種做法更是有害。如因特殊情況必須使用腹帶，例如胎位不正已轉回正常時，或胎兒過大、羊水過多而腹肌過鬆者，必須在醫生的指導下使用。

　　此外，孕婦的鞋襪也要選擇適當。襪子不能太緊，以免妨礙下肢血液循環，要選穿合腳鬆軟的平跟便鞋，不宜穿高跟鞋，否則會加重腰酸腹墜感，導致行走不穩，易跌傷，引起流產。

# 孕婦穿防輻射服利弊談

　　成天面對電腦的準媽媽們，是否需要穿上一件防輻射服？她們大都表示寧願信其有用，圖個心理安慰，畢竟孩子的事是大事。有些孕婦由於恐懼輻射，無論到哪裡都要穿著防輻射的孕婦裝。有的人穿一件還嫌少，好幾件套著穿，把自己裹得像穿著密不透風的盔甲。

　　有關專家表示，孕婦防輻射服的原理就是把布料裡織進金屬絲，依靠金屬絲的封鎖作用防輻射。但一些對身體有益的東西也同時被拒絕了。

　　冬季裡防輻射服更是阻礙陽光與孕婦的接觸，而常曬太陽可降低孕婦骨質疏鬆症的風險，減少佝僂病兒的發生率，增強孕婦的抵抗力，同時陽光中的紫外線有殺滅病原微生物的作用。醫生提醒，只要防護得當，防輻射裝備並不是每個孕婦都有必要穿戴的，千萬不要成天躲在防輻射服裡。一些自然界的射線照射，如陽光中的紅外線，適度的照射對身體有益，可以幫助胎兒健康發育。

　　其實，地球上隨便一個地方都有輻射，對於輻射源來說，波長越短的穿透力越強，對人體的危害越大，比如 X 射線、伽馬射線等。而一般的電視機、電腦等波線相對較長，只要不是較長時間接觸，不會對人體或胎兒造成危害，因此，一般情況下根本不必要穿防輻射服。作為孕婦，最關鍵的是懷孕前 3 個月，這期間是胎兒成長最敏感的時期，不要進行醫用 X 光或是電腦斷層的檢查，如果醫生認為必須檢查時，孕婦必須在其非照射部位，尤其是腹部用醫用鉛防護服來進行防護。

　　對於電腦作業的孕婦來講，一般提倡 20 分鐘對著螢幕作業後應離開輻射源。看完電視應洗臉，以減少放射性灰塵沾染。此外，孕期婦女外出時，盡量避開諸如機場、火車站等公共場所的金屬探測安檢門，以免因過強的輻射而影響胎兒。

## 第十一章　做漂亮媽媽，與健康攜手同行

# ▌民間坐月子的規矩並不合理

　　面對「骨縫還開著不能見風」、「不能洗澡洗頭」、「湯水裡放了鹽會影響奶水」等民間流傳的坐月子規矩，很多新手媽媽無所適從。相信，難受只有自己知道；不信，又怕真的留下什麼病根⋯⋯對此，多位婦產科專家提醒：只要注意不要著涼，不過度勞累，月子裡根本無需「嚴陣以待」。

　　老奶奶們認為，產後大人體質虛弱，需要好好保養，月子裡最好少下床活動，甚至飯菜都得端到床上吃。專家指出這樣做絕對是弊大於利，產後及早下床活動，不僅有利於下肢血液循環、惡露及時排出，還能使腹肌得到鍛鍊。因此，正確的做法是：如果是順產，產婦當天就可下地並稍微走動；若是剖腹產，術後一兩天也可以下地了，不過要避免猛烈坐起。除了好好活動，還應多吃粗纖維綠葉青菜。

　　不少地方都有讓產婦忌口的習慣，面對牛羊肉、魚蝦等物，產婦只能望而興嘆。專家認為這種習俗有百害無一利。人體各器官組織，哪一樣也離不開蛋白質，人在分娩時損傷了一些組織、器官，更需要較多的蛋白質、維他命及礦物質補充，魚、肉、家禽中所含蛋白質豐富，是不可缺少的。因此，正確的做法是：適度地吃魚、肉等食物，只要不加辣椒等辛辣調料料就可以了。

　　還有些地方的產婦，在產後的頭幾天裡過著「食之無味」的生活，這是因為有傳統說，飯菜內放鹽會影響下奶，所以只能吃「白食」。專家批評這種說法大錯特錯。只喝白水、吃白飯，幾天下來人就會全身乏力，這在醫學上叫低鈉症候群，產婦分娩後代謝旺盛、乏力多汗，同樣也會發生這種情況。正確做法是：正常飲食即可，沒必要刻意無鹽。

經常可以看到，生完孩子後，產婦就「淹沒」在雞蛋堆裡了，民間認為，雞蛋營養豐富，吃得越多越好。專家的看法是，雞蛋雖好，但應該適可而止。雖說雞蛋營養豐富，但吃得太多，蛋白過剩會增加腎臟負擔，而富餘的部分也都轉化成脂肪儲存在體內了，且還會影響其他營養的吸收。每天吃兩個雞蛋為宜，最多三個。

幾乎每家人都會煮很多湯給產婦，認為喝湯更有營養。專家的觀點是：這樣做有一定道理，但不完全正確。產褥期喝湯是必要的，如雞湯、排骨湯、魚湯、蘑菇湯等，可促進母乳分泌。但這並不意味著湯比肉有營養，喝湯時也應吃些肉，這樣才可盡快恢復體力。正確做法為：液體食物每天約需 1 ～ 1.5 升。

## 如何擺脫產後肥胖的夢魘

產後肥胖是每位孕婦的夢魘，有許多媽媽都很痛苦地訴說：「我懷孕前腰圍只有這麼一點大，懷孕生了寶寶後，怎麼也瘦不下來，妳看現在多胖啊！」

多數女性在 25 ～ 30 歲之間懷孕生子。此時人體的新陳代謝率已經開始降低，生育後又告別了經常鍛鍊、拚命工作的時代，即使飲食數量不變，發胖的可能性也必然增大。特別是許多女性讓老人或保姆幫助帶孩子，家務負擔不重，懷孕期、月子裡積累的脂肪無處消耗，身體發福也就不難理解了。

女性在妊娠過程中體重應增加 11 ～ 12 公斤，其中包括 2 ～ 4 公斤體脂肪。這是身體本能地儲備能量物質，以分擔分娩時的辛苦，也預備著分娩後立即分泌乳汁。如果妊娠過程中體重增加過多，不僅自己變肥胖，而

## 第十一章　做漂亮媽媽，與健康攜手同行

且也可能造成胎兒肥胖的後果。據研究，肥胖的嬰兒成年之後比正常嬰兒更容易發生肥胖。

分娩之後，傳統上要「坐月子」。在現代都市中，產婦們並不特別缺乏動物性食品，而且因為體力活動量太小，頓頓大魚大肉、飽食終日就容易發生肥胖。在月子中，多補充富含鈣、鐵、蛋白質和維他命的牛奶、雞蛋、豆腐、雜糧、蔬菜、海藻、蘑菇等食物，多喝湯水，便足以滿足身體的需要。

許多年輕媽媽因為怕體型改變，不願意給嬰兒哺乳，結果往往適得其反。因為每 100 毫升乳汁中含熱量 65 ～ 70 卡，蛋白質 0.9 ～ 1.2 克、脂肪 3.2 ～ 3.6 克、乳糖 6.7 ～ 7.8 克，可見，哺乳可消耗大量脂肪和蛋白質，促進體型恢復。

避免產後肥胖的最佳方法是預防。那麼應該如何預防呢？

首先，適當控制體重。懷孕中期後，嘔吐的症狀消失了，子宮內的胎兒日益長大，需要較多的能量，而孕婦的胃口也開了。這時如果妳不知節制，猛吃猛喝，體重就會直線上升。為了以後的身材，請適可而止。保持妳的體重比懷孕前增加約 10 公斤左右就可以了，超過 12 公斤以後的體重大多長在了媽媽身上，要恢復可就難了。

其次，產前、產後的適度運動對母親是絕對有利的。一懷孕就拼命進補，不敢動彈，吃了過多的食物（不管是脂肪、蛋白質、醣類）都會使體重增加；適度的工作和運動（散步、游泳）能消耗一些能量，而且使媽媽有精神、有體力來應付分娩的過程。

再者，產後適量進補就好。坐月子時，因為產後腸胃的消化功能和肝臟的分解功能較差，吃了過多的食物，再加上月子期間的體能消耗大不如平時，這時多餘的熱量都會變成脂肪儲存在鬆垮的肚皮內，肚子能不變胖

嗎？所以，進補要適量。

出了月子後，上班時要穿高跟鞋，不上班時可穿高跟的拖鞋。它會使妳昂頭挺胸、縮腹，這對於身材的恢復有幫助。

如果想要塑身減肥，請在產後四個月後才開始執行。因為產後四個月內，您的體重會逐漸下降，身材會漸漸恢復。也可以在出了月子之後，利用針灸的方法來調整內分泌使身材恢復。

## 孕婦產婦如何去除妊娠紋

產後婦女最大的問題就在腹部，正常健康女性的腹部一般是光滑、柔嫩且富有彈性。這是腹壁各層組織都很完整健康的表現。生過孩子的婦女肚子不但變大、變鬆，而且常常出現一條條的花紋。由於腹部皮膚在生育過程中過度伸張或手術刀傷，造成 100％ 產後婦女腹部鬆弛，遍布妊娠紋、橘皮紋與疤痕，不僅影響美觀，更是產後身材變形的罪魁禍首，無疑是女人的心腹大患。

許多年輕的媽媽夏天告別了露肚臍裝，游泳不敢穿三點式泳衣，洗澡時沒自信，怕別人看見自己難看的腹部。有的人隱約感覺到老公對自己的熱度下降了。在得到了可愛的寶寶的同時，自己卻付出了巨大的代價。

妊娠紋的發生原因可能是懷孕期間內分泌的改變，這時腎上腺皮質分泌的激素增加，它抑制了纖維母細胞的功能，使構成彈力纖維的成分 —— 彈性蛋白分解、變性，彈力纖維就容易斷裂。加上懷孕時增大的子宮撐開的力量，腹部等處的皮膚的彈力纖維就更容易斷裂，破壞了正常皮膚的完整性，所以就產生了肚子皮膚上的花紋，妊娠紋是不必治療的，也沒有特效的療法。

對於減少妊娠紋的建議：孕期進行適當的運動，增加皮膚對牽拉的抗力。對局部皮膚使用妊娠油進行適當的按摩，促進局部血液循環，增加皮下彈力纖維的彈性。懷孕中避免體重增加過快或過多，體重的增長控制在12公斤以內。如能堅持孕期適宜的皮膚護理，分娩後就比較容易恢復原有美麗容顏和健美體型。

## ▎產婦如何在家中恢復身材

生完孩子或哺乳結束後，新手媽媽就開始發愁自己的身材了：胸部鬆弛下垂，腰腹堆滿贅肉，大腿粗了一圈。許多產婦急於恢復體型，卻沒有空去專門的健身房怎麼辦？下面我們就告訴新手媽媽如何在家中健身，恢復魔鬼身材。

哺乳和抱孩子，是新手媽媽每天都要從事的重要「工作」。胸大肌和手臂肌肉理所當然特別需要練習。在健身房一般用臥推小啞鈴來鍛鍊，家裡沒有啞鈴的，則可以用礦泉水、可樂瓶代替。方法是，仰臥在地或床上，雙臂平放在身體兩側。雙手各握一水瓶，直臂上抬到胸前，再還原。重複上抬到胸前，再將雙臂向後伸直平放，重複 10 ～ 12 次。

腿部的鍛鍊也很重要。在健身房鍛鍊，可以練習坐姿劈腿或坐姿勾腿。如果在家裡，也可以雙手扶牆，或者椅子、桌子等，腰豎直，慢慢地往下坐，直到大腿與地面平行。盡量用腿部力量，然後抬起。每次訓練 12 ～ 15 次。剛開始運動時，可以減少次數。

另外，鍛鍊腿部力量也可以用夾放橡膠彈力球的方法。兩腿內收，夾住橡膠彈力球再放開，沒有橡膠彈力球也可以用被子來代替。

腰腹部的問題最大。鍛鍊腰部時，仰臥在地或床上。雙手平伸，放在兩側，小腿彎曲 90 度，慢慢地抬升到腰腹部，直至膝蓋、大腿和小腹在

同一平面上。然後再慢慢放下。剛開始時，每次做 10 次，以後可以根據身體情況慢慢加次數。

產婦剛開始做恢復運動的時候要根據身體情況適量進行。不要急於求成，身體一旦不適，要馬上停下來。另外，產婦的關節還不穩定。做伸展運動時，要避免動作過大導致拉傷。

產婦在運動前，跟正常的健身一樣，要先做 5 ～ 10 分鐘的熱身訓練。如慢跑，有氧腳踏車或者是多功能健身器等。至於力量訓練，最好每週進行 20 分鐘，根據身體狀況，每 2 週可增加 5 分鐘。

在運動之前，產婦最好去一趟洗手間，以免腹部感到不適。運動過程中要適當補水，一般每 15 ～ 20 分鐘可以補充 100 毫升水。如果出汗較多的話，可以適當補充一些含電解質的飲料。

另外，產婦最好在運動前給孩子餵奶。這是因為運動之後，身體會產生大量的乳酸，會影響乳汁的品質。如果運動之後給孩子餵奶，最好要過 3 ～ 4 個小時。

## 新手媽媽適合戴隱形眼鏡嗎

懷孕及生產前後荷爾蒙的波動會導致新手媽媽視網膜增厚，通常要分娩 6 個月後才能恢復正常，新手媽媽角膜的小動脈會發生攣縮，使血流量減少，引起結膜炎的可能性比平時大。少數新手媽媽還會出現眼壓下降、視野縮小等現象。隱形眼鏡會阻隔角膜接觸空氣，新手媽媽的角膜厚度已經增加，如果再戴隱形眼鏡，將使角膜缺氧，使角膜發生損傷，將給新手媽媽帶來視力減退、無故流淚等症狀，增加戴隱形眼鏡的不適。

另外，新手媽媽在生產前後體質改變，抵抗力比較弱，戴隱形眼鏡也會感到不適，建議還是不要戴隱形眼鏡，以免使用不當，造成角膜發炎、水腫

等。建議在此期間使用有框眼鏡，或諮詢醫生選擇適宜眼藥水增加潤滑度。

即使是原來就戴過隱形眼鏡的新手媽媽，如果得了感冒，也不宜戴隱形眼鏡。因為其手上往往帶有大量病原體，它們很容易在新手媽媽戴隱形眼鏡時進入眼中，而且許多感冒、止咳或者止痛藥物中含有抑制分泌眼淚的成分，淚液分泌量減少會加重新手媽媽眼睛的乾澀狀況。

# 有此一說：懷孕能治病

女人一懷孕，肌膚馬上就變得光潔細膩，頭髮也變得柔順光澤。這從一定程度上彌補了懷孕帶來的不適，如晨吐、痔瘡、便祕。但研究人員認為，懷孕帶來的好處遠不只是美容效果和一個小寶寶。懷孕引起的激素變化可能對治療偏頭痛和皮膚病等有極大幫助。

### 類風溼性關節炎

類風溼性關節炎是一種令人痛苦的疾病，往往使關節炎、骨損傷等隨時可能發病，但女性最常見的發病期是在 30 ～ 50 歲。

有類風溼性關節炎的婦女懷孕時症狀通常會減輕，其原因現在還是個謎。但美國醫學研究委員會分子生物中心的免疫學者們近日研究發現，雌激素似乎對控制該疾病發揮了重要的作用。孕婦體內的 T 免疫細胞的含量會升高，這對類風溼性關節炎病人大有好處。

### 偏頭痛

懷孕似乎還對其他疾病有治療作用。如患偏頭痛的婦女在懷孕時症狀會減輕或消失。研究表明，偏頭痛與雌激素的波動之間存在著某種關聯，這也許就是偏頭痛的原因。

　　義大利神經病學研究所的調查發現，87%的被調查女性在懷孕的中後期偏頭痛症狀會減輕，79%的孕婦在最後 3 個月症狀會完全消失。但一半以上的患者在分娩後的一個月內再次出現偏頭痛。

### 其他疾病

　　40%易生痤瘡的女性在懷孕後情況會改善，同樣的，許多患牛皮癬的婦女在懷孕時症狀會暫時減輕。而在低溫狀態下血液會暫時無法到達手和腳的雷諾氏症候群患者在懷孕時發病的頻率也會降低。

## 危險殺手：產後憂鬱症

　　童小姐從產下嬰兒之後，始終被一種難以排遣的煩悶憂鬱折磨著。本來，已近 30 的她好不容易生下孩子應是幸福的事，但欣喜過後，她覺得身邊的人注目喜歡的是孩子，卻冷落了她；丈夫在做了父親之後喪失了以前的幽默輕鬆，而變得疲憊平庸而乏味。更難以忍受的是新生兒動不動就要打針吃藥，一到醫院不但花錢如流水，還要不停地哄哭鬧不止的孩子。童某因此變得憂鬱寡歡，很快瘦下來，還患上了嚴重的失眠症。她的眼圈始終是黑黑的，一天下來說不到幾句話，經常沒來由地哭哭笑笑，最後丈夫無奈地將她送入了一家精神病院，向醫生求助……

　　現在越來越多由於產後憂鬱症而導致悲劇，不得不讓我們更加重視和正視這個問題。為人母之後，煩心的事情掐指一算，隨便都有一大堆，隨之而來的壓力更是增多了，由於生活節奏越來越緊張，與外界的聯絡卻越來越少，憂鬱已經成了都市婦女的通病。這幾年，產後憂鬱症的發病率正在逐年提高。除去產婦本人的身體和心理健康、家人的理解關懷、產後的生活負擔和人際環境等問題之外，來自社會的因素也不容忽略。現代產婦

259

## 第十一章　做漂亮媽媽，與健康攜手同行

大多是職業女性，都希望自己在工作上能有進步，不少人還是公司裡的上位者。因生育以及隨之而來較長時間的哺乳期，不僅徹底打亂了原先的工作和生活節奏，還可能因生育而失去原本發揮較好的職位和工作。

去除產後憂鬱症、盡快恢復產婦正常心態顯得十分重要。雖然，醫學上醫治憂鬱症可使用抗焦慮憂鬱藥物、電痙攣療法等手段，但必要的預防和控制顯然更重要、更有效。

學會自我調適是最主要的預防和控制手段。要樹立克服生活困難的信心，也要盡量培養適應新的生活狀態的能力。要明白作為母親不可推卸的職責，也應深刻體會自己付出母愛的社會價值和人生價值，保持心理平衡。產後憂鬱症類似於女性的經期反應，生理上的不適容易導致煩躁易怒和悲觀失望。而妳一旦掌握了它的規律、做好對它的主動排解，產後憂鬱症便不攻自潰。

家人的理解和關心是減輕和消除憂鬱症的有效方法。家人，特別是最親近的、正在照料著母子的父母、公婆和丈夫等，更應該理解她所承受的產後痛苦和煩惱，我們常常發現，每當分娩完畢，家人最關心的都是有關嬰兒性別、體重什麼的，很少過問產婦的健康狀況。另外，提倡母乳餵養本身是件好事，可有的長輩拚命催產婦吃「能發奶」的食物，好像產婦只是餵養嬰兒的工具，也會使產婦的身心受到某種傷害。

增強產婦的體質也是避免和消除產後憂鬱症的必要途徑。筆者在調查採訪中發現，許多產婦是遇到種種生活上的煩惱而引發此症的，而不少煩惱，都是因為體力不支、能力不夠、奶水不足、睡眠紊亂等身體上的因素所造成。經過生育，不少原本身體不佳的產婦更是落下一身毛病，導致憂鬱症的發生。加強身體鍛鍊、產前必要的體能適應，這對於抵抗各種疾病、避免產後憂鬱症的發生肯定有著巨大的益處。

# 十個方法幫妳產後細腰

自從做了媽媽後，原先的螞蟻腰變成了水桶腰，有什麼辦法重新讓腰纖細起來嗎？

## 做家務收腹法

或許妳原本有點懶，從今天開始做個勤勞的「灰姑娘」吧！記住一個重要法則：避輕就重。比如，掃地時不要使用吸塵器，要用抹布和掃把，有意識地增加自己的運動量；在溫度較高的中午選擇洗衣服和燙衣服，會流一大堆汗；餓了就給自己做一頓精緻的瘦身午餐，「廚師」一般都不願意吃自己做的飯菜，正好可以控制妳的食量。

## 粗鹽減肥法

粗鹽有發汗的作用，它可以排出體內的廢物和多餘的水分，促進皮膚的新陳代謝，還可以軟化汙垢、補充鹽分和礦物質，使肌膚細緻、緊繃。

- **方法一**：在超市或雜貨店買幾袋粗鹽。每次洗澡前，取一杯粗鹽加上少許熱水拌成糊狀，再把它塗在腹部。10 分鐘後，用熱水把粗鹽沖洗乾淨，也可以按摩後再沖掉，然後就可以開始洗澡了。
- **方法二**：洗完澡後，在手掌上撒一大匙粗鹽，直接按摩腹部，搓時不要太用勁，以免把皮膚搓得更粗糙。

如果妳的肌膚比較敏感，則改用一種比較細的「沐浴鹽」。

## 變形的仰臥起坐運動

據說這個運動對下腹部肥厚的人特別有效。躺在床尾，臀部以下留在床外，然後膝蓋彎起使大腿在腹部上方。雙手伸直於身體兩側，手掌朝下

261

放在臀部的下方。接下來腹部要用力，以慢慢數到 10 的速度，把腿往前伸直，腳尖務必朝上，使身體成一直線，然後再以數到 5 的速度將膝蓋彎曲，讓大腿回到原來的位置。注意背部、肩膀和手臂都要放鬆，感覺到肚子在用力。

## 坐椅腹部練習操

這組練習操方便、輕鬆，成效快，適合天天練或隔天練。

做法：坐在靠背椅的邊上，雙手反抱椅背，感到整個人好像要從椅子上滑下來了，放鬆地弓背塌腰，腰部要盡量地貼上椅面。

- 　**第一組**：雙腳輪流做踩腳踏車的動作，此時腿部肌肉要放鬆，一隻腳向下伸，越低越好，但不能觸地，另一隻腳彎曲向上，越高越好，反覆練習，每天要堅持做 20 下。

- 　**第二組**：同上面的姿勢，雙腿同時向上彎曲，再同時向下伸展，注意腰部不能上頂，應盡量使腹部與胃部收縮，然後再盡量接近，以達到腹部亦緊亦舒，每天堅持做 20 下。

## 按摩法

這是一種最常用的腹部減肥法，利用按摩霜加上揉捏的動作對於脂肪的改善很有用。按摩可以提高皮膚的溫度，大量消耗能量，促進腸蠕動，減少腸道對營養的吸收，促進血液循環，讓多餘的水分排出體外。

具體方法：以肚臍為中心，在腹部打一個問號，沿問號按摩，先右側，後左側，各按摩 30 ～ 50 下，每天按摩 1 次。

## 縮腹走路法

平常走路和站立時，要用力縮小腹，配合腹式呼吸，讓小腹肌肉變得緊實。剛開始的一兩天會不習慣，但只要隨時提醒自己「縮腹才能減肥」，幾個星期下來，不但小腹趨於平坦，走路的姿勢也會更迷人。

「腹式呼吸法」是這樣做的：吸氣時，肚皮漲起；呼氣時，肚皮縮緊。對於練瑜伽或練發聲的人而言，這是一種必要的訓練。它有助於刺激腸胃蠕動，促進體內廢物的排出，順暢氣流，增加肺活量。

## 食療減肥

食醋減肥：每日飲用 15 ～ 20 毫升食醋，一個月內會有欣喜的發現。

冬瓜減肥：肥胖者大多水分過多。冬瓜可以利尿，每天用冬瓜適量煮湯喝。

## 用腦減肥

一位生理學家研究指出，腦力工作的強度越高，消耗營養物質越多。利用這一原理，產生了用腦減肥法。具體的做法是讓胖子多用腦，如讀書繪畫、練習寫作、演算數學、學習技術等，每天都有一定的時間讓大腦緊張起來，而不是飽食終日，無所用心。

## 游泳減肥

游泳 30 分鐘可消耗 400 大卡的熱量。即使人已不在水中，代謝速度依然非常快，能比平時更快地消耗脂肪。這種方法是最健康、最無爭議的。游泳不僅可以收腹，還能塑造整個體型。夏天正是游泳的季節，趕緊下水吧！

## 第十一章　做漂亮媽媽，與健康攜手同行

### 保鮮膜減肥

這種減肥方法在日本年輕女孩中相當流行。每週進行 1 ～ 2 次。

在贅肉橫陳的腹部薄而均勻地塗上白色凡士林，然後用廚房用的保鮮膜包起來，訣竅是要包得夠緊，包好後用透明膠帶固定。之後浸泡於浴缸，水溫以 40 ～ 42℃為宜。只需浸泡腰部以下的部分，泡約 5 ～ 15 分鐘，此時包著保鮮膜的腹部應會大量出汗。

泡完半身浴後剝下保鮮膜，用熱毛巾擦去凡士林，用香皂洗淨。然後一邊沖冷水，一邊用雙掌有節奏地拍擊腹部，進行 2 ～ 3 個回合就完成了。

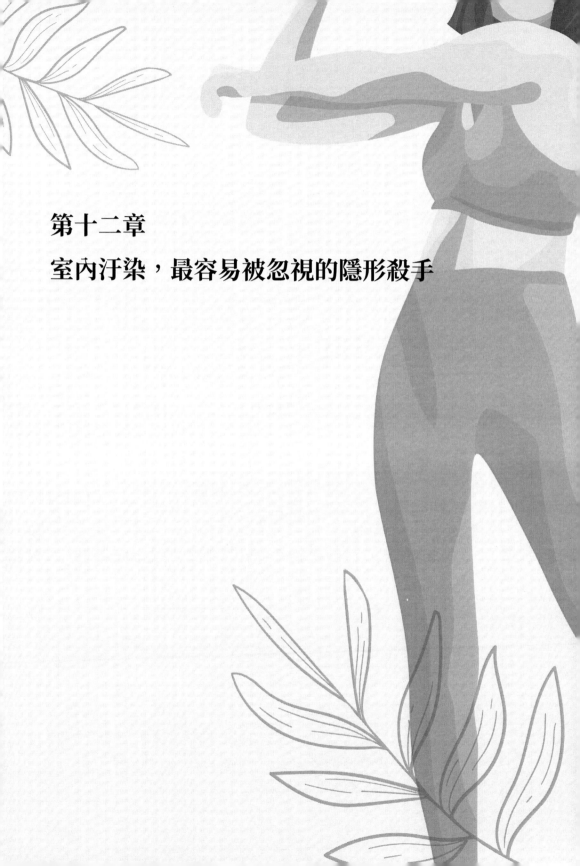

# 第十二章
## 室內汙染，最容易被忽視的隱形殺手

## 第十二章　室內汙染，最容易被忽視的隱形殺手

　　家是都市驚濤駭浪中的一個避風港，是都會人累了、倦了時不可或缺的休息場所。人的一生，大部分時間是在家裡度過的，另一方面，在都市裡工作的女性大都是在室內工作的，不管是辦公室還是密閉的工廠，不少人的一半時間還是在室內度過的。所以，室內環境的好壞，直接影響到人們的生活和健康。

　　人們追求著現代化生活，追求新潮時尚的家居環境，也追求現代化的辦公環境。但是，現代化在給人們帶來了舒適的生活和工作條件的同時，也產生了許多環境汙染的問題。室內汙染就是其中的一種重要汙染。從汙染源來看，室內汙染主要有空氣汙染、建築裝潢材料汙染，生活和辦公用品的化學汙染、各種電器的電磁汙染和噪音汙染以及生活垃圾汙染等。其中以空氣汙染的危害最普遍、最複雜、最嚴重。根據預防醫學院的調查證明，室內空氣汙染要比室外嚴重，室內的空氣汙染是導致癌症、心血管和呼吸道疾病的主要禍根。

## ▌上班第一件事做什麼

　　上班第一件事應該幹什麼？

　　不是坐下來，不是沏杯茶，也不是打開電腦，而是打開門窗迎接新鮮空氣。

　　下班時，辦公室的窗戶在妳的一再檢查下，肯定是緊閉的。經過十多個小時的關門閉窗，室內的空氣品質實在不敢恭維。

　　辦公室裡經常存在各種有害物質，造成讓人難以覺查的空氣汙染。研究人員測定，在一般辦公室內，不利於人健康的物質多達數千種，大致有以下幾種來源：從人的呼吸道排出的化學物質有 149 種，從人的汗水中蒸發的化學物質有 151 種，此外，室內若是有人抽菸、吃東西、個別女同事

塗脂抹粉、使用劣質香水以及少數男士所穿長時間不洗的衣服等，這些氣味源散發出的化學物質在室內瀰散，汙染空氣，肯定會對人體健康都會造成危害。此外，桌、椅、櫥櫃等辦公室用具表面的油漆、塑料儲物箱、人造纖維板和一些因為使用不環保材料散發的苯酚甲醛氣體，都會對人體產生不良影響。還有，辦公室內大量的電腦和影印機產生的臭氧，會傷害辦公室包括女性在內的所有人。所以說，人們常在這種被汙染的環境中工作，患病和不適是難免的，長時間甚至數十年處在這種環境中的人，健康肯定會受到不同程度的傷害，只是由於慢性發展的緣故，不少人根本沒注意而已。

辦公室裡的空氣汙染對人體可產生或輕或重的危害，小到一次噴嚏，大到生命危險。如果人們在低濃度的空氣汙染物的長期作用下，可以引發上呼吸道感染、慢性支氣管炎、支氣管氣喘以及肺氣腫等疾病。

所以，要減少辦公室裡的空氣汙染，最簡捷有效的辦法是經常通風換氣。因此，上班第一件事應該是打開窗戶，讓它與室外空氣至少對流五分鐘。此外，做工作間隙體操和午休時，一定要走出辦公室，去室外多呼吸一會新鮮空氣。多吸新鮮空氣，對於想留住青春美顏的女性來說，是最有效、最實用的美容手段之一。

## ▋裝潢殺手來了

劉女士最近遇到了一件煩心事。她於去年 12 月找了一家裝修公司進行室內裝潢，今年年初完工，但是室內氣味難聞，裝潢後一直不敢居住，先把洗衣機搬了進去，但是每次去洗衣服，待不到兩個小時，就薰得人頭疼、流眼淚，洗的衣服晾在新房裡，乾了以後衣服上都是一種怪味，無奈只得重新再洗。劉女士的新房位於公寓的三樓，她家的門一開，整個樓道

## 第十二章　室內汙染，最容易被忽視的隱形殺手

都是這種氣味。不久前，劉女士找到室內環境檢測中心檢測，經過嚴格的室內空氣採樣和實驗室分析，結果發現室內空氣中甲醛含量達到了 41 毫克 / 立方公尺，超過國家規定家居空氣中甲醛標準數倍。

相對於劉女士來說，張小姐的運氣也好不到哪裡去。為了保證工程品質，她請了一家有名的公司進行裝潢，不到 20 坪的房子，花了 40 萬多元，沒想到今年 1 月份入住後，一棵茂盛的巴西木沒幾天枯黃了，魚缸裡活蹦亂跳的金魚死掉了，自己自從搬進新房就喉嚨痛，早上起來常常說不出話。請室內環境檢測中心專家進行室內空氣檢測，室內空氣中甲醛含量也超過標準！

近年來的房地產可謂是買房賣房兩興旺。伴隨著大量新房的啟用，裝潢汙染的魔鬼開始露出了它窮凶極惡的面目。一般說來，裝潢汙染主要有以下幾類。

## 氡

氡是一種惰性放射性氣體，易擴散，在體溫條件下極易進入人體組織。氡是由鈾、鐳等衰變所產生的。鈾、鐳都是固體，廣泛存在於地殼中，衰變成氡後變成氣態。氡可繼續衰變直至變成鉛，每次衰變都有 α、β 及 γ 輻射。室內氡的來源主要是土壤和建築材料中含有的鐳。氡及其氣體對人體的危害主要是引發肺癌。

氡氣已成為僅次於香菸的第二號引發肺癌的殺手。據報導，中國約有 5,000 人每年因吸入過量的氡而罹患肺癌。氡已被世界衛生組織列為重要致癌物質之一。

## 甲醛

甲醛是一種揮發性有機化合物，無色，有強烈的刺激性氣味，其水溶液俗稱福馬林。甲醛是室內的主要汙染物之一，主要來自建築材料、裝飾品及生活用品等化工產品，如黏合劑、隔熱材料、化妝品、消毒劑、油墨、紙張等。甲醛對健康的影響主要是刺激眼睛和呼吸道黏膜，產生免疫功能異常，引起肝、肺和中樞神經受損，也可損傷細胞內遺傳物質。

## 揮發性有機物

揮發性有機物是一類重要的室內汙染物，已鑑定出 300 多種，雖然它們各自的濃度不高，但其聯合作用不可忽視。揮發性有機物除醛類外，常見的還有苯、甲苯、二甲苯、三氯乙烯、三氯甲烷、萘等，主要來自各種溶劑、黏合劑等化工產品。此外，苯類等環烴化合物還可來自於燃料和菸葉的燃燒。揮發性有機物對健康影響的研究不多，主要是有臭味、刺激性，能引起免疫失調，影響中樞神經系統功能，出現頭暈、頭痛、嗜睡、無力等症狀，亦可影響消化系統，表現為食慾不振、噁心、嘔吐，嚴重者可損傷肝臟和造血系統。

如何減少和排除上述有毒物質對人體的侵害呢？最根本和有效的還是從源頭來進行治理。首先，在購買建材裝飾材料時，一定要向商家索取安全認證的證明；其次，在裝潢前要對一些材料，如紅花崗岩、瓷磚等，進行必要的檢測；其三，在裝潢後應對家居進行評估。裝潢後的家居，至少要開窗通風三個月後才能入住，而且還要繼續經常換氣通風；對一些有害氣體偏高的家居，除了通風之外，還要安放活性炭或有效的空氣淨化器，或擺放某些植物，予以排放或吸收，或用防氡塗料等其他環保塗料。

## 第十二章　室內汙染，最容易被忽視的隱形殺手

## ▎家庭裝潢汙染自測

　　家庭裝潢汙染，近年來受到了越來越多的人的重視，現在已有專門檢測裝潢汙染的機構為市民提供檢測服務。對於不方便享受到這項服務的人，我們在此提供一個簡易的自測方法。

　　室內裝飾協會室內環境監測中心和健康醫療中心根據多年來進行室內環境檢測的經驗，歸納總結出了室內環境汙染造成危害的 12 種主要表現，讀者朋友可以據此來判斷自己與家人生活和工作的環境是否安全。

　　這 12 種表現是：每天清晨起床時，感到憋悶、噁心甚至頭暈目眩；家裡人經常容易感冒；雖然不抽菸，但是經常感到嗓子不舒服，有異物感；家裡小孩常咳嗽、打噴嚏，新裝潢的房子，孩子卻不願意回家；家人常有皮膚過敏等表現，而且是群發性的；家人共有一種疾病，而且離開這個環境後，症狀就有明顯好轉；新婚夫婦長時間不懷孕，查不出原因；孕婦在正常懷孕情況下發現胎兒畸形；新搬家或新裝潢後，室內植物不易存活，葉子容易發黃、枯萎；新搬家後，家養的寵物貓、狗甚至熱帶魚會莫名其妙地死掉；一上班就感覺喉部疼痛、頭暈、容易疲勞，下班以後就沒有問題了，而且鄰居也有這種感覺；新裝潢的房間或者新買的家具有刺眼、刺鼻等刺激性氣味，而且超過一年仍然氣味不散。

## ▎室內生物性汙染與人體健康

　　室內生物性汙染的危害主要可分為生物性過敏源，細菌、病毒等病源微生物及真菌毒素的汙染危害三類，對人體危害較大、研究較多的是前兩種。

　　室內傳染性病源微生物的汙染主要指各種細菌、病毒、衣原體、支原體等對室內空氣的汙染。這類疾病在人群中有一定的傳染性。那麼，汙染

的來源即傳染源在哪裡呢？傳染源一般包括病人、病源攜帶者和受感染的動物。傳染病病人常常是最重要的傳染源，因為病人體內存著在大量病原體，而且具有某些生病的症狀時，如咳嗽、氣喘、腹瀉等，更有利於其向外擴散；同時室內空間有限，空氣的流通不暢，室內冷氣的不合理配置和使用，均可能使病原體的室內濃度增加，使人群在室內被感染的機會明顯大於室外。如在世界肆虐的「Covid-19」的傳染，主要傳染源就是病人。因此，對病人、疑似病人和密切接觸者果斷地採取隔離措施，對控制疾病的傳染非常重要。就室內環境來說，若是在家裡還好辦，只要讓病人和健康人隔離開就行。若是在辦公室，為了防止傳染，一旦有人患感冒等傳染病，最好自覺地聲明自己生病了，要不就請假離開，不然就和大家少接觸。對於個別沒有自覺的人，最好勸她回家養病，甚至可以請上司出面，勸請她「注意身體」，防止造成整個辦公室的人都患病。這種時候，「帶病堅持工作」不是什麼好事，實際上是給大家帶來麻煩。

　　一般造成人們在室內患上傳染病的因素（傳染鏈）有三方面。一是有室內的傳染源，已如前述。二是有傳播途徑，即病原體從傳染源排出後，進入人體前所必須經過的各種外環境介入。實際上就是室內空氣的汙染條件。這些因素直接影響室內汙染物（病原體）的濃度和人體的實際接觸（攝入）程度。三是有對該疾病的易感人群，特別是女性的生理期及孕哺期。

　　因此，最為簡單、有效的方法就是室內經常通風換氣。因為充分的室內通風換氣可以迅速地稀釋和降低汙染物（病原體）的室內濃度，減少病原體飛沫在空氣中的停留時間，這就有效地切斷了疾病的傳播途徑，阻斷了疾病傳染鏈。另外，室內空氣的淨化消毒也是切斷疾病傳播途徑的有效方法。在家裡，可以採用各種消毒措施和方法，如噴一些醋、使用紫外

線殺菌燈等；在辦公室，就只能多換新鮮空氣，這樣才能使室內空氣中的病原體（微生物）降低到不致病的程度。

# 做好臥室的衛生保健

人的大部分時間是在室內度過的，其中又有 1/3 以上的時間是在臥室內度過。因此，講究臥室衛生對促進健康有著非常重要的作用，不然的話，在不知不覺中，妳嬌嫩的身體就可能受到嚴重破壞。那麼，作為都會女性應注意哪些臥室衛生問題呢？

### 注意臥室內的空氣衛生

據測試，人在安靜時每分鐘吸入 300 毫升氧氣，呼出 250 毫升二氧化碳。所以，經過一天的作息，臥室內空氣就會越來越不新鮮。同時，臥室內又存在著多種汙染物，要改善臥室空氣衛生品質，就需要注意增加通風換氣時間。夏季開冷氣、冬季有暖氣時，常常是關窗睡覺，因此在早上起床後和晚上睡覺前，應開窗通風或用排氣扇換氣，自然通風至少需要 30 分鐘，機械通風也需要 15 分鐘以上。另外，每星期要清洗一次冷氣的過濾網；清潔臥室家具或地面垃圾時，宜使用溼抹布或拖把進行「溼式」清潔，最好不要用撢子、掃把一類的清潔工具，避免只是做了「灰塵搬家」的無用功。

### 不要在臥室內抽菸

在臥室內抽菸會嚴重汙染室內空氣，威脅抽菸者自己及家人的健康。

## 注意臥室內家具的材料和陳設

　　臥室空氣汙染的另一個來源，是某些建築材料、裝潢材料的使用，以及仿木合成家具材料的使用。這類建築材料、裝飾材料和家具，往往含有對人體有毒有害的化學物質，如甲醛、甲醇、酚、苯、鉛、鎘等，可引起人的呼吸道刺激症狀、過敏反應、中毒等。如果臥室從地面、牆壁、天花板板到放置的家具都採用此類物質，這就像把臥室變成了一個「化學品倉庫」，長期在這個「倉庫」裡休息、睡眠是很可怕的事情，所以在選購建材和家具時要盡可能選用綠色材料。此外，臥室的家具應依牆擺放，以留出較大的活動空間，並要有利於採光和通風。

## 注意床上用品的清潔

　　床上用品直接與人體接觸，而人的皮膚每天要分泌皮脂，天天要出汗，時不時有皮屑和死亡的上皮細胞脫落，加上空氣中的灰塵也不斷沉落，最終均會落在床上用品上面。因此，床上用品應定期清洗和晾曬，每星期至少在室外晾曬一次，最多每 2 ～ 3 星期就要更換一次床單、被罩和枕套。此外，還有一個建議：都會女性，最好買一個小吸塵器放在床下。每天疊床時，用吸塵器吸掃床單、被縟。特別提醒，每個月要清理一次吸塵器集塵袋！清理時，妳自己就會知道這個建議有多重要。

## 不要隨便在床上坐臥

　　人們外出歸來後，外衣上沾有大量的灰塵。這不是通常人們所說的塵土，它是一類有機物和無機物的混合物總稱，其成分十分複雜：有人體排出和掉落的皮屑、毛髮等碎屑；有動植物成分如各種花粉、絨毛；有城市空氣中的煙塵和煙霧；有別人呼吸、咳嗽、噴嚏形成的飛沫等；有建築材

## 第十二章　室內汙染，最容易被忽視的隱形殺手

料和地面摩擦產生的揚塵；特別是妳可能坐過病人坐過的椅子，沾上了不知道的汙染物……想想這些心裡都不舒服，假如妳再躺在晚上要和妳的肌膚直接接觸的床上，那不等於把這些髒東西直接往自己嬌嫩的皮膚上抹嗎？所以，當妳從外面回到家後，千萬不要穿著外衣在床上坐，更不要睡在床上，以免外衣上的灰塵汙染床上用品，影響人體健康。作為都會女性，回家就應該換上「居家服」，也算是最起碼的時尚。若沒準備居家服，找一身舊的淘汰的外衣在家裡穿著也未嘗不可。

## ▎漂浮在廚房裡的殺手

　　俗話說，「民以食為天」，可見一日三餐之重要。不過，一日三餐也不是憑空而來的，家庭「煮婦」功不可沒。說到這裡，可要提醒各位與鍋碗瓢盆打交道的主婦們，當妳為全家人精心烹製美味佳餚時，要注意潛藏在廚房裡的「殺手」，防止它們對妳的健康暗下毒手。

　　大家也許都會說，做廚師的個個心寬體胖，廚房裡怎麼會有「殺手」呢？非也。臺灣飲食文化講究煎、炒、烹、炸，而這些烹調方式可產生大量油煙，並散布在廚房這個小小的空間內，隨空氣侵入人體呼吸道，進而引起疾病，醫學上稱為「油煙綜合症」。得了這種綜合症的人常會出現食慾減退、心煩、精神不振、嗜睡、疲乏無力等症狀，雖然食量減少，體重卻在不知不覺地增長，這也是為什麼不少廚師體胖腰粗的奧祕之一。

　　不僅如此，油煙還會對人的感覺器官構成威脅。如眼睛遭受油煙刺激後乾澀發癢、視力模糊、結膜充血，易患慢性結膜炎；鼻子受到刺激後黏膜充血水腫，嗅覺減退，可引起慢性鼻炎；咽喉受刺激後出現咽乾、喉癢，易形成慢性咽喉炎等。此外，油煙中含有一種稱為苯并芘的致癌物，

長期吸入這種有害物質可誘發肺臟組織癌變。據癌症專家觀察，女性罹患肺癌的機率一直升高，甚至超過男性，廚房油煙罪責難逃。

所以，妳家廚房中，抽排油煙機和換氣扇絕不可少，哪怕是買一個廉價電扇放在廚房窗戶上向外吹也行。總之，不能讓有害的油煙毀了健康。

那麼，為什麼經常做飯的女性那麼容易被油煙嗆倒呢？

原來，大氣中「油煙」種類不少，能造成空氣汙染的主要有兩種，即一氧化氮與二氧化氮。由於氮氧化物主要來自於汽車廢氣排放以及煤氣、天然氣的燃燒，故油煙濃度較高的地方莫過於大量機動車輛通行的馬路、街道和廚房了，隨著瓦斯爐灶等相繼進入家庭，所使用的燃料大多是煤氣或天然氣，氮氧化物的生成量驟增，加上廚房又較為封閉，其濃度自然高。因此，生活在都市中的女性們，在外吸汽車廢氣，回家比老公又多吸一些「爐灶廢氣」，而且想躲都躲不開，在這種「內外夾攻」的環境中，便不得不面對這一新的「殺手」了。

「兵來將擋，水來土掩」，針對廚房裡這些危害健康的「殺手」，我們該採取什麼對策呢？

首先，就是保證廚房通風換氣設備的正常使用，如抽油煙機、排氣扇是有效的。此外，還要常開門窗等，促使油煙、一氧化碳和氮氧化物及時排出室外。

其次，要掌握好炒菜用油的烹調溫度，一般不宜將炒菜油加熱至冒煙，否則不僅破壞了油中所含的脂溶性維他命，散發出的油煙也會更多。

另外，調整口味，盡量少用或不用高溫爆炒或煎、炸的烹調方法。現在市場上銷售的食用油都是精煉油，不僅無異味，加溫時也不易起煙，使用起來很方便。如果非要把油加熱得青煙亂冒，實際上是一種很過時的做法，就像把泡麵煮爛才吃一樣。

如果不幸已經得了油煙綜合症，首先是要停止繼續吸入油煙，同時採取消炎、止咳等對症治療措施，並加強體育鍛鍊，每天早晨到室外呼吸 1 ～ 2 小時新鮮空氣，一般 1 ～ 2 個月能不治而癒。

## 讓洗手間真正地衛生起來

洗手間是人們日常生活必不可少的空間之一，其衛生非常重要。家庭洗手間首先要合理的設計，盡量減少死角，便於清潔。對洗手間的裝潢，最好選用潔淨光滑的陶瓷品，這樣才不會因為潮溼等情況變形、發霉及殘留異味。其次，與排水管道進行隔離封閉，一定要使用防臭地漏，避免下水道的臭氣順著管道進入洗手間。第三，保持通風排氣孔通暢，經常排換新鮮空氣。第四，經常清洗洗手間的一切器具和用品，保持乾淨衛生。第五，借助清香型除臭消毒劑，消滅洗手間內殘留的異味。

但是，作為都會女性來說，絕大多數都要在外面工作或學習，也就避免不了使用公共洗手間。而使用公共洗手間稍不注意，就避免不了一些特殊的室內汙染對我們的健康造成傷害，更何況，我們會比男人們在洗手間裡多做一些「衛生」上的事，加上女性的生理特徵，避免這種汙染是我們特別需要注意的。

在這裡，有一些忠告提醒姐妹們特別注意。

· 消毒溼紙巾應是隨身攜帶的必備物品：現代的洗手間大多有坐式馬桶了。但是，這畢竟這要和自己的皮膚接觸啊！所以，在生理期去公共洗手間時，務必先用消毒溼紙巾消毒一下自己的雙手再出去。

· 最好帶一些酒精棉片：公共洗手間的馬桶誰都坐過，等於是在和別人「肌膚」接觸，更有些人將馬桶「汙染」了也不擦乾淨。坐在這

樣的馬桶上，心理能舒服嗎？所以，在自己使用前，先用酒精棉片擦一遍，保證能潔身自好。這是一位在皮膚科工作的醫生傳授的「祕訣」，她就是會隨身攜帶酒精小噴瓶。這個職業習慣使她不再為自己嬌嫩的皮膚會不會受到侵害而煩惱。

· 萬一沒有紙巾或酒精，用衛生紙在馬桶上墊一圈，也總比沒有好。

總之，要讓不讓某些「室內汙染」侵害我們，最好的辦法就是讓我們自己的衛生習慣達到「苛刻」的標準。這種標準有沒有好處，透過自己身體是否健康就能了解，否則，染上病時，後悔也來不及。

## ▌室內噪音也是汙染

隨著社會的進步，人們的生活水準已經越來越高。環顧家居四周，到處都可以看到各式各樣的家用電器：電視機、DVD、音響、冷氣、洗衣機、冰箱、電腦、影印機、傳真機……數不勝數。這些家用電器的確給了人們很大的幫助和快樂，但是假如它們一起鼓噪起來，其聲音卻是令人難以忍受的，會給人們帶來「病從耳入」的家電噪音病。

事實證明，人能夠忍受的噪音聲級的限度，平均不超過 65 分貝。噪音越大，對人體危害也越大。當聲級僅在 50 分貝時，就會使人出現入睡困難；超過 80 分貝，就會使人的聽覺細胞受損。

人們常說「病從口入」，殊不知還有個「病從耳入」。長期耐受高噪音刺激，可使人出現頭痛、頭暈、耳鳴、疲倦、失眠、記憶力減退等症狀，若長時間在噪音環境下生活，還會使人血壓升高、心跳呼吸增快、血脂升高、消化不良、大腦皮質興奮與抑制活動失去平衡，加重原有的憂鬱或焦慮。

那麼，怎樣預防噪音，尤其是離我們最近的室內噪音的危害呢？

## 第十二章　室內汙染，最容易被忽視的隱形殺手

- **盡可能避免人為噪音**：對噪音進行管理，要從根本解決問題，就是控制噪音的產生，因此，我們應該從自己和家人做起。例如，在不影響他人的前提下，應嚴格控制聲音較大的家用電器使用時間，尤其是電視和音響的使用，其音量自己聽起來可能不大，但樓上樓下卻聽得很清楚。這是因為，低頻聲音很容易穿透牆壁和地板，而且極易引起共振。所以，為了女性健康，特別是孕哺期女性的身體健康，一定要控制噪音的產生。

- **在自己家中創造一種安靜的氣氛**：怎樣在自己家中創造一種安靜的氣氛？一是安裝雙層玻璃窗。這樣可將外來噪音減低一半，特別是臨街的住宅，效果比較理想。二是安裝隔音門。隔音門對隔音有一定的幫助，特別是塑鋼門使用中空玻璃，使得無論室內或室外的聲音都難傳送。此外，塑鋼一類推拉門附有膠邊，與門框碰合時並不會發出噪音。三是在室內多用一些布藝裝飾和軟性裝飾，以便吸音。房間越空，回聲越大，為避免噪音反射，所以多用軟裝飾。四是注意室內不同功能房間的隔音。

- **注意防止家用電器的噪音汙染**：在購置家用電器時，要選擇品質好、噪音小的。盡量不要把家用電器集中於一室，冰箱最好不要放在臥室；盡量避免各種家用電器同時使用；一旦家用電器發生故障，應及時排除，因為問題工作的家用電器產生的噪音，比正常工作的家用電器聲音要大得多。

此外，家庭成員和鄰里之間要和睦相處，不爭吵、不喧譁，適當地控制娛樂時間，為大家特別是孩子創造一個安靜、溫馨的家庭和社會環境。

如果妳遇到室內噪音汙染的情況，可根據汙染源採取相應的措施。如果是由外界造成的噪音汙染，可與相關部門聯絡解決。

# ▎遠離冷氣病

在現代化的都市裡，各種冷氣安裝在人們生活、工作、學習、購物等場所，甚至交通工具上。冷氣為大家帶來了舒適的環境，但有時也帶來了疾病，特別是使用中央空調的公共場所。公共場所的冷氣系統不經常清洗，所以，越是人員集中的地方，冷氣病越容易侵犯抵抗力比較弱的人群，特別是身體較弱的女性。據有關部門調查，感冒及呼吸系統疾病、退伍軍人病、腦血管病、冷氣症候群等疾病，在使用冷氣的都市中大幅度攀升。

要遠離冷氣病，最好的當然是遠離冷氣，但這又不現實。對於預防冷氣病，專家提出了以下五種措施。

## 經常通風換氣

房間密閉性能好，冷氣效果也就好。但是，良好的密閉性往往會導致房間的通風換氣不暢，影響人體舒適感。人體需要足夠的新鮮空氣才會感到舒適，因此要經常更換空氣，以保持室內空氣新鮮。不過這樣做能耗較大，難以辦到。其折衷辦法是：早上醒來離家前開一次門窗，晚上歸家再開一次門窗，讓空氣形成對流，進行充分換氣。即使是在使用冷氣調溫時，門窗也最好不要密閉，可以開啟一點縫隙，讓窗外空氣源源不斷地補充進來，這樣做看起來也是浪費了一點，但要知道，金錢是買不到健康的。使用中央空調的場所，要嚴格做到定期清潔輸風管道，保持空氣清潔，預防退伍軍人病等呼吸道傳染病發生。

冷氣房內如果有人感染感冒等呼吸道傳染病時，除了開窗通風，充分換氣外，還可用噴霧消毒液潔淨空氣。另外，冷氣環境裡應嚴禁抽菸，防止空氣汙染損害健康。

## 第十二章　室內汙染，最容易被忽視的隱形殺手

### 溫度控制得當

　　室溫不要設置太低，因為室內溫度過低，會使室內外溫差過大，使人感覺不適，對健康不利；另外，室溫設定高一度，人體幾乎感覺不到，但卻能省電 10%以上。專家建議一般室溫在 24 ～ 27℃為宜。每當室內人少時，溫度可調得高一點；人多時，溫度再調得低一點，最好室內外溫差不要超過 7℃。滿身大汗入冷房，會加重體溫調節中樞負擔，對於體弱者，特別是患有高血壓、冠心病、糖尿病、慢性支氣管炎等慢性病的人，輕則感冒，重則中風、心肌梗塞。所以說，室溫控制得當與否，是健康使用冷氣的重要保健措施。

### 避免對著冷氣機送風口

　　冷氣機送風口的空氣流速很高，容易令體溫驟降，加重人的體溫調節中樞的負擔。所以，要盡量避免長時間對著冷氣送風口。但是在實際情況中，很多都會女性特別是在辦公室裡辦公的女性是難以避開冷氣送風口的。自己的辦公桌正好在送風口下方，明明自己已經凍得發抖，別人卻還喊熱，這種情況很常見。碰到這種情況，最好與男同事或比較怕熱的同事調換一下座位。想辦法改善一下自己的工作環境並不難。

### 及時增減衣服

　　現代都市中的女性，一年四季都可以穿裙子，這全依靠冷氣送出的接近恆溫的風。但是，在辦公室等場所，由於長時間久坐，穿著裙子加上長時間吹冷氣，膝蓋等不敏感部位，很容易生病。年輕時還沒什麼感覺，到老了，腿疾就來了。所以，長時間在冷氣房內生活、工作的都會女性，應適當增添穿脫方便的衣服，特別是在膝關節部位覆蓋一塊大毛巾。同時，應間歇地站起來活動活動，以增進末梢血液循環。

### 增加戶外活動

在冷氣環境裡工作、生活一天後，晚上最好洗個溫水澡，並做自我保健按摩，以促進血液循環。週休二日可與家人或朋友去郊遊，多參與戶外活動，充分享受一下大自然的氣候，而不是人造的氣候。

最後，對「汽車空調病」的預防也補充一些建議。

- 在夏季長時間停車等人時，最好關閉汽車發動機和冷氣，一是為了自己健康，二來也為了省油。
- 若要使用冷氣，最好把車窗或天窗等打開。停車時將車停在通風良好的地方，以利於廢氣的消散。
- 冷氣要勤保養，定期清掃冷氣的過濾器。
- 不能在開著冷氣的小車內入睡。開冷氣長途行車時，應隔一段時間或停車出來呼吸一下新鮮空氣，或轉換成外循環檔，不要長時間使用車內循環檔。

## ▎加溼器使用有竅門

人的呼吸系統會有分泌物的產生，這些分泌物不僅會使人避免乾燥，還有抗菌作用，可以幫助人抵抗一定的病菌侵犯，少患疾病。但如果室內環境過於乾燥，就會使呼吸系統的黏膜長期處於乾燥狀態，就容易引起呼吸道感染、咳嗽、發燒等，特別是在乾燥寒冷的冬季，而且是北方有暖氣的房間裡這種現象常會發生。另一方面，女性的肌膚相當嬌嫩，多少人要靠乳霜護膚啊！所以，如果房間內使用加溼器，就可以避免以上情況出現。

使用加溼器能夠很好地調節房間溼度，但也要注意正確地使用。

- **加入加溼器中的水最好為蒸餾水或涼白開水**：這種經過處理的水所含雜質較少，人們不會因為吸入水中的雜質而引發呼吸道不適。如果直接用自來水，所含的水垢既影響加溼器的使用壽命，也對人體健康不利。
- **不要在水中放入芳香劑**：有的人為了消除室內異味或使房間內氣味芳香，就在加溼器的水中加入芳香劑，這不太好。芳香劑所含成分易引發呼吸道疾病，特別是對有呼吸道過敏史的人刺激更大，整天在室內呼吸這種空氣，會使人產生喉嚨癢、咳嗽，有的還會出現呼吸困難及頭暈、頭痛等症狀。特別是女性對氣味比男性敏感，有些味道如麝香，有人覺得香，有人覺得很刺鼻。所以，為了保健，還是不加為好。
- **要注意經常清潔加溼器，保持其衛生**：因為有些病菌在溼熱環境中生存，若加溼器本身就沒保持衛生，病菌隨著水蒸氣漂浮在空氣中，對人體健康同樣不利。
- **適時開動加溼器**：人在屋裡時應該開啟加溼器，睡著時同樣要求空氣有一定溼度，也要開啟加溼器。

另外，還可以在室內養一些對人體無害，能吐出氧氣，並增加室內空氣溼度的植物，如吊蘭、綠蘿之類。當然還可以多吃些蔬菜和水果，以增加呼吸系統的溼潤。

## 現代照明下的幽靈

燈光和太陽在本質和強度上存在著很大的差別。自然光中含有多種顏色和波長；而白熾燈光僅含黃、橙、紅三色，而且燈光中缺乏陽光中的紫外線。人們長時間在燈光下工作會感到眼睛疲勞。現代社會因缺鈣所致的疾病增多，與自然陽光照射減少，電燈光照射時間延長不無關係。

很多女性工作在全天燈光照明的室內，不論是辦公室，還是商場，或是課堂、病房等等，總之是陽光曬得少，燈光照得多，導致皮膚一點血色都沒有，透出一種不健康的慘白或蠟黃。顯然，這種不健康的膚色，代表著體內器官的不健康。雖說自然光見得少算不上是室內汙染，但長期在室內工作，甚至在白天也在室內開燈，拒絕自然光的進入，那就和製造汙染差不多了。所以，為了健康，還是多利用自然光照明吧！至少還可以為環保節能做點貢獻吧！

現代燈光的大量使用，無形中擾亂了大自然為人們設好的「生理時鐘」，造成人體生理節奏失調。關掉「長明燈」，到外面去走走，到陽台吹吹風，也許是一個不錯的選擇。

## 漂亮的陶瓷餐具盡量少用

女人愛美，總是表現在各方面，就拿餐具來說，不少女人喜歡用帶顏色和彩繪的陶瓷餐具，色澤豔麗，造型美觀，可謂是漂亮的餐具。可是，很少有人關注這種漂亮的陶瓷餐具對人體有多大的危害。

陶瓷餐具上，一般表面上塗一層釉，彩瓷是在釉上又添加了某種化合物。一般含鉛量為 15％左右，各種色調的彩瓷，其彩釉上還要添加含鉛量更高的化合物。添加氧化鉛會呈現奶黃色，添加鎘化合物呈現紅色或黃色，添加銻化合物呈現白色，添加鉻化合物呈現綠色及珠紅色。儘管各種瓷釉在經過 1,000 多℃高溫焙燒後，釉層中鉛含量大量揮發，但釉面上的鉛仍有相當比例還殘留在器皿上，加之生產中有些配方不標準，焙燒溫度、時間控制不足，瓷具釉面鉛含量就會大大超過衛生標準，致使某些瓷器直接接觸酸性食品時，便會溶解出來。鉛元素溢出與食物一同進入人體，引起中毒。

銅是對人體十分有害的物質，進入人體後，輕者頭暈、頭痛、四肢無力、記憶力衰退；重者會中毒致死。國外專家曾對 3,000 名少年兒童進行調查，發現血液中即使有少量的鉛也會影響聽力，降低對語言的接受能力以及智力下降等。鉛在孕婦體內會毒害胎兒，導致畸形、死胎或流產。鉛中毒的哺乳期婦女，可透過乳汁，使嬰兒產生鉛中毒症。

　　彩瓷器皿使人中毒事件在現實生活中時有發生。美國藥物管理局曾下令從全美各百貨公司回收一批從義大利進口的高級彩瓷餐具。原因是這些義大利陶瓷餐具，其含鉛量比規定標準高出 50 倍（國際衛生組織規定，瓷器的鉛溶出量不得超過 7 毫克 / 升）。使用這些餐具的人中有不少人出現了鉛中毒症狀。

　　為了預防使用陶瓷餐具鉛中毒，最好不要選用黃色、藍色、紅色等鮮豔漂亮的彩色陶瓷餐具，應選用原白色、表面透明、光滑的陶瓷餐具，因為這些餐具含鉛量少，比較安全。若選用彩瓷，也應選內裡不帶彩色，或彩面小的餐具。另外，切勿用彩瓷器皿盛放牛奶、咖啡、啤酒、白酒、糖溶液、果汁、菜湯和各種飲料等酸性食物。為安全起見，也可將剛買來彩瓷餐具用食醋浸泡數日，溶去大部分鉛，再把醋倒掉，用清水沖洗乾淨。

## ▎別讓地面成為汙染源

　　在都市裡，地毯在家庭中和辦公室裡的使用是很普遍的，它舒適、華貴，又具有隔音、藏灰、保暖的作用。但享受舒適的同時，要注意以下幾個問題。

　　地毯受潮後（特別是在梅雨季節以後）要多開窗讓它通風。平時也要定期進行防霉處理，方法是用地毯清洗劑對地毯進行處理。在辦公場所，這種工作通常由專人來做。但在家裡，為了家居乾淨，家人健康，不

要怕麻煩，這一步是一定要做的。

平時多用吸塵器吸除地毯上的灰塵。如果妳發現家人有被蟲咬的皮膚炎，這表明家中的地毯已經有了塵蟎汙染。這時，再依賴吸塵器作用就不大了，因為90%的塵蟎是吸不掉的。但也不必為此慌張，妳可以用地毯清潔劑加滅蟎藥經常處理地毯，便可達到除塵蟎的目的。如果妳家裡有小孩和老人，建議將地毯收藏起來，因為他們更容易因此而生病。

實際上，現代都市裡，人們為了健康而更常選擇木地板或磁磚做為室內的地面，這種地面更有利健康，也容易做好清潔。但是，事情也不是絕對的，有時地面上還是會出現掃把掃不掉的灰塵。比如，冬季裡，地板上常常有一團一團灰色，一掃地會沾附到掃把上不少。這種情況最好還是使用吸塵器清理地面。

吸塵器應該是許多現代家庭的必備用具，但有的吸塵器品質不佳，裡面的過濾墊或集塵袋難以阻留吸入的細小塵粒。當妳使用這種吸塵器時，那些細小的粉塵會被散發到空氣中，妳吸塵清潔房間的行動，其實只是使原來靜止的灰塵又變成了飄塵，對房間的空氣進行再一次汙染。

為了避免吸塵器變成揚塵器，通常會使用高效率的紙質集塵袋。普通布質集塵袋的有效阻留率只有2.7%，而好的紙質集塵袋可達99%以上。這種集塵袋由超細纖維製成，能阻留0.5微米左右的塵粒，能充分達到吸塵而不揚塵的效果。

## ▎驅蚊時別趕走了健康

夏天，最令人討厭的動物是蚊子，如何驅蚊其實是一門學問。如今在都市裡，窗戶一般都安裝了紗窗，可以阻止蚊子進入室內。可是仍有一些的家庭沒有安裝紗窗。而家中的老人仍然喜歡用價格低廉、使用方便、防

蚊效果較好的盤狀蚊香，它是由含有殺蟲農藥和芳香植物製成的，屬於呼吸毒性藥劑，蚊蟲聞到蚊香菸霧後就會中毒。然而，這種可以殺滅蚊蟲的蚊香，對人體也有一定毒性危害。為了省事，上床入睡前，在床邊或床下放上一盤蚊香，點燃後，讓蚊香瀰散在床鋪周圍，讓自己被煙霧籠罩著好安心入睡。這樣雖可預防蚊蟲叮咬，但在沉沉酣睡中，卻吸入了大量對人體有害的煙霧。

老式蚊香菸霧裡的有機氣體，如酚、苯、醛等，對氣管的纖毛上皮具有毒性。經常吸入這些有毒氣體，會抑制纖毛活動，損傷黏膜細胞及妨礙細胞生長，使得纖毛脫落、減少。這樣一來，氣管裡的痰黏液就不能被纖毛清理，運到喉部咳出。此外，蚊香煙霧還可抑制肺泡裡的巨噬細胞殺滅細菌的能力，從而導致呼吸系統的防禦機能降低，使呼吸道容易發生感染性疾病，如上呼吸道炎、慢性支氣管炎、肺炎等疾患。

所以，使用老式蚊香相當於是製造室內空氣汙染，最好捨棄這種驅蚊方式。如果一定要用，最好使用天然驅蚊劑製成的電蚊香。其實，若是改用尼龍蚊帳，又透風，又防蚊，還沒有汙染。

## ▎飼養寵物不當也是汙染

美國人有句俗話：要想和一個女人要好，得先和她的狗要好。女人愛養寵物似乎是天性使然，愛小動物正是女性身上母性的展現，天經地義，非常自然。

飼養寵物不僅能夠調節人的精神，而且有益於身心健康，尤其是對心血管病、焦慮等一些慢性疾病，可以形成很好的調養或維護作用，達到比藥物作用還好的效果。據相關科學家測定，高血壓患者在觀賞寵物時，血

壓可下降 10～20 毫米汞柱。與狗、貓、魚、鳥等寵物相伴對一些心血管等慢性病患者，也有一定的康復作用。

但是，寵物飼養不當，很容易致病，對人的健康造成損害。飼養不當也是一種室內汙染。

## 要根據自身條件

飼養寵物無疑是一種享受，但要養好牠不能僅給牠它殘羹剩飯，而必須提供新鮮的、衛生的而又富有營養、符合其生理需要的食品。還要準備必要的器具，有些器具還要盡可能地講究美觀，力求藝術化。但大多數人卻只有玩賞寵物的雅興，而沒有餵養牠們的心理準備和必備條件。比如，狗狗們需要的飯碗、沐浴精、梳毛刷子等，當然也包括絕對不可少的狗糧、寵物登記證等，都是必須具備的。而且牠們是一群無法用人類語言表達自己感受的小東西。

## 要考慮空間、時間條件

人的正常生活需要有足夠的生存空間，同樣的，飼養寵物也要看能否為牠提供充裕的生存條件。貓、狗要有與人隔離的窩舍，要有專門的排便處，還要有遛放的庭院或場地；而養鳥也同樣需要有陽光充足、空氣流通、能供鳥懸掛與遛放的場所。如果沒有空間條件，那寵物豈不成了關在獄中的牢犯？這種做法，既不人道，也不「狗」道，實在不像個合格的都會女性。

另外還有時間條件。飼養寵物，就要花費一定的時間和精力，定時定量地給牠喂食、換水、清洗籠舍、洗澡、梳毛、遛放等。如果買了寵物而不肯花費時間，不好好地待牠，就不是一個合格的寵物主人，也一定會受到寵物的埋怨。

## 第十二章　室內汙染，最容易被忽視的隱形殺手

### 要學點育寵知識

　　飼養寵物也是一門學科，不是單靠熱情就能做好的。為了養好寵物，除了要向有一定飼養經驗的人討教和自己摸索以外，至少還要學一點動物生理病理方面的知識，並注意蒐集有關經驗和知識的介紹。

　　另一方面，寵物生病很容易引起飼養人的擔心和操勞過度，常常是寵物病好了，人卻病倒了，顯然有些本末倒置。

### 掌握好尺度

　　飼養寵物必須有一個「尺度」的問題。

　　首先，要講究適度。飼養和玩寵物都能給人們帶來很大的樂趣，但也必須注意適度。如果與寵物過分親近，甚至超過了必要的隔離措施，那無疑是超出了「尺度」的界限，用一句俗語說，就是「過猶不及」。飼養寵物是可以傾注自己的感情，但不要因此而將情投入得太深，還是要適度控制情感。

### 注意人身健康

　　雖然寵物為人們帶來了不少樂趣，可是因養寵物而帶來的疾病卻也不容忽視。因為寵物除了身上有跳蚤以外，細微的毛髮隨時飄散在空氣中，如果不小心吸入，常會引起咳嗽或過敏。此外，貓的唾液和狗的糞便都含有足以使人致病的濾過性病毒，小鳥身上則有一種寄生蟲，孕期女性最容易被感染。所以，有心飼養寵物的話，最好定期帶牠們去寵物醫院打預防針，勤給牠洗澡，並且妥善處理其排泄物，才能在安全無虞的情況下，享受養寵物的樂趣。

# 為健康打造一片室內綠洲

　　女人如花，女人也大多愛養花。養一些心儀的花草，讓紅花綠葉給缺少自然氣息的家裡增添一些大自然的氣息，這不僅是能消除室內汙染的一種有效方法，也是一個不錯的養生方法。綠色植物在家居中合理點綴，既能美化空間，豐富人的視覺感受，同時又淨化了室內空氣，使自然氣息與人的日常生活融為一體。

　　科學已證實，在家居內養花草，可調節室內空氣。例如一間十幾平方公尺的房間內，養一兩盆弔蘭，便可在 24 小時內將室內空氣中所含的一氧化碳、過氧化氫及其他一些有害揮發性氣體「吞食」掉，使室內空氣清新自然。

　　有許多花草植物都是常用中藥，新鮮的藥材治療效果更佳。如果家人患有某些疾病，自種自採花草樹木用來治療乃是一舉兩得。比如金銀花又稱忍冬花，有清熱解毒的功效，用開水泡或略煎煮後當茶飲，可用於夏季祛暑清熱，還可以治療熱性感冒；菊花是很多家庭喜愛的花，金秋十月，正是菊花怒放之時，妳除了欣賞菊花的各種美姿之外，還應該知道，黃菊花和白菊花都能用開水泡後飲用，既能清除感冒發熱、頭暈眼花，還能保護肝臟。此外，菊花泡茶飲用，對眼睛有很好的保護作用。

　　有時在家居內適當種養一些特定的花草，可以間接地治療許多慢性病，尤其是鮮花的氣味能影響人的情緒，能提高人的免疫力。

　　家居擺花在種類的選擇上應有所講究。一般植物是在白天日照的條件下，透過光合作用，放出氧氣，而仙人掌類植物有特殊的儲存氧氣的能力，含有與眾不同的有機醇特別是它夜間打開氣孔，放出氧氣的同時吸收二氧化碳的功能，使許多家庭都把仙人掌類植物奉為室內淨化空氣的「清

潔工人」。而茉莉花、桂花等夜間均能發散揮發性香味，多聞些花香可預防感冒等疾病。文竹、秋海棠等花卉，除夜間吸收二氧化碳等有毒氣體外，在弱光照射下，還能分泌出滅菌氣體，因此在室內擺此類花可提高人的抵抗力。

陽台可謂是都會女性親近大自然的一方寶地。越來越多的家庭喜歡用玻璃把陽台封閉起來，擋風遮雨，殊不知封閉陽台看起來固然美觀，但它會使室內空氣流通減緩，對於身心健康是不利的。因此，我們應花心思在陽台上營造一片綠色，種一些常青藤、金銀花和爬牆虎等藤蔓植物，讓其攀爬牆體，以遮擋夏日的曝曬，降低室內溫度。

不管在室內還是室外，種植花草都是一種適宜於人在閒暇時活動身體的好方法。施肥澆水，剪枝插苗，搬弄花盆都可以達到活動手腳，使腰肢靈活的作用。

不過，有一點女性讀者應加以重視：美化家居，養一些花卉固然是不可少的，但是並不是所有的花卉都適合在家居內種養，有的花卉散發的氣味會影響人的身體健康。下面幾種花卉建議不要放在室內種養。

- 月季所散發出的香味會使個別人聞後突然感到胸悶不適、憋氣與呼吸困難。
- 蘭花所散出的香氣，久聞之會令人過度興奮而引起失眠。
- 紫荊花所散發出來的花粉如與某些人接觸過久，會誘發氣喘症使咳嗽症狀加重。
- 夜來香在晚上能大量散發出強烈刺激嗅覺的微粒，高血壓和心臟病患者容易感到頭暈目眩，鬱悶不適，甚至會使病情加重。
- 鬱金香的花朵含有一種微毒的生物鹼，如果與它接觸過多，會加快毛髮脫落。

- 夾竹桃的花朵散發出來的氣味，聞之過久會使人昏昏欲睡，智力下降。其分泌出的乳白液體，如果接觸過久，也會使人中毒。
- 松柏類的花木所散發出來的芳香氣味對人的腸胃有刺激作用，聞過久不僅會影響人們的食慾，而且會使孕婦感到心煩意亂、噁心嘔吐、頭暈目眩。
- 繡球花所散發出來的微粒如果與人接觸，會使有些人皮膚過敏，發生搔癢症。
- 黃杜鵑的花朵會產生一種毒素，一旦誤食，輕者會中毒，重者會引起休克，嚴重危害身體健康。
- 百合花所散發出來的香味，如久聞會使人的中樞神經過度興奮而引起失眠。

# 第十二章　室內汙染，最容易被忽視的隱形殺手

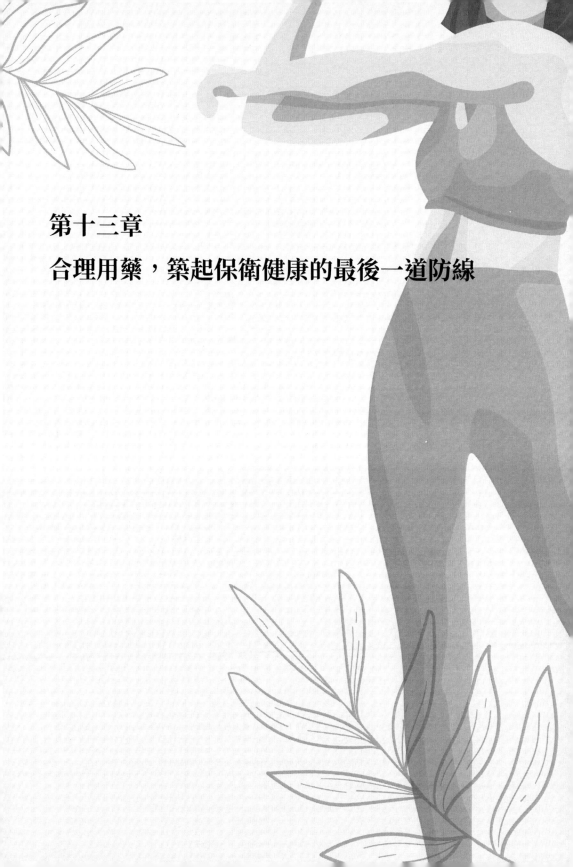

# 第十三章
## 合理用藥，築起保衛健康的最後一道防線

## 第十三章　合理用藥，築起保衛健康的最後一道防線

隨著人們生活水準的提高、醫藥衛生知識的普及以及健保醫療制度的改革，當今許多城鎮居民家都自備了一些日常用藥。這些非處方（OTC）藥品，用起來既方便快捷，又經濟實惠。

在本章，我們將向年輕女性普及一些她們日常生活中常需要用的藥品知識，引導她們合理用藥。畢竟，是藥三分毒，用對了可以治病，用錯了小則傷身，大則要命。

## ▎家庭小藥箱妳有嗎

隨著醫療及健康科學知識的普及，人們的健康意識也越來越強了，家庭藥箱就是健康意識的一種落實。

家庭藥箱不僅能夠方便平時小病小傷的治療，而且在突發情況時，也可及時用於現場急救，緩解病情，爭取救護時間。但家庭藥箱如果保管和使用不當，也會產生不良後果。因此，在家庭藥箱的使用和保管過程中，應注意以下事項。

### 備用藥

宜為小包裝的整瓶、整盒藥品。

- 一般常見疾病用藥：如治療頭痛發燒的阿斯匹林；治療感冒的大正感冒藥、伏冒熱飲。
- 針對家庭成員的特定藥：如家中有胃潰瘍患者，應備有止胃痛、助消化的各種胃藥；有慢性支氣管炎患者，應備齊止咳、化痰、平喘、消炎的藥；有高血壓和心臟病患者，務必備好急救盒。
- 治療小傷小痛的外用藥：如清洗小傷口、防感染的雙氧水、白藥水，

應付小傷的 OK 繃、繃帶、優碘、萬金油、綠油精等。

· 棉花棒、紗布、小鑷子、小剪刀、體溫計等醫療用品。

· 還可以準備血壓計、聽診器等。

## 各種藥品必須有明確的標誌

藥袋或藥瓶上應盡量保持原標籤的完整，脫落或模糊不清應及時補貼，以保持標籤上的藥品名稱、用途、用法、用量及注意事項等字跡清楚，有些藥應標有保存期限。

## 分類儲藏

內服藥、外用藥一定要分開儲存。外用藥大多有刺激性、腐蝕性和毒性，用時拿錯會造成不良後果。成人用藥與小兒用藥有濃度和含量的不同，應將它們分開放置。家中有小孩，應把藥品加鎖保存，並放在小孩不易拿取處，以免小孩誤服。

## 注意藥品吸潮變質

需要密閉保存的藥物，絕不能用紙袋或紙盒裝，否則會變質。夏季尤須注意，若是居住地處於潮熱地帶，一年四季皆應注意。例如酵母片、維他命 $B_1$、阿斯匹林、表飛鳴、胃蛋白酶、葡萄糖酸鈣；各種膠丸、膠囊以及含糖較多的藥劑等。這些藥潮解後，可能會有崩解、溶化、黏在一起等現象。因此，藥品要保存在陰涼、乾燥處，包裝要嚴密。

## 要防止藥品風化，揮發、變質、失效

很多藥品容易風化變質，要密閉保存，有些還要避光應裝在棕色瓶中。魚肝油、維他命 C 等在空氣中時間過久，易變色變質。樟腦、碘酒、

酒精、十滴水以及各種酒精製劑均易在空氣中揮發而失效。這些藥要注意包裝嚴密，使用後應盡快封裝好，不要長時間暴露在空氣中。

### 有的藥要低溫保存

有些藥如胰島素、金黴素眼藥水等，在常溫下只能短暫保存，應放於冰箱內；甘油製劑、乙醇等，應在 2 ～ 15℃左右保存。

# ▎避孕藥使用小知識

避孕藥在當今應用的比較頻繁，是一種比較有效而且安全的避孕工具。一般而言，凡是身體健康的成年女性均可使用避孕藥，但處於下列情況的婦女不宜使用口服避孕藥。

- 患有急、慢性肝炎和腎炎的婦女不宜服用。因為進入體內的避孕藥都在肝臟進行代謝，經腎臟排泄，如果患有急、慢性肝炎和腎炎的婦女使用，將會增加肝、腎負擔。
- 患有心臟病或心臟功能不良的人不能使用。避孕藥中的雌激素能使體內水、鈉等物質滯留，會加重心臟負擔。
- 有高血壓的婦女不宜使用。少數婦女用藥後會使血壓升高。
- 有糖尿病及糖尿病家族史者不宜使用。由於服用避孕藥後，可能會使血糖輕度升高，使隱性糖尿病變為顯性，故對患有糖尿病的女性會產生不良影響。
- 甲狀腺功能亢進的婦女，在沒有治癒前，最好不要使用避孕藥。
- 乳房良性腫瘤、子宮肌瘤以及各種惡性腫瘤患者不宜使用，以免對腫瘤產生不良影響。

- 過去或現在患有血管栓塞性疾病（如腦血栓、心肌梗塞、脈管炎等）者不能使用。避孕藥中的雌激素，可能會增加血液的凝固性、加重心血管疾病的病情。

- 患慢性頭痛特別是偏頭痛和血管性頭痛的婦女不宜使用，否則會加重症狀。

- 過去月經過少者，最好不用。長期使用避孕藥可使子宮內膜呈萎縮狀態，更會減少月經量。

- 哺乳期婦女不宜使用。避孕藥可使乳汁分泌減少，並降低乳汁的品質，還能進入乳汁，對哺乳嬰兒產生不良影響，所以哺乳期婦女不宜使用。

此外，據專家介紹，屬於非處方藥的緊急避孕藥屬激素類藥物，多次服用會導致月經紊亂，對身體健康有影響，服用時要注意以下事項：

- 只能偶爾使用，一般一個月內最多只能使用一次，而且不可以每個月都用。

- 性行為後 72 小時內服一片，隔 12 小時再服一片，總量為 2 片。服藥時間越早效果越好。

- 服藥後 2 小時內發生嘔吐的，必須立刻補服一片。

- 吃了緊急避孕藥後又發生性行為，必須採取避孕措施，否則仍有妊娠的可能。

在口服避孕藥時，還應注意不要與下列藥物同服。

- **抗生素藥物**：紅黴素、青黴素、氯黴素，都能使血中避孕藥物濃度降低，影響避孕效果，故不宜與避孕藥同服。

## 第十三章　合理用藥，築起保衛健康的最後一道防線

- **利福平**：可促進口服避孕藥物中激素的代謝，使它從體內很快消失，影響避孕效果。因此，正在服用利福平的婦女，應選用其他避孕方法。
- **抗驚厥藥物**：苯妥英、苯巴比妥、乙苯嘧啶二酮、卡馬西平、苯琥胺等藥物，能加速避孕藥物在肝內代謝，使其在血中濃度降低，同時還能導致出血，故不宜與避孕藥同服。
- **眠爾通**：可增強避孕藥的代謝，降低避孕效果。使用口服避孕藥的婦女，不宜同時服用安寧類安眠藥物；若必須服安眠藥時可用舒樂安定代替。
- **對乙醯胺酚（退熱止痛）、安替比林、咖啡因等**：這些藥物藥避免與避孕藥同時服用，避孕藥能促使這些藥從體內排出，降低藥效，甚至使其失去作用，因此不宜同服，如必須同時使用時，乙醯胺酚（撲熱息痛）等藥物必須加大劑量。
- **降壓藥物**：避孕藥能破壞降壓藥和利尿藥的作用，引起血壓升高並伴有低血鉀，故不能同時服用。
- **灰黃黴素**：長期服用避孕藥的婦女，在開始服用灰黴素以後的 1～2 個月經期，會發生經血量減少、閉經，或導致避孕失敗。
- **麥角製劑**：使用麥角生物鹼製劑同時服用避孕藥，可能引起血管收縮並影響周圍血液循環，使深部靜脈發生血栓，所以不可同時服用。
- **降血糖藥物**：避孕藥能使胰島素、苯乙雙胍等降血糖藥物作用減弱。若同時服用時，必須增加降血糖藥物的用量。
- **抗凝血藥物**：避孕藥能使抗凝血藥物降低效果。若同時服用，必須增加抗凝血藥物的劑量。

# 陰道清洗液要在醫生指導下使用

王小姐新婚不久，突然感到身體不適，於是她在網路上進行了一番自診，結論是感染上某種外陰炎，李小姐根據網路上的一些介紹，自己購買了一些陰道清洗液清洗。結果不但沒有效果反而病情日益惡化，最後實在受不了到醫院檢查才發現，原本只是普通的陰道炎，卻因亂用藥而貽誤治療，引發子官頸腐爛發炎。

也許是因為工作忙，也許是心存羞澀或僥倖心理，不少都會女性在出現陰部搔癢等症狀時，傾向於自己「對症」購藥，她們喜歡在網上查找相關資料，一一對照，來判斷身體哪裡出了問題然後自購藥物服用，而不是直接去看醫生。像李小姐這樣自行診斷的情況，在都市年輕女性中非常普遍。

專家認為，女性私處是婦科疾病的晴雨表，女人的身體是否健康，很多情況下可以透過它的變化來呈現。很多女孩子都非常在意自己的身體會有難聞的味道，而且也生怕伴侶會因此而失去「性趣」。其實，健康的陰道確實有著獨特的氣味，尤其是激起性慾的時候。這並不是骯髒的，也沒有什麼不對，甚至有吸引異性的作用。但病變的味道確實讓人痛苦難堪。所以很多女性想一洗了之，而結果不但未如己願，還陷入了亂用藥的陷阱。

市面上私密處清洗液五花八門，廣告也是做得天花亂墜。究竟要用哪種清洗液，最好是由醫生根據具體症狀來指導使用。最不可取的是：有些人為了保護自己的私處，經常使用一些清洗液來清洗外陰，以為這樣可以殺菌，從而達到健康的目的。

據婦科專家介紹：西藥類清洗液有很強的殺菌力，但副作用明顯，既殺有害菌也殺有益菌，破壞陰道內的弱酸環境，長此以往便有耐藥性，因

此除了重症外千萬要小心使用；中藥類洗液氣味大顏色重，刺激皮膚，使用起來很繁瑣，稍微不注意就會破壞自潔能力，引起感染；植物類洗液只能去汙或抑菌，解決不了根本問題。所以要選擇正確清洗液而不要破壞自身的自潔作用。女性應該知道陰道內有 90% 以上的有益菌像衛士一樣保護著私處健康，如果不在醫生指導下經常用洗劑沖洗陰道，有益菌、有害菌都會殺死，破壞了私密處的弱酸環境，也會導致婦科炎症。

## ▌妳應該知道的「毀容」藥物

「毀容」是一個讓所有人都心驚膽顫的詞，畢竟愛美之心人皆有之。相對來說，年輕女人更注重自己的容貌，因此她們常透過各種手段，尋求各種方法使自己的容貌美起來。然而，影響容貌的因素也很多，如年齡、疾病、飲食、睡眠等，隨著對藥物副作用的研究，人們逐漸發現許多藥物會毀壞人的容貌。

有哪些藥物是女人美麗的殺手呢？

有損容顏美的藥物。有些藥物可使人的皮膚出現暫時性或永久性的黃色、褐色、灰色等色素沉著斑，影響容顏的美，如服用阿的平、促皮質激素、利眠靈等。還有一些藥物可引起皮膚過敏，可導致過敏性皮炎、藥疹及「蝴蝶斑」的發生，如磺胺類、安眠藥、解熱鎮痛藥、青黴素類藥等，面部或肢腿皮膚長期使用激素類外用藥物，可致皮膚色素沉著，皮膚萎縮和多毛症等。

有損頭髮美的藥物。有些藥物會導致毛髮的脫落，頭髮變白或多毛症，影響頭髮的美。如服用某些抗生素、抗代謝製劑、呋喃類藥，某些維他命以及消炎止痛、阿斯匹林等，可導致脫髮或全身毛髮脫落，服用氯喹

可使毛髮變白,服用雄性激素或女性服用皮質激素,可致多毛症和長鬍鬚等。

有損體態美的藥物。有些藥物可使人體發胖,或影響身體的某部位的發育,影響體態的美,如長期服用腎上腺皮質激素,可使大量脂肪堆積在體內,形成「滿月臉」、「水牛背」狀向心性肥胖,女性如果長期服用雄性激素或安體舒通等藥物,會影響乳房發育,乳房會變得扁平或鬆弛。

# 合理地補充維他命

維他命也是一種藥物,可是有很多人卻把它當成了補品。基本上,一個三餐飲食正常的人,在食物中就可以攝取到每日所需的維他命,根本不需要再服用維他命營養品。至於在醫生建議下服用某類高單位的維他命,也必須遵照指示少量服用,否則對健康將有害無益。

例如,維他命 E 可以降低膽固醇,增進性機能,防止老化,但是因為是脂溶性的維他命,無法隨著新陳代謝而排出體外,長期服用累積過量就會引起中毒。而維他命 A 和 D 對於皮膚和骨骼的保健功不可沒。但是攝取過量卻可能引起鈣質失調及腎臟方面的疾病。維他命是不能亂吃的,如有必要服用,也必須按照醫師的指導,千萬不要有多吃多補的心態。

適當的維他命對人體是有好處的,最好的辦法,就是多吃各種富含維他命的食物。例如富含維他命 A 的食物(胡蘿蔔、紫菜、牛奶、香蕉等);富含維他命 B 的食物(南瓜、花生、豆類、番茄等);富含維他命 C 的食物(菠菜、豆芽、芹菜、橙子等)。總之,這樣吃維他命最健康。

## 第十三章　合理用藥，築起保衛健康的最後一道防線

## ▌婦科良藥益母草

　　益母草是一味常見的中草藥，可活血調經，利尿消腫，是歷代醫家用來治療婦科疾病之要藥。益母草含益母草鹼、水蘇鹼、益母草定、益母草寧等多種生物鹼及苯甲酸、氯化鉀等。據現代臨床及動物實施證明，益母草流浸膏及煎劑對子宮有強而持久的興奮作用，不但能增強其收縮力，同時能提高其緊張度和收縮率。

　　現代醫學研究證明，益母草中含有多種微量元素，如硒、錳。硒具有增強免疫細胞省略，緩和動脈粥樣硬化之發生以及提高身體防禦疾病功能體系之作用；錳能抗菌素氧化、防衰老、抗疲勞及抑制癌細胞的增生。所以，益母草能益顏美容、抗衰防老。

　　相傳一代女皇武則天，年事已高但容顏不衰，就是拜益母草所賜。武則天終年使用由益母草燒成灰精製而成的美容佳品。具體製作法是：將益母草全株用清水洗淨，瀝乾水分，切細，曬乾，研為粉末，加入適量的水和麵粉，調和並揉成湯圓大的團狀，然後用火煨一晝夜，待涼後再研成粉末，每300克藥粉中加入滑石粉30克，胭脂粉3克，拌勻後放入瓷瓶中，密閉備用。用以敷臉有潤肌之效。

## ▌服藥的姿勢與飲水量

　　服藥時的姿勢與飲水的多少，與藥物吸收的關係甚為密切。正確的服藥姿勢有利於藥物在腸胃裡的消化和功效，而合適的飲水量則可以減少藥物的副作用。

　　口服藥片或膠囊時，應取站立姿勢，因為身體直立時食道呈垂直狀態，有利於藥物下行到胃裡，充分發揮藥物的療效。專家們指出，站立位

服藥後應至少再站立 1 分半鐘。臥位服藥不利於藥物下行到胃裡，臥位病人若病情允許應盡可能坐起來服藥，服藥後不要立即臥床。

口服藥片或膠囊時，喝 200 毫升左右的溫開水為宜。服藥前應先喝一口水潤滑一下食道。有的人服藥時不喝水或只喝兩三口水是不安全的。

口服藥物以水送服，已成為人們所共知的常識。然而，當服用某些藥物時，必須多喝水來減少藥物的副反應，這應當成為護理病人時的基本常識。哪些藥物在服用時需要大量飲水呢？

- **退燒藥**：退燒藥的退燒作用是透過擴張血管和增加汗液排放而完成的，汗水的大量流失極需有相當的水分加以補充，否則可能會因脫水而加重病情。

- **磺胺類藥**：磺胺類抗菌藥中最常用的新諾明、菌得清等，它們在泌尿系統中的溶解度較小，容易析出結晶，可對人體產生相當程度的刺激，並引起腰痛、血尿、蛋白尿及阻塞性尿閉等不良反應。如果服用時多喝開水，就能有效避免結晶的析出。

還有一些藥，如消炎痛、布洛芬、腸溶阿斯匹林、奎尼丁、氯化鉀、硫酸亞鐵等，都具有較大的刺激性。在服用時，如送服不當而滯留在腸壁上，就會引起腹痛或食道炎。若大量喝水，便能使藥物較順利地透過食道，從而避免發生藥物刺激性食道炎。

## ▌慎用牛黃解毒片

牛黃解毒片的作用是清熱解毒，有些人認為自己「火大」，可以多吃；也有人沒病時常吃牛黃解毒片，認為這樣可以「清火」，預防疾病。殊不知這樣會導致中毒，甚至危及生命。牛黃解毒片引起的常見不良反應如下。

- **過敏反應**：輕者引起皮膚過敏症狀，如皮膚搔癢、皮膚潮紅、全身粟粒樣丘疹或圓形不規則斑片；重者出現過敏性休克，表現為發熱、頭昏、噁心、胸悶、心慌，甚至昏迷、不省人事。
- **胃腸道反應**：可見嘔吐、腹瀉、消化道出血等。
- **出血反應**：主要為血小板減少症狀，鼻出血、牙齦出血、皮膚出血、口腔潰瘍等。
- **泌尿系統反應**：可出現尿頻、尿痛、尿血，並伴有腰部痠痛，重者可引起肝、腎、脾及心肌等實質器官的損害。

引起牛黃解毒片中毒的主要成分是雄黃，雄黃內的二硫化二砷遇熱分解，變成劇毒的三氧化二砷（砒霜的主要成分）而引起砷中毒。成人服用牛黃解毒片時，每日不得超過 9 小片，大片則不得超過 6 片，切忌過量或長期服用。

## 滋補品不宜盲目吃

現在的人有了點錢，為了身體健康，就常服用大量保健滋補品。當然，體弱患病者進行合理適當的滋補是有益的，也是必要的。但是，有一些青壯年人，為了身體健康防止患病，也大量長期服用滋補品，這是不利，甚至有害的。

藥店和商店裡賣的滋補品、保健品種類繁多，琳瑯滿目，如人蔘、鹿茸、靈芝、阿膠、蛤蚧精、何首烏、甲魚等製成的滋補品。許多滋補品含有藥物成分，使用不當，就會有損健康。如有的滋補品含有人蔘或補腎壯陽成分，其為激素，如果婦女孕期食用，還會使得新生兒神經系統中有中毒表現，如興奮激動、煩躁不安等。健壯的成年人如果濫用滋補藥，也會

因為某種營養素過剩造成身體異常。如人蔘具有大補元氣、補脾益肺、生津止渴、安神增智的作用，能推動五臟六腑一切組織器官的功能，也是氣血運行和營養全身的動力。所以，它對久病虛弱、元氣虧損的人有滋補壯陽、增強體質的效果。但是，年輕力壯、陽盛氣旺、身體非常健康的人服用了就會適得其反，會出現鼻出血不止、口舌生瘡、胸悶厭食、二便焦躁，甚至血壓升高、腦部溢血等嚴重不良後果。

吃補品要注意以下幾點：

- **根據需要選用滋補品**：應該掌握缺什麼補什麼、不缺則不補的原則。健康人體內並不缺少什麼，如果濫用補品，勢必會造成不適。這是因為，身體若不缺少某種營養物質，再硬是補給此物質，不但無益，反而會加重身體負擔，甚至會補出新的疾病。身體消瘦無力時，可以用點海參、燕窩、蛋、奶、魚等；貧血病人可以加用中藥當歸、阿膠、龜膏等。如果身體偏胖而且沒有虛弱徵兆，長期大量服用人蔘，則可能出現浮腫。

- **不要依賴補品**：有些身體虛弱的女性以為補品就是高級營養物質，認為吃了補品就可以少吃飯。其實，任何高級補品都只是含一部分物質，而不會含有人體所需要的全部營養素，也就是說，滋補品不能替代日常的飲食。吃補品只能是補充身體缺少的那一部分物質。所以，若想身體健康，還是要靠加強日常飲食營養，補品只能在正常營養飲食的基礎上起輔助作用。「藥補不如食補」的道理也就在於此。

- **遵照醫囑進行藥補**：醫生經過對妳身體的全面檢查，得出妳身體虛弱或有病是因為缺乏什麼物質形成的，他會告訴妳應該補什麼和怎樣補。如果自己盲目進補，十有八九要反受其害的。

- **注意補品的用法**：為了便於身體的吸收，一般吃補品多在飯前空腹服用。服用時，注意不要吃綠豆、蘿蔔，不要喝茶水。煎煮補品時不要用金屬鍋，應用陶瓷罐或砂鍋。人蔘、鹿茸等貴重藥物，不要與其他藥物混煎，而應單煎，以小火煎煮，時間可以長一些。

# 生活中常見的「無效」用藥

- **頭痛使用止痛藥**：幾乎所有的頭痛都源於血管和肌肉，尤其是血管的牽拉。在情緒緊張，藥物和酒精等因素引起偏頭痛時，隨著每次心跳，動脈必受到牽拉，便會產生跳痛。因此在治療頭痛時，首選藥物和最有效的藥物並不是止痛藥，而是作用於血管的藥物。

- **感冒使用抗生素**：流行性感冒是由流感病毒引發的一種上呼吸道感染，流感病毒有 A、B、C 型，常因變異而產生新的亞型流行。顯然，抗生素對流感病毒是沒有用的，只有當併發細菌感染時才應該考慮使用抗生素。

- **皮炎、搔癢症用激素**：由於腎上腺皮質激素具有抗過敏，抗炎作用，因而對某些皮膚疾病、搔癢症有一定療效，但大多情況下使用是無益的。長期塗抹或經常使用，可能誘發感染，影響生長發育，甚至導致潰瘍或不癒。只有溼疹、接觸性皮炎、藥物性皮炎、牛皮癬等才選用激素。

- **腹瀉使用抗生素**：腹瀉並非全由感染引起，飲食不當、食物過敏，生活規律的改變，外界氣候突變等原因，都有可能引起腹瀉，這類腹瀉使用抗生素無效，應當採用飲食療法，或服用一些助消化藥物。

# 吃藥觀念的種種錯誤認知

- **藥品價高療效好**：藥品價格的高低，主要與它的原料有關，原料稀少，採集艱難，或工序複雜，藥價便高，反之則便宜。藥品價格和療效不成正比，譬如：硝酸甘油每片不過幾分錢，但它時下仍然是公認的急性心肌梗塞病人的「救命良藥」。一把鑰匙開一把鎖，只要對症下藥，不在於藥物價錢的貴賤。

- **盲目迷信新藥**：有的人總是要求醫生開些新藥，她們認為新藥才是療效好的藥，特別是慢性病患者，總希望從新藥中尋求立竿見影的效果。但一般來說，臨床上對新藥和剛進口藥的實際效果和毒副作用的觀察時間不長，需要有一個探索、實踐、檢驗的過程，其中一部分可能經不起考驗而淘汰，所以不能盲目迷信新藥。

- **迷信補藥**：有些患者認為，「有病必虛，虛則必補」，因此，生病就服用補藥。殊不知，補藥也有一定的適用範圍，而非包醫百病的萬靈藥，補藥只適用於虛症患者，且虛症患者也有不同種類，尚需根據具體情況合理選用。若不加選擇地濫用補藥，往往會加重病情。如高血壓患者誤服人蔘等補品，會使之血壓驟升，甚至會發生腦血管意外的嚴重後果。

- **迷信偏方治大病**：一些患慢性病、疑難病的人，由於治病心切，往往盲目崇信偏方或祕方，不管是否對症，便貿然使用。偏方在治療某種病時也許會有一定的效果，但它畢竟只停留於感性認識，而未昇華到理性認識，使用者多是知其療效而不知為何有效，更缺乏對其副作用或毒性的了解。

此外，偏方或祕方多是由非正規醫生所應用，方法不統一，也可能會

## 第十三章　合理用藥，築起保衛健康的最後一道防線

因用法不當釀成大禍，更有某些江湖庸醫用此作為招搖撞騙、謀取病人錢財的幌子。因此，切忌盲目崇信偏方、祕方，誤己害人。

- **以多為勝**：有的病人看病，見醫生只開兩三種藥，便疑心藥少治不好病。殊不知，醫生處方用藥是根據患者病情、體質及藥物的相互作用等因素綜合考慮的，治病用藥唯以藥能對症為原則，而非「韓信點兵，多多益善」，臨床喜歡開大處方的醫生，療效未必最佳。

- **濫用抗生素**：儘管抗生素目前已經屬於處方藥品，但事實上我們在藥局還是能夠不憑處方輕易買到。抗生素的濫用，大而言之不利於人類，小而言之不利於個人。何況抗生素的種類繁多，非醫學人士很難做到對症下藥。而且，抗生素的副作用極大。

- **認為中藥無副作用**：俗話說：「是藥三分毒」，中藥同樣也不例外，只不過大多數中藥的作用比較緩和而已。其實中藥也有其毒副作用，更何況也有許多藥性劇烈及有毒的中藥呢！服之過多會引起中毒，甚至也會危及生命。因此，正確的方法是在有經驗的醫生指導下，透過辨證論治，對症用藥治療，才會對健康和生命有益。

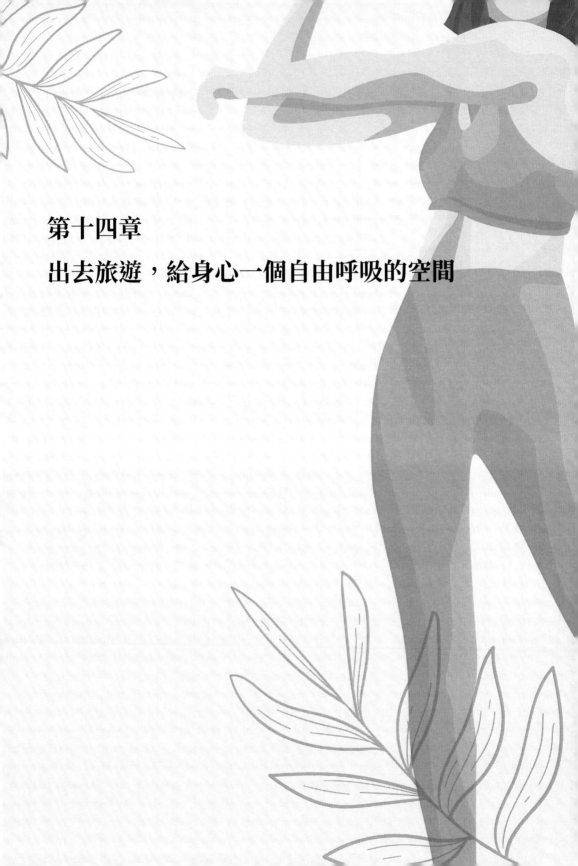

# 第十四章
## 出去旅遊，給身心一個自由呼吸的空間

## 第十四章　出去旅遊，給身心一個自由呼吸的空間

　　從現代生活的快節奏中暫時走出，尋一個山清水秀、樹翠天高的好去處，優哉游哉，看行雲緩緩，聽溪水潺潺。並非是想逃避現實，更不是因為厭倦生活，而是想於忙碌與喧囂中小憩一下 —— 謂之清心。

　　步履匆匆與車水馬龍是一種景象，但暫做一次閒雲野鶴也是一種境界。試想，告別一下辦公桌的報告、談判桌邊的舌戰和精密準確的報表，倚著竹杖坐看山林晚色，或觀滄海而撫古思今，那是多麼令人愉悅的事情！

　　旅遊確實是生活的調味品，它是一種給情緒補充氧氣的積極調整，它還是一種極佳的休息方式。有人把投身大自然作為一種心理療法 ——「大自然療法」，尤其對憂鬱、焦慮等亞健康狀態的心理障礙者，有著不藥而癒的顯著效果。

## ▌旅遊中的健康療法

　　有的人旅遊是為了增長見識，有的則是為了陶冶情操……不管目的為何，健康都應該是人們所追求的。下面我們介紹一些旅遊過程中常見的健身療法，妳不妨在旅途中有針對性地享受一下。

### 溫泉療法

　　溫泉是大自然給人類的一份厚禮。它是大氣降水滲入地殼斷層深處，與地下熱岩漿接觸後經過幾十年的演變、滲透，最終轉移到地表後所形成的。溫泉中含有豐富的礦物質，不僅對多種疾病有療效，而且有保健、美容、護膚、療養之功效。據悉，各種成分都有的溫泉，可以進行神經痛、風溼、皮膚病的治療，骨折、外傷的療養；含有二氧化碳的碳酸泉，可治療高血壓、心臟病、更年期障礙及不孕症；含硫磺的溫泉可治療心臟病、

動脈硬化、風溼、慢性皮膚病及糖尿病；含微量放射性的溫泉可治療痛風、神經痛等；含礦物質的溫泉可治療風溼、跌打損傷等。

## 海濱療法

海濱療法可以算得上是人類最早的一種自然療法，海療學在目前已成為一門專門的學問。遠在古希臘、古羅馬時代，不少疾病還沒有治療的方法時，一些得病的達官貴人常被送往海濱療養。海濱的氣候潮溼宜人，日照充足，空氣中負離子的數量較多，空氣清新、溼潤，柔和的海風十分適宜人們休養。海濱的海洋氣候具有溫差小、太陽輻射反射強烈的特點，進行日光浴尤為合適。海水中含有大量鹽分，可殺菌消毒，能改善皮膚血液循環。海水浴對過敏性皮炎、體癬、溼疹、痱子等皮膚病有一定療效。海濱過敏源少，過敏性鼻炎在海濱可減少發作。海濱空氣中的氣霧含有氯化鈉及碘，可使慢性鼻炎和慢性咽喉炎病人的症狀得以改善。寬闊的海面、奔湧的波浪、清新的海風及海鷗的啼鳴，會使人心曠神怡，緩解由於緊張而造成的神經過敏、消化不良、失眠、疲勞等症。此外，糖尿病、心臟病患者都可以接受海濱療法。

## 森林療法

在風景如畫的森林中療養，借助植物的綠色來調節人體神經系統、大腦皮質和視網膜組織；借助光合作用調節人體某些器官，達到消炎、利尿的目的；借助負離子的作用提高人體的免疫力，使人們的心情舒暢。日本醫學專家根據森林釋放的某些化合物的芳香能殺死病菌的原理，建立了一些森林醫院，使許多身患痼疾的患者得到康復。這些醫院的主要治療方法是讓患者置身於優美如畫的森林中，在醫院的指導下，從事她們各自喜愛的活動。

## 第十四章　出去旅遊，給身心一個自由呼吸的空間

　　以親近大自然為特點的森林療法，包括登山觀景、林中逍遙、樹下散步和野炊等活動。現在，走進森林已日益成為世界旅遊、療養發展的新趨勢。其適應症為：慢性鼻炎、咽炎、慢性支氣管炎、肺氣腫、肺結核以及氣喘病；冠心病、高血壓、動脈硬化等。

### 高山療法

　　高山療法也是一種起源很早的自然療法，其方法是利用高山的地形、環境、氣候對人體生理功能、精神情緒的影響，以達到治療疾病、強身健體的療效。隋代巢元方在《千金翼方》中說：「山林深遠，固是佳境……背山臨水，氣候高爽，土地良沃，泉水清美……若得左右映帶崗阜形勝最為上地，地勢好，亦居者安。」宋代龐安時在《傷寒總病論‧敘論》中闡述頗詳：「又一州之內，有山居者為居積陰之所，盛夏冰雪其氣寒，腠理閉，難傷於邪，其人壽，其有病者，多為中風中寒之疾也；有平居者為居積陽之所，嚴冬生草，其氣溫，腠理疏，易傷於邪，其人夭，其有病者，多中溼中暑之疾也。」近代對高山療法又有了很大發展，如在許多名山修建了療養院，開設很多專科，收治某些在大城市醫院久治不癒的病人。在此接受治療，收到很好的療效。高山療法具有使人超脫城市中的煩擾，充分享受陽光和新鮮空氣，並得到怡情悅志的獨特療效，還可宣肺解表，健脾開胃，祛溼解肌，行氣化滯，安神鎮靜。據測，海拔 1,500 公尺以上的高山，具有日平均氣溫低，太陽輻射強及大氣中飄塵和汙染物少的特點，因此對久居城市罹患糖尿病、氣喘病等患者療養較適宜。

# ▍出遊前做好「腳保養」

遊山玩水之中，都會女性們久未鍛鍊的腳最容易磨出水泡。水泡雖小，但長在要不停地走路的腳上，一步一痛的，不免影響興致。其實，如果在出行前對腳做點「保養」，就能輕鬆避免磨出水泡。

穿慣了皮鞋的腳，足底早已沒有厚厚的繭。如何改造足底的細皮嫩肉？可以在出行前先用濃紅茶泡腳。紅茶中的成分可以增加腳皮厚度，減少日後長時間走路而造成足底長水泡的機率。具體方法是：在熱水中泡3～4個紅茶包，放涼後泡腳，每晚一次即可。有腳汗的人還可以在旅遊時用酒止汗擦腳，這樣，可使腳汗分泌減少，對皮膚的摩擦力自然降低。「喝」了茶和「飲」了酒的腳，會對妳給予豐厚的回報的。

此外，還要注意不要穿過硬的皮鞋去旅遊，特別是新鞋，以防磨腳。如果妳還想把準備工作做得完美一些，最好穿純棉襪外出旅遊，純棉襪子吸汗能力較好。但若旅途中清洗不淨，棉質纖維會變硬，反而增加足底的摩擦力，容易將腳磨出水泡。如果條件允許，也可以穿絲襪或較薄的麻質襪子。當然，如果腳汗太多導致襪子溼透，應準備好另一雙乾爽的襪子以便隨時更換。如果條件允許，不妨穿兩雙襪子 —— 絲襪（較薄的麻質襪子）和純棉襪搭配。需要注意的是，應把薄的襪子穿在內，厚的襪子穿在外，這樣絲襪或麻質襪子質地光滑，能夠減少對腳部皮膚的摩擦，而外面的純棉襪吸汗能力強，可以及時將汗排出。

如果所有的措施都用了，但還是「不幸」讓腳底起泡了，這時不要急著將水泡挑破，不妨在水泡上塗少許的油性潤膚霜，以減低對水泡的摩擦力，或在水泡上擦一些具有收斂作用的爽身粉，可以加速水泡的自然痊癒。對於腳上的厚繭，最好在旅遊前用腳皮銼去死皮，減少繭的厚度，以免長時間行走導致厚繭蹭破水泡。

第十四章　出去旅遊，給身心一個自由呼吸的空間

# ┃旅遊常見問題的處理

### 不識時務的「大姨媽」

　　本來打算在雙十連假出門旅遊，但經過計算，發現「大姨媽」正是在那段日子裡來拜訪。帶著「大姨媽」輾轉車船，畢竟不方便，也會增加諸多旅行的安全隱患。例如以往有多起女性在月經期受到動物襲擊的事件發生。又如在東南亞一些國家（如印尼等），處於月經期的女性是不允許進入廟宇的。

　　怎麼辦？妳可提前十天左右向婦科醫生諮詢。婦科醫生可以根據妳的實際要求幫助妳提前或推遲「大姨媽」的到來，讓妳擁有一個清清爽爽的假日旅行。

### 暈車暈船暈飛機怎麼辦

　　常常看到旅遊巴士裡有面色憔悴蒼白的女士，手持一個塑膠袋一言不發，看起來極為痛苦。出門旅遊，卻遭遇暈車，真是人生一大不幸。暈車、暈船和暈飛機在醫學上統稱暈動病，又叫運動病。暈動病主要是因為在乘坐交通工具時，顯著的顛簸、升降及旋轉使人體的位置也隨之不斷地變化，而有些人的平衡器官不能適應這種頻繁的變化，其耳朵前庭神經功能會出現暫時紊亂，再加上恐懼、煩躁和內臟受到震動等因素，會出現頭暈、頭痛、噁心和嘔吐等現象。暈動病在嚴重時，甚至會發生虛脫、休克，因此不可大意。

　　遇到暈動病不要慌，可用冷毛巾敷臉，把視線固定在一個遠處不動的目標上凝視。如果噁心想吐，盡量吐乾淨為好。若是在車上，不要坐在車的後部，要打開車窗，吹吹新鮮的風。如果是暈機，應張口深呼吸，即使

嚼一塊糖也能收到不錯的效果。

對於暈動病，預防是最為有效的措施。如何預防呢？首先，要拋開煩心的事情，帶著愉快的心情上路。專家提醒大家：任何不開心與不穩定的情緒都可能誘發及加重暈動病。在出行前，不要飲酒，勿過飽過飢。有可能的話，盡量選擇車船中重心較穩的地方──中部，保持與車船前進的方向一致，並避免讓視線與窗外運動的景物接觸。在防治暈動病的藥物中，常用的有乘暈寧等，一般可在出行前半小時先服一片，若 3～4 小時後還在車船或飛機上，就再服一次。如果是連續幾天長途旅行，可日服三次，一次一片。另外，還可以在太陽穴塗綠油精或萬金油；在口中含話梅、陳皮；在肚臍上貼一塊風溼止痛膏；或者取鮮薑 2 片，用膠帶貼在內側手腕的內關穴上或含在嘴裡，都能夠造成預防及減輕症狀的作用。

## 拉肚子怎麼辦

拉肚子，也就是腹瀉，也是旅遊中最常遇到的一個問題。尤其在夏秋季節，極易發生，旅遊中急性腹瀉的致病病原體主要是透過對食物和水源造成汙染後才得以傳播並感染的。要預防腹瀉，首先要注意飲食衛生，養成良好的衛生習慣，嚴防病從口入。出門旅行，黃連素等防腹瀉的藥物是不能不帶的，有備無患嘛！

在此，還要鄭重提醒各位出遊的女士們，急性腹瀉一定要及時治療，否則極易轉化成慢性腸炎──治療起來就沒有那麼容易了。得了急性腹瀉要快去醫院就診，在去醫院不方便的情況下，可以和導遊商量，暫時離團休息一下，不可以強撐。急性腹瀉容易使人全身乏力虛弱，除治療外，臥床休息，多喝糖水是必須的，還可以進食少量流質食物並避免吃不消化的東西。

## 第十四章　出去旅遊，給身心一個自由呼吸的空間

# ▌假日出遊怎麼吃才安全

　　都市生活的單調，令很多人都嚮往外出旅遊。週休二日以及各種長假、交通便利和經濟發達，為都市年輕人提供了實現外出旅遊的便利。旅遊本來是一件開心的事情，但也是一件很累的事，一來旅途勞頓，再則容易營養不均衡。如果再遇上水土不服，食物中毒，更會使玩興大減。

　　民以食為天，在外旅遊，頭等大事便是飲食。而飲食中最為重要的是飲食衛生。不飲生水可以說是常識了，雖然國外有些旅館冷水可以生飲，不過還是要問清楚。隨時補充水分是重要的，若對當地飲水品質不能放心，購買有品牌的瓶裝水飲用也是保險的方法。

　　對於旅遊期間餐廳的選擇，應力求乾淨明亮，空氣流通，並能供應衛生餐具及餐巾。正規的餐廳一般可放心去吃，有大排檔需要有選擇地吃，在風景區門口的攤位或沿街擺賣的最好不要去吃。吃東西切忌暴飲暴食，以免腸胃不適應，也不宜喝酒過量。吃海鮮時，還應注意新鮮度及調理方法，盡量避免生食。當然，千萬不要去吃受保護類野生動物，以免觸犯當地法規。更何況，這些野生動物，牠們可能有寄生蟲的問題。不管怎麼說，個人的衛生習慣應該比平時在家裡時要更加落實，例如外出時飯前便後要徹底的洗淨雙手，找不到水的話，也至少用消毒溼紙巾擦手。

　　營養學家建議，出門旅遊時帶著維他命補充劑是有幫助的，因為旅遊中飲食容易不正常，造成營養不均衡，也加重了旅途疲勞的感覺，當然就更容易生病了。旅遊中維他命 B 群及維他命 C 是最容易缺乏的營養素，如果從飲食中無法充足攝取，低劑量的補充劑是一個不錯的選擇。總之，複合維他命是很方便的補充方式，特別是到非遊覽區去野遊探險時，非常有用。

# 疲勞時吃點什麼

合理飲食對於緩解旅途疲勞非常重要。旅途中妳不妨選擇以下幾種飲食。

- **熱茶**：熱茶中含有咖啡因，它能增強呼吸的頻率和深度，促進腎上腺素的分泌而達到抗疲勞的目的，當然，熱咖啡、巧克力也有類似作用。因此，旅遊時不鏽鋼的水壺是不可不帶的器具之一。
- **複合維他命**：維他命 $B_1$、$B_2$ 和 C 有助於把人體內積存的代謝產物盡快處理掉，故食用富含維他命 $B_1$、$B_2$ 和 C 的食物，能消除疲勞。關鍵是旅遊時環境變了，吃得對不對胃口很難說，但再缺什麼也不能缺營養。
- **鹼性食物**：疲勞是由於人體內環境偏酸而引起，多食用鹼性食物則能達到消除疲勞的效果，如新鮮蔬菜、瓜果等。再不然，喝點蘇打水（用小蘇打自己沖泡）也可以。因為疲勞是體內酸性物質過多的表現，非得用鹼性物質去中和不可。
- **高蛋白**：人體熱量消耗太大也會感到疲勞，故應多吃富含蛋白的豆腐、牛奶、豬牛肉、魚、蛋等。不然就自己多帶一些高蛋白零食。

# 旅途疲勞巧解除

旅途中長時間坐在車廂、船艙、機艙內，身體不便活動，部分肌肉處於靜止狀態，腰、背、臀、肩、頸等部位都很容易疲勞，手臂和腿部麻木，身體感到不適。為了消除疲勞，可利用旅途中間休息的時間，在空氣流通的地方做做健身操，這樣有助於繼續下一階段的旅行。

- **前屈後仰**：兩腿站開，兩手叉腰，挺直腰背。頭前屈，下頷盡量靠近胸部；頭後仰，盡量向後彎曲，眼向上看，頸要放鬆。前屈後仰連續做，中間不停。最後仍分腿開立，兩臂自然放於體側。

- **左右轉動**：兩腿站開，兩手叉腰，挺直腰部。頭部盡量向左轉，眼睛向左前平視。接著頭部盡量向右轉，眼睛向右前平視。身體應保持正直。左右轉頭要連貫，中間不停。最後仍分腿開立，兩臂放於體側。

- **抱肘擺臂**：兩腿站開，兩手前交叉。兩臂側向斜上方擺起（掌心向前），然後兩臂回落下擺，兩肘彎曲於胸前交叉。兩臂上下連續做，擺幅逐漸加大。

- **提踵半蹲**：正立，兩手叉腰。兩腿伸直，立腰提踵，兩膝彎曲成半蹲。接著兩膝伸直，兩踵落下成站立姿勢。屈膝由慢到快，屈膝下蹲彎曲腿幅度可逐漸增大。

## ▌登山運動需注意

　　登山運動深受都市年輕人的歡迎。透過艱苦的攀登，登山者強身、養心、養智。但登山運動須注意遵循安全原則，以下便是一些登山注意事項。

- **熱身運動往往被爬山的人忽略**：有些人常常是到達山下後就開始上山，不做任何準備活動，這樣做對關節和肌肉不利。尤其是乘車到山下的人，身體還沒有充分活動開，如果立即上山，很容易對關節、肌肉、韌帶造成損傷。所以在上山之前一定要做好充分的準備活動。

- **爬山時人容易興奮，超出體力負荷地向山上行進**：這樣爬山容易造成心跳過速，心臟供氧不足，對身體易造成損害。有心腦血管疾病的

人，甚至可能出現危險。所以爬山時，要密切注意自己的每分鐘脈搏次數，注意多做深呼吸放鬆，使心跳保持在正常範圍之內。

- **上山運動要注意由慢開始，根據體力、心率等階段性地逐漸加快上山的速度，放慢速度，再加快，再放慢，使心率控制在有效心率範圍內**：根據個人的體力決定爬山的高度，不一定非要爬到山頂。

- **下山後要在平緩的地方做一些肌肉放鬆運動**：這樣可以使快速跳動的心臟逐漸地恢復正常，使身上的汗漸止，將緊張的關節肌肉、韌帶適當拉伸、放鬆一下，使其恢復到平常狀態。同時注意保暖，以防著涼。

- **女性體能一般比男性差**：尤其是生活在都市中的白領階層，都會女性登山時，一定要有男性陪伴，切不可在此時「吵架發脾氣」，否則，登山時除了累就是提心吊膽，沒情沒景沒心情，最後就是「沒意思」。

## 日光浴後如何護膚

假日裡去海灘享受日光浴，既健康又愜意，但作為都會女性不可忽視護膚。所以，防曬乳是絕對不可缺少的必備品。而且，一定要帶在身邊，不時地塗抹。不過，很多人在曬太陽前會做足功課，但不小心曬傷後，卻不曉得如何處理，而這可能會給皮膚帶來傷害。其實，如果護理得當，可避免受傷皮膚的情況繼續惡化，而且也能加快其痊癒的速度。下面介紹一些日光浴後的護膚方法。

- **洗淨鹽分**：在海邊游泳曬太陽後，曬傷的皮膚會感到灼熱疼痛，不過不管多痛，都應用清水將皮膚清洗乾淨，因為海水的鹽分會吸收皮膚的水分，使肌膚變得粗糙，所以要保護皮膚，一定要徹底洗淨身上的鹽分。清洗時，用溫水效果最好，避免用較燙的熱水。

- **塗抹護膚品**：如果只是輕微曬傷，可使用較滋潤的乳霜或護膚品塗在痛處；如果是嚴重曬傷起水泡，最好是找醫生治理，免得皮膚受到其他感染。

- **避免曬傷後化妝**：曬傷後，女性不要因為愛美而強行化妝，因為這時的皮膚已發炎，再塗上化妝品，會使它再受刺激，加重病情，康復的速度反而減緩。

- **讓曬傷的皮膚自然脫落**：如果皮膚表層開始脫落，不要將皮主動撕落，應讓死皮自然脫落。因為皮膚剝落表示新的皮膚已開始生長，如果新皮膚還沒有完全長成，便用手將死皮扯落，反而會使未長成的嬌嫩皮膚過早暴露在空氣和陽光下，這會使新皮膚形成黑斑。

## ▌春季旅遊注意事項

　　春暖花開，欣欣向榮。迎著吹面不寒的和煦春風，約 3 ～ 5 好友相約踏青，實在是都市年輕人很健康的一種休閒方式。春遊可以緩解都市人因工作緊張造成的負面情緒，還能促進入際關係和諧，強健心肺功能。俗話說：「春遊景色好，莫讓遊中惱，出門多三思，注意防備早。」在春遊時要注意以下事項。

- 留心天氣變化，注意防寒保暖。春天的天氣變化無常，時風時雨、時冷時熱。因此，最好提前取得旅遊目的地的氣候資料，出行時的穿著以輕便暖和為宜，隨身要帶保暖外套，折疊傘或雨衣應該不離身，特別是在南方春天雨水多，穿鞋應以防水輕便的休閒鞋為宜。北方春天風大沙多，切勿長時間迎風而立，避免著涼。

- 盡量減少在人員密度比較大的地方滯留或活動的時間。春天是一個萬物

復甦的季節，各種流行病在這個季節裡也分外活躍。為了減少染病的機率，最好選擇到空氣品質好的地方去，例如登山、到海邊、到森林去。

- 加強個人衛生防護，防止傳染病。都會女性外出盥洗後要用清潔的消毒溼紙巾擦乾淨接觸公用廁具的皮膚，防止某些疾病的發生。外出客居旅館時，盡量使用自己攜帶的洗漱用具。
- 在旅遊景點和風景區參觀、旅遊時，在生理期的女性要盡量避免接近動物和鳥類。因為有研究發現，不少疾病都與動物和鳥類傳播有關，何況這時的女性抵抗力較弱。
- 晚上睡覺前要先開窗一段時間，保持室內空氣流通，保持空氣清新。
- 如果出遊期間自己或旅伴有發燒、腹瀉、咳嗽、氣喘或高燒不退的症狀，要果斷中止旅行，立即就醫。病人要自動地與旅伴隔離，對自己健康恢復有利，同時，也是一種必要的社會公德。
- 出遊時的常見病主要是感冒、咳嗽、腹瀉等消化道疾病、呼吸道疾病，適量地帶一些治療腹瀉和防感冒的常用藥物出門是明智的。如果要自己用藥，一定要有充足的把握，不要因濫用藥物而貽誤病情。
- 預防花粉過敏。春天百花爭豔，有過敏史的遊客要盡量迴避花繁之處，也可事先口服抗過敏藥物，以預防花粉過敏。

## ▋夏季旅遊注意事項

夏天氣溫高，衣服當然以寬鬆、休閒裝為佳，過分注重形象，穿著「西裝」去旅遊顯然是不合時宜的。夏天陽光強烈，接受紫外線照射過度容易損害人的皮膚及眼睛，長時間陽光直曬會讓人感到頭暈，皮膚會曬傷，嚴重者還會引起各種皮炎。因此到野外活動一定要塗防曬乳，帶戴上遮陽帽和墨鏡。

## 第十四章 出去旅遊，給身心一個自由呼吸的空間

人在夏天出汗較多，常感到心煩口渴，往往會想喝冷飲，但有的人一吃就吃很多，這樣暴飲暴食對身體是沒有好處的。大量攝入冰淇淋等冰品，會造成胃腸道血管的突然收縮，常會引發生理功能紊亂，可能造成肚子痛、腹瀉等不適。所以，出門旅遊多喝白開水還是最保險的做法。用餐以多吃湯食及清淡食品為佳，最好多吃新鮮蔬菜、水果，可適當吃些魚肉之類的葷食，盡量少吃油炸、油膩食品，以防引起消化不良。許多人在爬山時看到泉水覺得清涼，又加上乾渴，於是不管三七二十一痛飲一頓，其實這不是好習慣。因為有些泉水可能有害礦物質超標，有的地方污染很嚴重，飲用後對健康不利。

有經濟條件的人最好是選擇星級旅館下榻，而且星星越多越好！如果預算不足，也應選擇通風透光的旅館。睡覺前最好洗個熱水澡、泡泡腳，如果走路過多還應搓搓腳心和按摩一下小腿以加強血液循環。睡覺時最好不要整夜開著冷氣，以免著涼，讓自己第二天渾身無力。

在夏季炎熱天氣裡，到野外旅遊主要防止昆蟲的叮咬，多數情況下昆蟲的叮咬不會有嚴重的後果，但如果大批昆蟲的叮咬及對某種昆蟲的毒素過敏，那就可能麻煩大一些。外出遊玩的時候最好事先在身上抹上一些驅蚊藥或綠油精，可以達成驅蟲的作用；也可在衣服上塗抹驅蚊藥或綠油精，這樣能達成更好的驅蟲效果，因為身上的藥容易被汗水沖掉。去山川和江、河、湖、溪邊旅遊，最好不要穿涼鞋，穿涼鞋登山和在草叢中行走，難免遭到昆蟲叮咬。對於自己駕車旅遊的人來說，不宜戴顏色太深的墨鏡。戴墨鏡的司機在陌生道路上行駛，容易做出錯誤的判斷。

# 秋季旅遊注意事項

金風送爽，丹桂飄香，正是外出旅遊的黃金時節。在經歷了炎夏的酷暑和悶熱後，人們倍感秋日的涼爽和舒適。在氣候宜人的秋季出遊，不僅可以緩解苦夏帶來的疲勞，還因秋高氣爽使人心情特別舒暢。

在秋季旅遊時，有時會感到身體不適，嘴唇乾裂出血，口腔內又生出了一些小泡，咽部也不適。這是由於秋燥造成的。所以，秋季出遊，飲食上除補充足夠的蛋白質、脂肪等以外，還要多喝水，多吃一些清潤溫和的水果。體質虛弱者的女性出遊應再選食紅棗、蓮子、百合等補氣滋陰之品。因為隨時節的變化，體內精氣開始封閉，而旅遊又特別費神，整日東奔西行，能量消耗太大，只有及時補養，才能保證身體機能的正常運行。

千里之行，始於足下。若想雙腳在旅遊中爭氣，妳就應該善待它、愛護它。要要根據實際需要選穿旅遊鞋、登山鞋。在選擇鞋子時應當比自己的實際尺碼稍大一些，千萬不能穿太合腳的鞋。選擇襪子也要用心，以吸水性強的棉質襪較適合野外生活。天寒時，再加穿毛質襪以保暖。穿正式登山鞋時，可同時穿著兩雙毛質襪子。在外長距離旅行一般應穿吸汗性好的長筒棉、毛襪。

秋季最適合登山。登山時間盡量避開氣溫較低的早晨和傍晚，登山速度要緩慢，上下山時可透過增減衣服來適應空氣的溫度。登山時，上身向前傾，彎腰屈腹，穩步踏地前進。途中如果出現氣喘、缺氧等症狀時，不要勉強前進，可以在原地停歇，做 10 ～ 15 次深呼吸來緩解不適，直到呼吸恢復均勻後，再慢速前進。登山體溫上升時不宜馬上脫去過多衣物，應待身體發熱後，再脫下多餘衣服。下山時，上身微微凸腹屈膝，重心稍向後移，步速宜緩慢，步幅小而穩妥。盡量避免在山中的冷風口逗留過長時間，以防身體著涼。登山後要多喝水。

## 第十四章　出去旅遊，給身心一個自由呼吸的空間

# ▎冬季旅遊注意事項

冬季去旅遊，所穿衣物重在防寒保暖。如果是去一些寒冷的地方，最外層的衣服應具有防風性，可選呢絨、毛皮或皮革質地的衣服；羽絨服內可形成相對不流動的空氣層，保暖性很好，是冬季旅遊的首選服裝。此外還要注意衣著的鬆緊。一般的說，旅遊者不宜穿緊身衣，因為緊身衣褲會不同程度地壓迫肌膚、血管，不利於氣血運行，並妨礙呼吸運動等。

若妳有意與冰雪做長時間的親密接觸，要在冰天雪地裡徒步旅行，一定要記得在臉及耳鼻和手上搽防凍保養品，鞋襪不要太緊，不要在雪地上久站不動，勤摩擦臉部和五官，要勤換鞋襪，多用溫水洗腳。在雪地搭乘非密封交通工具旅行時，每 1 小時左右要停下跑動 10 分鐘，以增加血液循環和提高體溫，切忌忍著飢餓和疲勞在寒冷的野外旅行。

冬季旅行還要注意視力的保護，雪地旅行戴墨鏡可防雪盲。旅途中治療雪盲可用人乳或鮮牛奶頻繁滴眼，可代替眼藥水和抗生素眼膏。

冬季旅行時如產生凍瘡，可用手掌體溫對其加熱，並輕按手掌，漸漸穩定加壓，再塗凍瘡藥，切不要按摩、揉搓。對凍瘡出現的水泡，不能弄破，若自行潰破，應及時消毒，並塗上凍瘡膏。

冬季旅遊飲食中，瘦肉類、蛋類、鮮魚、豆製品、動物肝臟對補充人體熱量很有好處，可適當多食用。另外，要糾正喝酒取暖的錯誤觀念。

冬季旅遊，長途跋涉，身體疲勞，睡眠顯得非常重要。如果因為出門在外一時不能適應而導致失眠，最好事先備好安眠藥，也可以選擇中成藥如硃砂安神丸、柏子養心丸、人蔘歸脾丸等。若因噪音太大而失眠，可在耳內塞上耳塞，有助於入睡。

# 長假過後小心「節後症候群」

　　中秋、雙十、春節長假一結束，生活的頻道一下子轉到以緊張忙碌的工作為主。像電視換頻道一樣，總難免有一段不適應期。「節後症候群」是長假結束後，許多都市上班族面臨的不適應期。長假期間，度假的方式五花八門，有人遊山玩水、有人與親朋好友聚餐、有人躺在床上睡大覺、有人上網衝浪、有人與電視為伴。突然之間，生活規律被打亂，飲食習慣被改變，人的生理時鐘產生紊亂，造成生理和心理上發生不良反應，從而產生精神疲憊、情緒失落、焦慮不安，工作效率降低等感覺，有的甚至出現厭倦上班的情緒。心理學專家表示，「節後症候群」的許多症狀並不是真的來自身體的病痛，而是來自節後倦怠的情緒。因此，它的治療主要還是靠自己調解。

　　對於「節後症候群」，專家們提出了幾點預防的方法。

　　其一，在度假時，要根據自身的體質與經濟情況，選擇適當的方式，避免體力超支而引起人的精神倦怠，避免財力超支而引起的心理焦慮。

　　其二，不管以什麼方式來度假，都應做到按時吃飯、營養均衡。只有這樣，才能身心放鬆、養精蓄銳，以飽滿的熱情投入節後的工作和生活。需要強調的是，節假日的親戚朋友聚會，要吃喝有度，娛樂有節，做到輕鬆、開心就行，千萬要防止「一頓吃飽，十頓喝湯」的現象。

　　其三，假期裡要注意起居有序、動靜結合，喜歡看電視與玩電腦的，不要整日坐在螢幕前，要抽空做些戶外活動，不要讓眼睛和大腦過度疲勞。如果妳欠了太多的「睡眠帳」，假期結束後它會向妳要求歸還。

　　其四，運動適度。可以選擇自己喜歡的運動，徹底地放鬆身心。不過，運動量不要過大，同時運動後還要注意適當的休息。

# 鍵・美小姐：

## 排毒六法門 × 飲食七宗「最」× 減肥八箴言，女生關於美麗的長期抗戰！

編　　著：宸羽，若蘭

發 行 人：黃振庭

出 版 者：崧燁文化事業有限公司

發 行 者：崧燁文化事業有限公司

E - m a i l：sonbookservice@gmail.com

粉 絲 頁：https://www.facebook.com/
　　　　　sonbookss/

網　　址：https://sonbook.net/

地　　址：台北市中正區重慶南路一段六十一號八
　　　　　樓 815 室

Rm. 815, 8F., No.61, Sec. 1, Chongqing S. Rd.,
Zhongzheng Dist., Taipei City 100, Taiwan

電　　話：(02)2370-3310

傳　　真：(02)2388-1990

印　　刷：京峯彩色印刷有限公司（京峰數位）

律師顧問：廣華律師事務所 張珮琦律師

定　　價：450 元

發行日期：2022 年 11 月第一版

◎本書以 POD 印製

### 國家圖書館出版品預行編目資料

鍵・美小姐：排毒六法門 × 飲食
七宗「最」× 減肥八箴言，女生關
於美麗的長期抗戰！/ 宸羽，若蘭
編著 . -- 第一版 . -- 臺北市：崧燁
文化事業有限公司 , 2022.11
　　面；　公分
POD 版
ISBN 978-626-332-831-0( 平裝 )
1.CST: 女性 2.CST: 健康法
411.1　　111016621

電子書購買

臉書